Tina Stümpfig

Jin Shin Jyutsu – Heilströmen für Babys und Kleinkinder

vianova
Verlag Via Nova

Tina Stümpfig

Jin Shin Jyutsu Heilströmen für Babys und Kleinkinder

vianova
Verlag Via Nova

Ein Wort an die Leser und Leserinnen:
Dieses Buch soll dem Leser eine Hilfe zur Selbsthilfe geben. Es vermittelt eine Vielzahl sorgfältig recherchierter und erarbeiteter Informationen, Übungen und Techniken. Eine Garantie kann jedoch nicht übernommen werden. Die in diesem Buch enthaltenen Informationen und Empfehlungen stellen keinen Ersatz für eine ärztliche, psychiatrische oder psychotherapeutische Behandlung vor Ort dar. Jede Anwendung der auf den folgenden Seiten dargestellten Übungen und Empfehlungen erfolgt im alleinigen Ermessen und der alleinigen Verantwortung des Lesers. Weder die Autorin noch der Verlag haften für etwaige Schäden, die vermeintlich direkt oder indirekt aus der Anwendung der im vorliegenden Buch enthaltenen Informationen entstanden sind.

2. Auflage mit neuer Ausstattung 2024
Verlag Via Nova, Alte Landstr. 12, 36100 Petersberg
Telefon: (06 61) 6 29 73
E-Mail: info@verlag-vianova.de
Internet: www.verlag-vianova.de
Umschlaggestaltung: Guter Punkt, München
Satz: Sebastian Carl, Amerang
Druck und Verarbeitung: Appel & Klinger, 96277 Schneckenlohe

ISBN 978-3-86616-464-2

Inhalt

Vorwort

Mit diesem Buch bekommen Sie eine wunderbare Methode an die Hand, mit der Sie Ihr Kind in allen Bereichen unterstützen können, immer wieder in Harmonie zu kommen, sei es körperlich, geistig oder seelisch. Jin Shin Jyutsu – oder umgangssprachlich „Strömen" oder „Heilströmen" genannt – ist eine einfache Möglichkeit, die Lebensenergie auszubalancieren, zu stärken und die Selbstheilungskräfte zu aktivieren. Durch das einfache Halten bestimmter Energiepunkte am Körper können Sie Ihrem Kind helfen, sein Immunsystem zu stärken, Krankheiten vorzubeugen und Symptome zu lindern. Ängste und Unsicherheiten können sich lösen, Sie können Ihrem Kind von klein auf die besten Voraussetzungen mitgeben, die es braucht, um gesund und kraftvoll durchs Leben zu gehen.

Jin Shin Jyutsu ist eine uralte und doch hochaktuelle Heilmethode, und nicht nur das, es ist auch ein uns allen angeborenes Wissen, das wir immer wieder ganz unbewusst anwenden. In der Schule sieht man Kinder oft auf ihren Händen sitzen. Damit stärken sie automatisch ihre Aufmerksamkeit und Konzentration und auch Merkfähigkeit. Beim Nachdenken stützen wir oft unseren Kopf in die Hände und aktivieren damit intuitiv unsere Gehirnströme. Wenn wir die Arme verschränken, berühren wir einen Punkt in den Ellenbeugen, der uns dabei unterstützt, in unserer Kraft und inneren Autorität zu sein. Babys, die am Daumen lutschen, versuchen ganz intuitiv, ihre Magen-Milz-Energie zu stärken – das ist die Energie, die wichtig ist, um auf der Erde anzukommen, sich anzupassen an das Leben außerhalb des Mutterleibes. Und es ist die Energie, die für die Verdauung und die Haut zuständig ist – beides Themen von vielen Babys. Wir „strömen" uns also automatisch sozusagen von Geburt an. Wie wunderbar ist es, dieses Wissen in seiner Fülle zu entdecken, und welch ein Geschenk ist es für unsere Kinder, wenn sie von Geburt an damit aufwachsen dürfen! Um es dann später vielleicht auch für sich zu entdecken und bewusst anzuwenden.

Meine eigenen vier Kinder sind mit dem „Strömen" aufgewachsen, sie wurden von mir viel geströmt und haben sich auch von klein auf selbst geströmt. Und sie haben es bisher beibehalten, wenden es ganz selbstverständlich immer wieder bei verschiedenen Themen an oder auch einfach so – die beste Prophylaxe, die man sich denken kann!

Da wir als Eltern natürlicherweise mit unseren Kindern sehr verbunden sind, vor allem dann, wenn sie noch klein sind, tut es auch unseren Kindern gut, wenn wir uns selbst als Eltern ebenfalls strömen und harmonisieren. Deswegen habe ich am Anfang des Buches auch einige einfache Strömmöglichkeiten für Sie selbst zusammengestellt und bei der Beschreibung der einzelnen Energieschlösser auch die „Erwachsenenthemen" kurz eingefügt.

Durch die genaue Beschreibung der einzelnen Strömgriffe mit Abbildungen und Fotos können Sie ohne jegliches Vorwissen sofort mit dem Strömen beginnen.

Ich wünsche Ihnen, dass Sie die Kraft des Strömens für sich und Ihre Kinder entdecken!

Die Wiederentdeckung des Jin Shin Jyutsu durch Jiro Murai

Jin Shin Jyutsu ist ein uraltes Menschheitswissen, das in vielen Kulturen über Generationen hinweg mündlich überliefert wurde und schließlich in Vergessenheit geriet. Es ist eine wunderbare Methode, sich selbst und andere in allen Lebenslagen zu harmonisieren, zu stärken und zu heilen.

Jiro Murai, ein Japaner, hat dieses alte Wissen Anfang des 20. Jahrhunderts wiederentdeckt, aufgeschrieben und dadurch für uns wieder zugänglich gemacht.

Nachdem er durch Jin Shin Jyutsu von einer lebensbedrohenden Krankheit Heilung erfahren hatte, widmete Jiro Murai den Rest seines Lebens der Erforschung und Entwicklung dieser alten Kunst. Die Einsicht und die Erkenntnisse, die er sowohl aus dem Studium verschiedener Quellen, wie z.B. des Kojiki (Buch der alten Dinge), als auch aus persönlichen Erfahrungen gewonnen hatte, vermittelte er Mary Burmeister, die Jin Shin Jyutsu dann Mitte der 50er Jahre in die USA brachte.

Jin Shin Jyutsu heißt wörtlich übersetzt „die Kunst des Schöpfers durch den mitfühlenden Menschen“ und ist ein Weg, die Lebensenergie im Körper wieder ins Gleichgewicht zu bringen.

Jin: WISSENDER, mitfühlender Mensch
Shin: Schöpfer
Jyutsu: Kunst

Mary Burmeister bezeichnete es auch immer wieder als:
„Die Kunst des Schöpfers für MICH persönlich.
Die Kunst, mich selbst kennen – mir helfen zu lernen.“

Gesundheit und Wohlbefinden hängen von der freien und gleichmäßigen Verteilung der Lebensenergie überall im Körper ab.

Jin Shin Jyutsu bringt Ausgeglichenheit in das Energiesystem unseres Körpers, harmonisiert die Gedanken, Einstellungen, Emotionen und fördert dadurch Gesundheit und Wohlbefinden und stärkt die jedem von uns innewohnende Selbstheilungskraft.

Jin Shin Jyutsu arbeitet mit sechsundzwanzig sogenannten „Sicherheits – Energieschlössern", das sind Punkte am Körper, die sich innerhalb der Energiebahnen befinden, die Leben in unseren Körper bringen. Werden eine oder mehrere dieser Bahnen blockiert, wird der Energiefluss in der betreffenden Zone unterbrochen und letztlich das gesamte Energieströmungsmuster durcheinandergebracht. Dann entstehen Disharmonie und Krankheit.

Indem Sie die Hände auf bestimmte Energieschlösser legen, können Sie sich selbst und Ihr Kind seelisch, körperlich und geistig wieder ausbalancieren.

Blockaden lösen sich auf, Symptome verschwinden.

Die heilsamen Kräfte unserer Hände

In unseren Händen können wir die Lebensenergie am deutlichsten spüren. Reiben Sie einmal für ein paar Sekunden Ihre Hände aneinander und nehmen Sie dann die Hände wieder auseinander, indem Sie die Handflächen zueinander gerichtet halten, mit ca. 10-20 cm Abstand. Spüren Sie die Energie zwischen Ihren Händen? Spüren Sie sie auch noch, wenn Sie die Hände weiter auseinandernehmen? Spielen Sie mit dieser Energie. Sie können sich zum Beispiel vorstellen, dass es eine Energiekugel oder ein Energieball zwischen Ihren Händen ist.

Mit der Kirlian-Fotographie kann man schon seit vielen Jahren Energie sichtbar machen. Da sieht man z.B. um die Hände herum ein sehr starkes Energiefeld, vor allem über den Fingerspitzen. Oft kann man auch sehen, wie die Energie strahlenförmig aus den Händen fließt.

Mary Burmeister vergleicht die Hände mit einem Kanal, „durch den die unendlichen Kräfte des Schöpfers fließen".

Wir legen oft automatisch, wenn uns etwas wehtut, die Hände auf die schmerzende Stelle. Oder wir halten, wie schon im Vorwort beschrieben, intuitiv bestimmte Punkte am Körper.

Es gibt verschiedene Möglichkeiten, die Hände aufzulegen:

◊ Die **linke Hand über die rechte Hand:** Immer, wenn etwas im Körper gehalten werden soll, z.B. bei **blutenden Wunden** oder **Leistenbruch** legen Sie zuerst die rechte Hand auf die jeweilige Körperstelle und die linke Hand auf die rechte Hand. Wenn mehrere Menschen anwesend sind, kann man auch einen Händeberg machen: Der Erste legt seine Hände in angegebener Weise auf die betroffene Stelle, der Nächste legt seine Hände auf die des Ersten usw. Damit kann man die Wirkung beschleunigen.

◊ Die **rechte Hand über die linke Hand** hilft, wenn etwas aus dem Körper heraus muss: bei Insektenstichen, Entzündungen, Abszessen, Eiter, Splitter, das Gift einer Zecke. Und wieder gibt es die Möglichkeit des Händeberges.

◊ Die **Hände nebeneinander auflegen**: Diese Methode wendet man bei **Schmerzen** allgemein an oder bei **Verbrennungen**. Wenn die Brandwunde schmerzt, legen Sie die Hände nicht direkt auf die verbrannte Haut, sondern leicht schwebend darüber. Auch da kann man mit mehreren Menschen einen Händeberg machen.

Das sind die einfachsten „Griffe". Und machen Sie sich keine Sorgen, Sie können nichts falsch machen, auch nicht, wenn Sie die Hände verwechseln. Wenn Sie bei blutenden Wunden aus Versehen zuerst die linke und dann die rechte Hand darüberlegen, heißt das nicht, dass derjenige verblutet (weil ja eigentlich die linke Hand die Energie aus dem Körper herauszieht). **Strömen ist immer an die Körperintelligenz gekoppelt**, d.h., der Körper dreht die Energie so um, wie er sie braucht. Es dauert dann vielleicht ein wenig länger, bis die Wirkung eintritt, als wenn man die Hände richtig herum auflegt.

Beim Jin Shin Jyutsu werden bei den meisten Themen und Beschwerden immer 2 Punkte am Körper (sogenannte „Sicherheitsenergieschlösser") gleichzeitig gehalten.

Dazu legen Sie die Finger oder die ganze Hand auf diese Punkte, so lange, bis die Lebensenergie wieder ungehindert zu fließen beginnt. Das können Sie sogar selbst spüren, wie eine Art Kribbeln, ein Pulsieren oder eine Art „Strömen". Deshalb wird Jin Shin Jyutsu auch „Strömen" genannt. Wir sind aber nicht die „Macher", wir geben nicht unsere Energie, sondern indem wir zwei Energieschlösser halten, geben wir durch die Lichtenergie in unseren Händen einen Impuls an die Energiepunkte. Dadurch verstärkt sich deren Schwingung und die Energie in den Energiebahnen kommt wieder kraftvoller zum Fließen. Und dieser Impuls entsteht automatisch durch das Auflegen der Hände. Die Hände dienen sozusagen als „Starthilfekabel", sie geben der Lebensenergie Starthilfe, so dass sie wieder kraftvoll und ungehindert fließen kann.

Kurzanleitung zur Strömdauer

Lassen Sie Ihre Hände so lange auf den jeweiligen Punkten liegen, bis Sie dieses Pulsieren oder „Strömen" spüren. Das dauert in der Regel 2 – 5 Minuten, manchmal auch länger.

Das ist ein Zeichen, dass die Lebensenergie wieder frei durchfließt.

Wenn Sie anfangs das Pulsieren nicht spüren, gibt es eine kleine Richtlinie:

- ◊ beim Fingerhalten: ca. 3 Minuten pro Finger, wenn Sie alle Finger der Reihe nach strömen, wenn Sie nur einen Finger strömen, dementsprechend länger
- ◊ beim Finger-Zehen-Strom: ca. 3 Minuten pro Griff
- ◊ beim Zentralstrom: ca. 3 Minuten pro Griff
- ◊ bei Betreuer- und Vermittlerstrom: ca. 10-20 Minuten pro Körperseite
- ◊ bei den Kurzgriffen: 10 bis 15 Minuten pro Körperseite

Wichtig ist: Es gibt kein Richtig oder Falsch.

Sie können nichts falsch machen. Sie tun oder sind einfach.

Entspannen Sie sich.

Bei Kindern beträgt die Strömdauer je nach Alter ca. 10 – 30 Minuten pro Sitzung. Bei Erwachsenen das Doppelte.

Lernen Sie, sich selbst zu vertrauen, mit der Zeit werden Sie spüren, wann die Energie fließt und es Zeit ist, den Griff zu wechseln oder die Strömsitzung zu beenden. Und bis dahin können Sie ja die Uhr zur Hilfe nehmen.

Strömen können Sie immer! Auch wenn Ihr Kind in ärztlicher Behandlung ist oder noch andere Therapien bekommt. Strömen können Sie immer zusätzlich!

Es gibt für jedes Thema, jede Disharmonie, jede Erkrankung verschiedene Ströme oder Strömgriffe im Jin Shin Jyutsu, doch ersetzt es nicht Diagnosen oder Behandlungen durch ÄrztInnen und HeilpraktikerInnen.

Die wichtigsten Strömsequenzen für Sie selbst

Da Jin Shin Jyutsu so eine wunderbare einfache Selbsthilfemöglichkeit ist, möchte ich Ihnen auch ein paar einfache Griffe für sich selbst mitgeben. Abgesehen davon, tut es auch Ihren Kindern gut, wenn Sie selbst in Harmonie sind.

Die einfachste und sehr wirkungsvolle Übung im Jin Shin Jyutsu ist folgende:

Die 36 bewussten und verstehenden Atemzüge

Mit dieser Übung können Sie sich in kurzer Zeit regenerieren. Es wird dabei die Aufmerksamkeit von den Gedanken weggelenkt hin zum Atem. Sie atmen alles Belastende aus und Freude und neue Lebenskraft ein.

Dies ist eine kleine einfache Übung, die Sie täglich anwenden können, um abzuschalten und neue Kräfte zu sammeln. So wird das Leben mühelos leichter.

- Setzen Sie sich bequem und aufrecht hin und geben Sie sich selbst eine große Umarmung: Legen Sie die Hände unter die Achseln, die Daumen zeigen nach oben.
- Lassen Sie Ihre Schultern fallen und entspannen Sie sich. Mary Burmeister sagte: „Sei das Fallenlassen deiner Schultern".
- Neigen Sie den Kopf leicht nach vorne, so dass Sie sein Gewicht nicht spüren.
- Schließen Sie die Augen und richten Sie Ihre Aufmerksamkeit nach innen.
- Atmen Sie einmal tief ein – und wieder aus.
- Und nun atmen Sie 36 Atemzüge, wobei Sie das Ausatmen zählen: einatmen – 1 – ausatmen; einatmen – 2 – ausatmen. Das geht so weiter bis 36.
- Sie brauchen sich um nichts zu bemühen. Seien Sie einfach das Fallenlassen Ihrer Schultern und lassen Sie Entspannung geschehen. Lassen Sie sich vom Leben ein- und ausatmen, ein und aus…

- ◊ Lassen Sie im Ausatmen alles los, was Sie belastet, allen „Staub, Schmutz und schmierigen Dreck“, wie Mary Burmeister es recht bildlich ausdrückt. Im Einatmen seien Sie einfach ganz im Hier und Jetzt, nehmen Sie den Moment wahr und empfangen Sie den Atem.
- ◊ Wenn störende Gedanken kommen, schenken Sie ihnen keine Aufmerksamkeit, sondern lassen Sie Ihren Fokus auf dem Atem.
  „Der Atem harmonisiert unsere Gedanken, unsere Gefühle und den Körper. Er reguliert die Verdauung und macht uns ausgeglichen. Es ist der Atem, durch den Geist, Seele und Körper miteinander verbunden werden.“ (Waltraud Riegger-Krause)

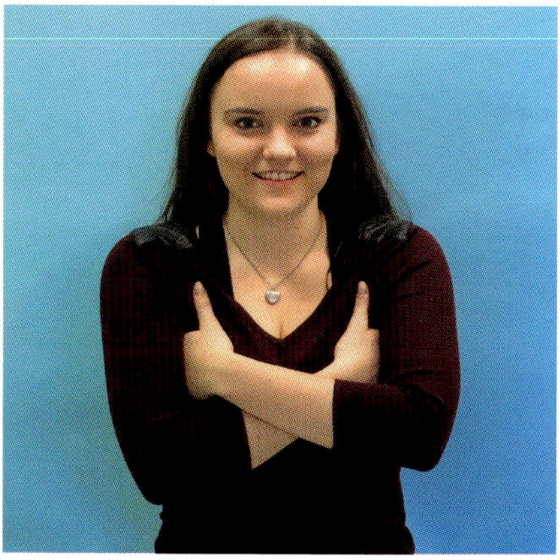

Lassen Sie Ihre Einstellung **Dankbarkeit** sein, für jeden Atemzug (das Leben atmet durch uns).

Fingerhalten

In jedem unserer Finger beginnen und enden mehrere Energieströme, die mit dem gesamten übrigen Körper verbunden sind.

Das Halten der Finger beeinflusst Denken und Bewusstsein, harmonisiert geistige und körperliche Ermüdung und trägt so zur Heilung bei.

Jeder Finger steht auch für eine bestimmte Einstellung.

Einstellungen sind Gefühls- und Gedankenmuster, die sich uns durch ständige Wiederholung eingeprägt haben.

Es gibt 5 grundlegende Einstellungen: Sorge, Angst, Wut, Trauer und Bemühung. Alle Einstellungen entstehen aus Angst („Angst = falsche Beweise, die wahr erscheinen“, Mary Burmeister).

Angst ist die größte Blockade im Energiefluss.

Da jeder Finger für eine bestimmte Einstellung oder Emotion steht, können wir durch das Halten der Finger unsere Einstellungen wieder harmonisieren:

Der **Daumen** harmonisiert die Einstellung Sorge – aus Sorge entstehen Vertrauen und innere Gewissheit.

Der **Zeigefinger** harmonisiert die Einstellung Angst – aus Angst entstehen Liebe und Geborgenheit.

Der **Mittelfinger** harmonisiert die Einstellung Wut – aus Wut wird nun Verständnis und innerer Friede.

Der **Ringfinger** harmonisiert die Emotion Trauer – aus Trauer werden Akzeptanz und innere Freude.

Der **kleine Finger** harmonisiert die Einstellung Bemühung; je mehr wir uns bemühen, umso weniger erfolgreich sind wir. Aus Bemühung werden Leichtigkeit, Mühelosigkeit und Geduld.

Fingerhalten ist eine ganz einfache und unglaublich kraftvolle Möglichkeit der Selbsthilfe. Jeder Teil des Fingers hat eine Wirkung auf Funktionen im Gehirn. Jeder Finger ist mit bestimmten Energiebahnen verbunden und steht dadurch in direkter Beziehung zu unseren Organen und zu den verschiedenen Körperfunktionen. **Wenn Sie Ihre Finger halten, aktivieren Sie Ihr Gehirn und bringen den ganzen Körper in Harmonie.** Halten Sie jeden Finger so lange, bis Sie ein rhythmisches Pulsieren spüren, das dauert im Schnitt 2 bis 10 Minuten.

Finger halten können Sie überall, wo Sie die Hände frei haben: im Sitzen, im Stehen, im Liegen, während Sie sich unterhalten, an der Kasse anstehen, selbst wenn Sie bei Rot an der Ampel stehen.

Weitere Zusammenhänge zwischen den Fingern und körperlichen und psychischen Symptomen:

DAUMEN HALTEN:

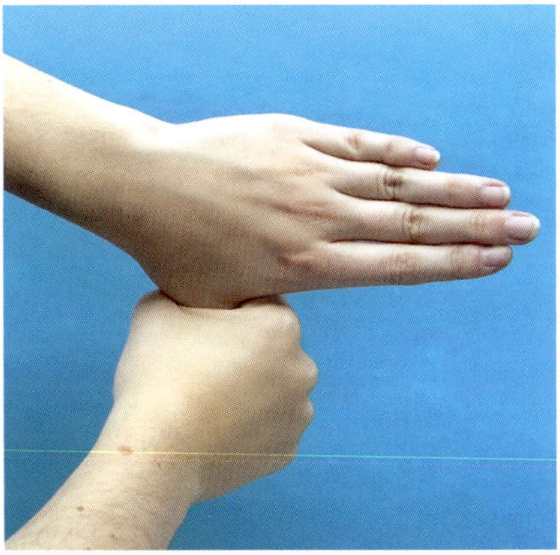

Einstellung: Sorge **Magen-Milz-Energie**

- ◊ löst Sorgen und Ängste
- ◊ hilft, mich selbst und andere zu lieben
- ◊ bringt das Denken ins Gleichgewicht – „Scheibenwischer für den Kopf"
- ◊ für geistige und emotionale Klarheit
- ◊ hilft bei Alpträumen und Träumen allgemein
- ◊ hilft allem, was mit Nase, Mund, Ohren, Kiefergelenk, Zähnen, Zahnfleisch zu tun hat
- ◊ harmonisiert den Appetit – auch bei Sucht nach Süßem
- ◊ glättet die Haut, nimmt die Falten aus dem Gesicht und gibt der Haut einen anderen Glanz
- ◊ harmonisiert die Verdauung
- ◊ stärkt die Haare
- ◊ harmonisiert Schlafstörungen
- ◊ harmonisiert Magen und Milz

ZEIGEFINGER HALTEN:

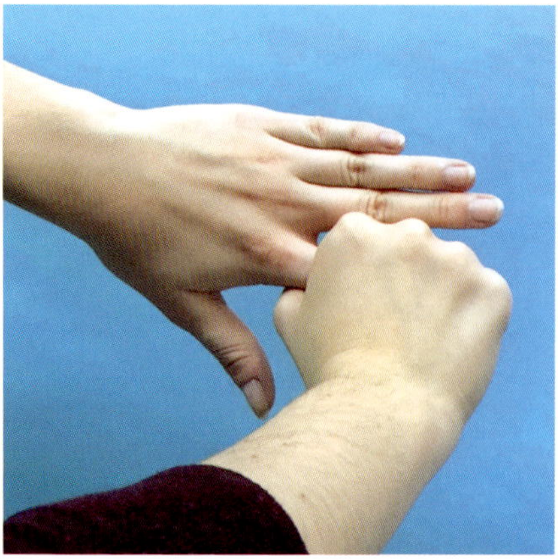

Einstellung: Angst **Nieren-Blasen-Energie**

- ◊ bringt Sie immer wieder ins Gleichgewicht
- ◊ hilft bei Ängsten und Unsicherheiten, Depression und Süchten
- ◊ nimmt den Schmerz aus dem Körper
- ◊ hilft, wenn man zu sehr in der Vergangenheit oder Zukunft lebt
- ◊ macht den Kopf frei und den Rücken
- ◊ lindert Spannungen und Schmerzen im Rücken
- ◊ hilft den Muskeln
- ◊ fördert den Lebenswillen
- ◊ hilft bei Krampfadern
- ◊ harmonisiert Blase und Nieren

MITTELFINGER HALTEN:

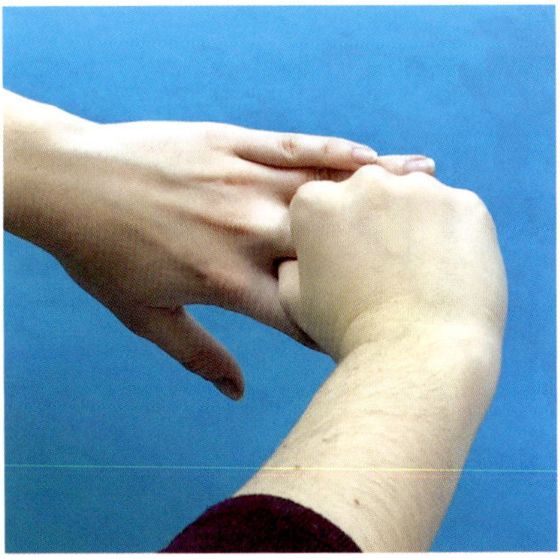

Einstellung: Wut, Ärger **Leber-Galle-Energie**

◊ bringt Erneuerung auf allen Ebenen
◊ harmonisiert das Denken
◊ harmonisiert Augen und Ohren
◊ gibt Mut und Kraft zum Weitermachen
◊ löst Ärger, Wut und Gereiztheit
◊ unterstützt Hüfte, Becken, Iliosakralgelenk, Brustkorb, Rücken
◊ hilft den Gelenken
◊ harmonisiert Leber und Gallenblase

RINGFINGER HALTEN:

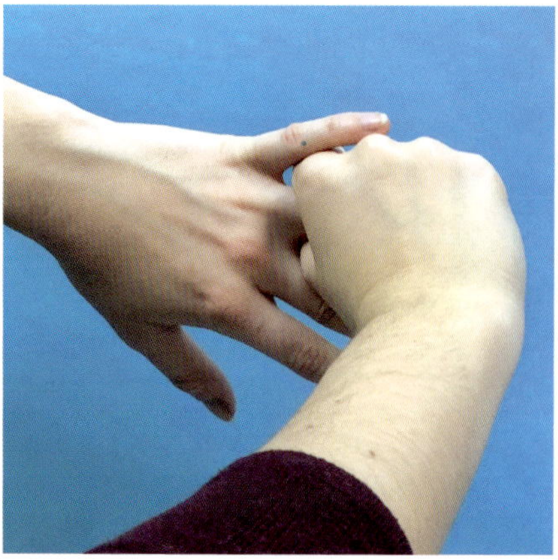

Einstellung: Trauer, Traurigkeit **Lunge-Dickdarm-Energie**

- ◊ hilft, auf allen Ebenen loszulassen
- ◊ bringt Lebenskraft und Weisheit
- ◊ entspannt Verstand und Nerven
- ◊ hilft bei Selbstmitleid
- ◊ hilft zu trauern – und harmonisiert Trauer und Traurigkeit
- ◊ hilft bei Schuldgefühlen
- ◊ unterstützt die Atmung
- ◊ stärkt und harmonisiert Lunge und Dickdarm
- ◊ harmonisiert die Ohren

KLEINEN FINGER HALTEN:

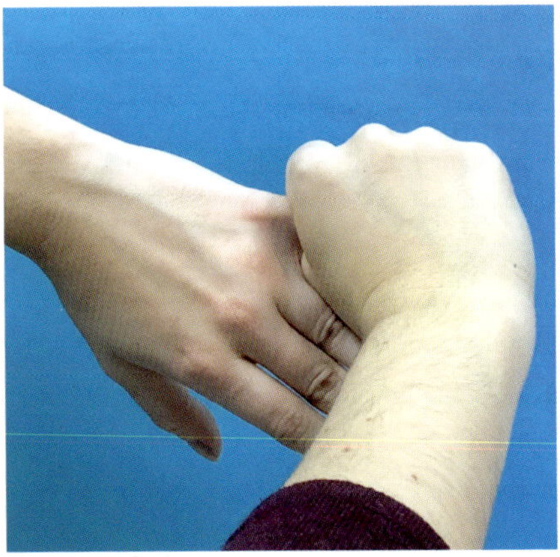

Einstellung: Bemühung, Verstellung **Herz-Dünndarm-Energie**

◊ hilft, loszulassen

◊ stärkt den Willen – auch den Lebenswillen

◊ bringt tiefe, echte Freude und hilft, aus dem Herzen zu leben

◊ schenkt Mühelosigkeit, Gelassenheit, Heiterkeit

◊ klärt den Geist und stärkt die Konzentration

◊ hilft, wenn man nicht schlafen kann (wenn man hellwach im Bett sitzt)

◊ löst Stress

◊ hilft bei Vergesslichkeit

◊ hilft bei zu viel Bemühung

◊ hilft bei zu viel Perfektion

◊ hilft allem, was mit Ohren und Hören zu tun hat

◊ harmonisiert Herz und Dünndarm

Der Zentralstrom – unsere Lebensquelle

Der Zentralstrom, der auch Hauptzentralstrom oder Mittelstrom genannt wird, versorgt uns mit der universellen Lebensenergie und strömt ununterbrochen an unserer Körpervorderseite hinunter und an der Körperrückseite wieder hinauf. Es ist der Energiestrom, der uns direkt mit unserer Quelle, mit der göttlichen Energie, verbindet und ständig durch uns fließt.

Jiro Murai nennt diesen Strom auch den „großen Lebensatem". Er ist unsere direkte Verbindung zur universellen Energie, sozusagen unsere Hauptversorgungsquelle, die Verbindung zwischen Geist und Materie. Er macht Leben überhaupt erst möglich.

Man nennt ihn auch Hauptzentralstrom, weil er uns für alle Vorgänge im Körper die Energie liefert.

Indem wir bestimmte Energiepunkte halten, können wir diesem Strom helfen, kraftvoll und ungehindert durch uns zu fließen.

Am bequemsten ist es, wenn Sie beim Strömen dieses Stromes auf dem Rücken liegen. Sie können sich natürlich in jeder anderen Position strömen, wichtig ist nur, dass Sie es entspannt und gemütlich haben.

Halten Sie jede Position ungefähr zwei bis fünf Minuten.

SCHRITT 1:

Die *rechte Hand* liegt auf der **oberen Mitte des Kopfes** und die *linke Hand* auf der **Mitte der Stirn** zwischen den Augenbrauen.

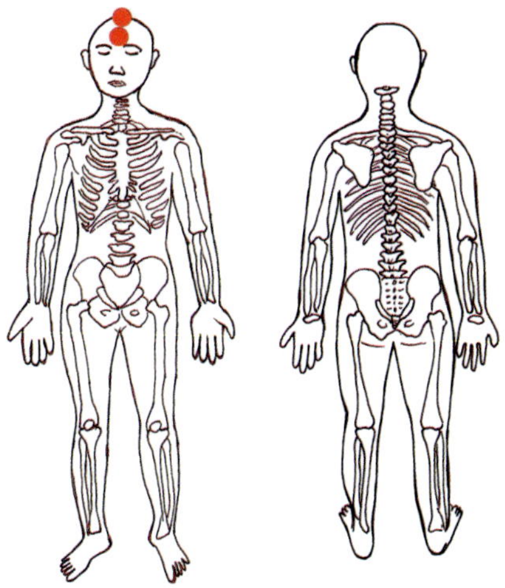

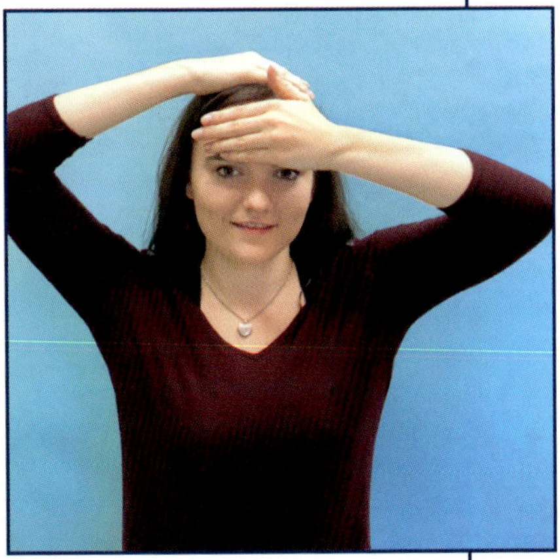

SCHRITT 2:

Die *linke Hand* liegt auf der **Nasenspitze**.

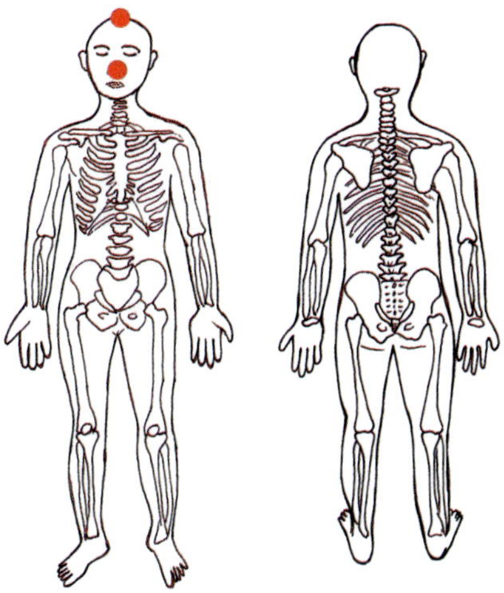

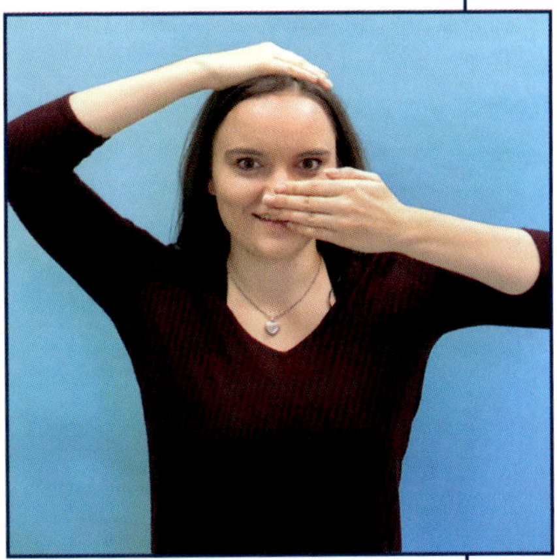

SCHRITT 3:

Die *linke Hand* liegt am **Halsgrübchen**, am oberen Ende des Brustbeines.

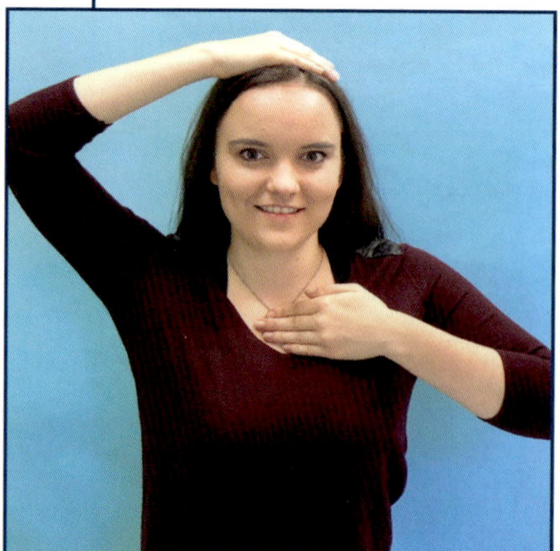

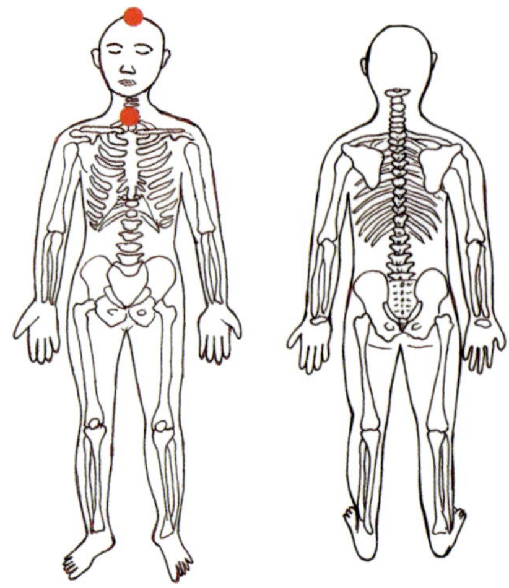

SCHRITT 4:

Die *linke Hand* liegt auf der **Mitte des Brustbeins**.

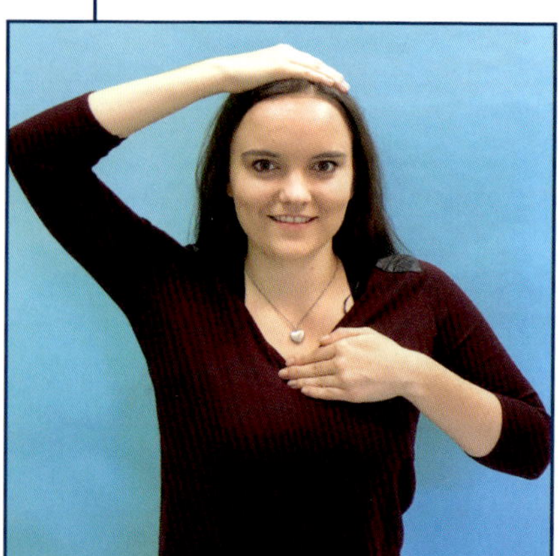

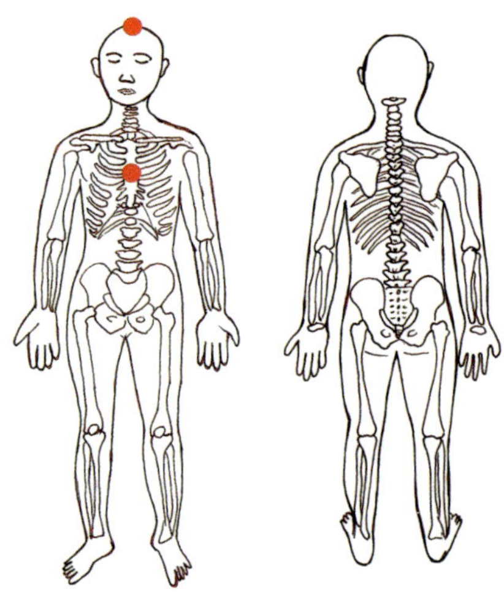

SCHRITT 5:

Die *linke Hand* liegt zwischen dem unteren Ende des Brustbeins und dem Bauchnabel, also im **Bereich des Solarplexus** (Sonnengeflecht).

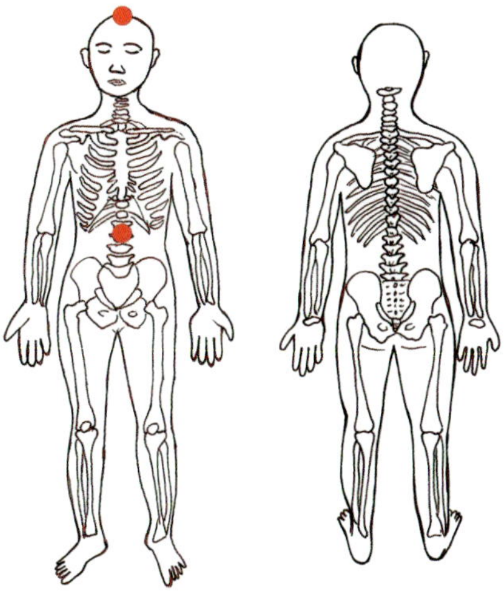

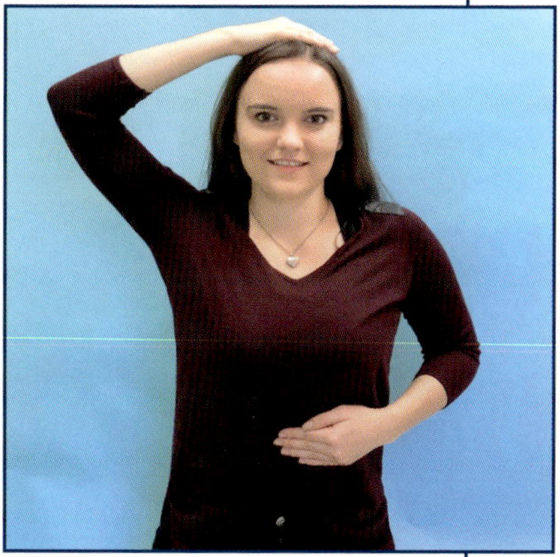

SCHRITT 6:

Die *linke Hand* liegt auf dem **Schambein**.

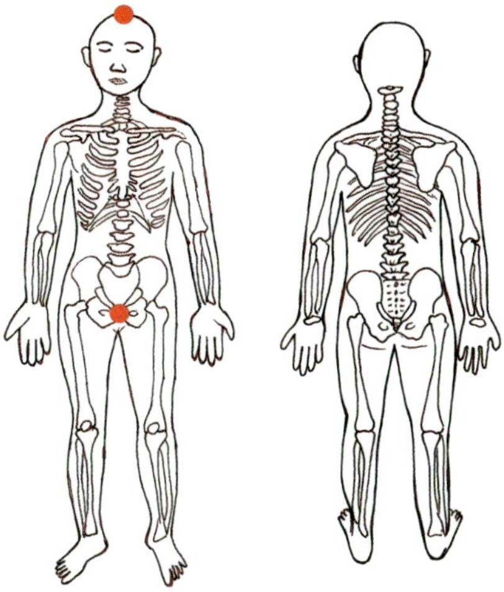

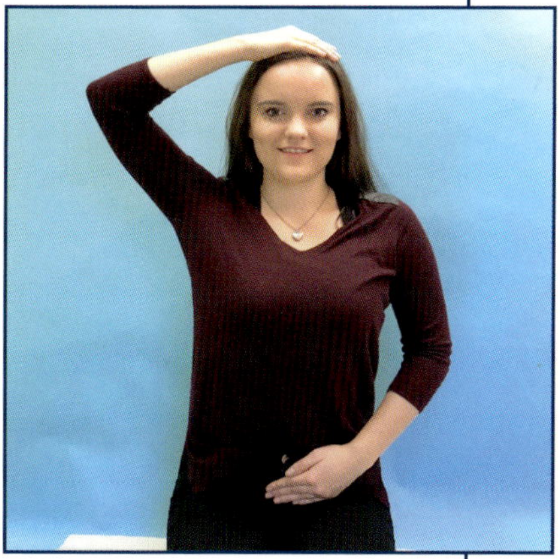

SCHRITT 7:

Die *linke Hand* bleibt auf dem **Schambein** und die *rechte Hand* geht auf das **Steißbein**.

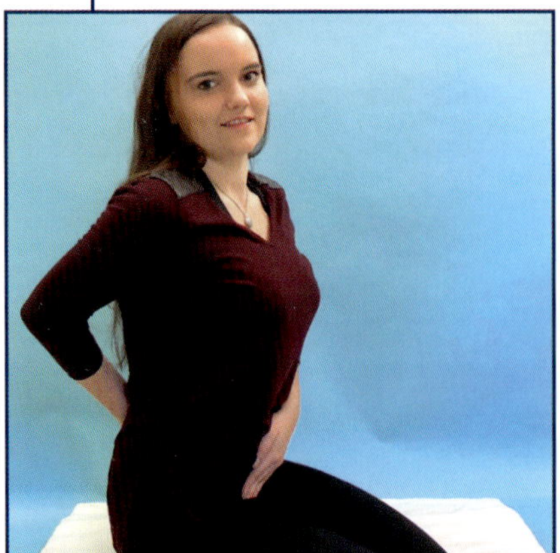

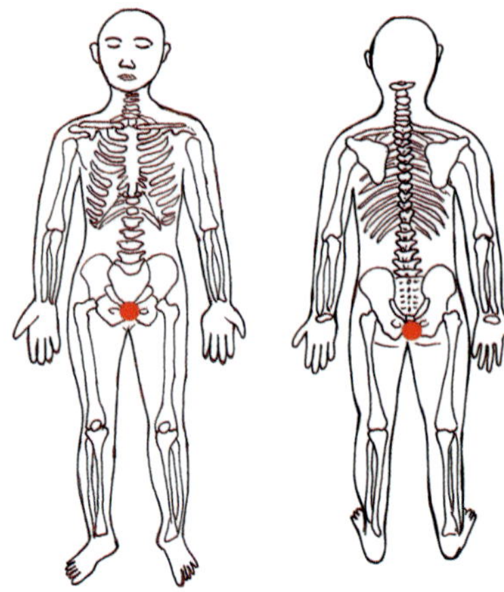

Der Hauptzentralstrom wird auch Mittelstrom genannt, weil er in der Mitte des Körpers fließt und weil er uns immer wieder zurück in unsere Mitte bringt, geistig, seelisch und körperlich.

Der Hauptzentralstrom kann zu jeder Tageszeit angewandt werden: Morgens nach dem Aufwachen bringt er uns Energie für den Tag und regt auch die Darmtätigkeit an.

Tagsüber unterstützt uns dieser Strom, die Verbindung mit der universellen Quelle zu spüren, und bringt Licht und Leichtigkeit in den Tag.

Abends hilft er uns, zu entspannen und abzuschalten, aufwühlende Gedanken zu beruhigen und entspannt einzuschlafen.

Der Zentralstrom

- ◊ bringt Körper, Geist und Seele neue Kraft und Energie
- ◊ beruhigt und entspannt am Abend
- ◊ hilft bei Ängsten und Depressionen
- ◊ bringt Lebensfreude und Lebenskraft
- ◊ hilft, klarer zu sehen und neue Sichtweisen zu bekommen
- ◊ hilft, Schuldgefühle loszulassen
- ◊ unterstützt das ganze endokrine Drüsensystem

- ◊ stärkt Magen und Milz, Nieren und Pankreas
- ◊ regt die Gedächtnis- und Gehirnfunktionen an und beugt Senilität vor
- ◊ unterstützt geistiges Wachstum
- ◊ harmonisiert den Blutdruck
- ◊ belebt den Stoffwechsel
- ◊ reguliert den Kalzium- und Magnesiumhaushalt
- ◊ unterstützt das Immunsystem
- ◊ wirkt positiv auf das Nervensystem und das Herz-Kreislauf-System
- ◊ bringt geistigen Frieden, tiefe Sicherheit und Vertrauen ins Leben
- ◊ harmonisiert von Kopf bis Fuß

Der Zentralstrom hilft der Atmung und bringt neue Freude und Lebenskraft. Ängste lösen sich auf, wir spüren wieder die Verbindung zu unserer Lebensquelle, Widerstände lösen sich, wir kommen wieder in Fluss.

Die Betreuerströme – kosmische Intelligenz

Die beiden Betreuerströme entstehen aus dem Zentralstrom und befinden sich auf der linken und rechten Körperseite – symmetrisch – und betreuen die zugehörige Körperseite. Auf den Betreuerströmen liegen die 26 Sicherheitsenergieschlösser (SES), die später noch genauer beschrieben werden. Durch die Betreuerströme bekommen wir die Fähigkeit, zu denken und zu unterscheiden. Sie helfen uns, ehrlich und aufrichtig zu sein, einen klaren Kopf zu behalten und mit uns und unseren Mitmenschen liebevoll umzugehen. Sie helfen uns auch, mit schlechten Erinnerungen klarzukommen, Altes, Vergangenes loszulassen, neue Kraft zu finden und an uns selbst zu glauben. Sie unterstützen und harmonisieren auch alle körperlichen Symptome und Themen, das heißt, man kann sie immer anwenden!!!

Durch die folgende kurze Sequenz werden die Betreuerströme harmonisiert:

Zur Harmonisierung der linken Körperhälfte:

1. Legen Sie Ihre *rechte Hand* auf die **linke Schulter** (SES 11), die *linke Hand* unter die **linke Pohälfte** (SES 25).

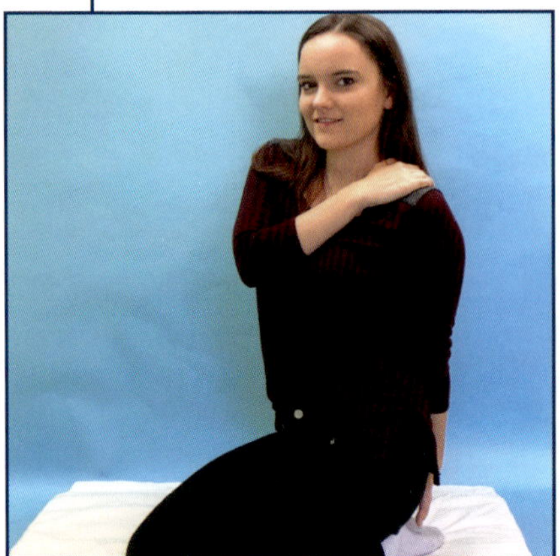

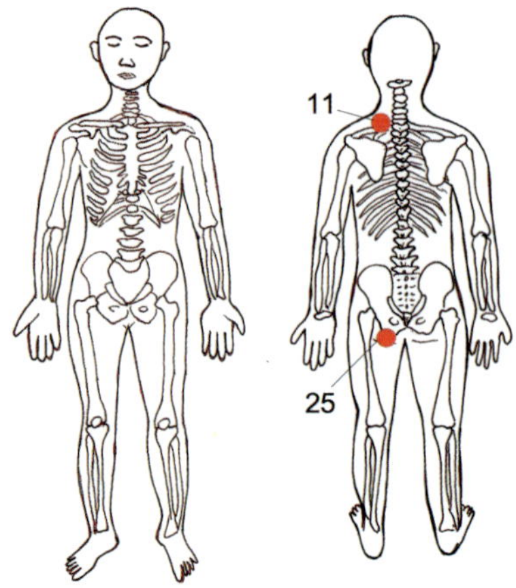

2. Die *rechte Hand* bleibt auf der **linken Schulter** liegen, während Sie die *linke Hand* in die **linke Leiste** legen (SES 15).

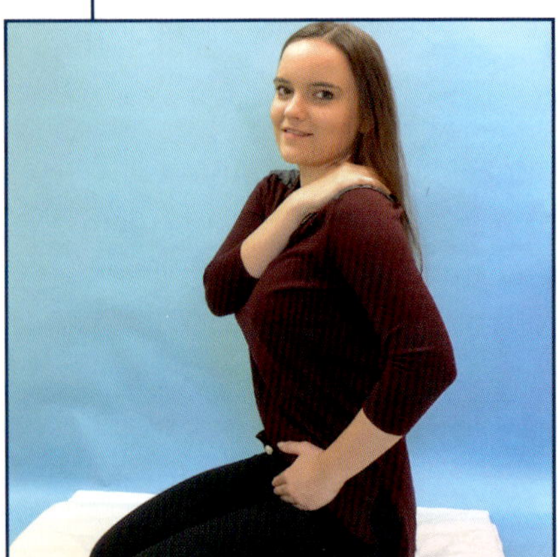

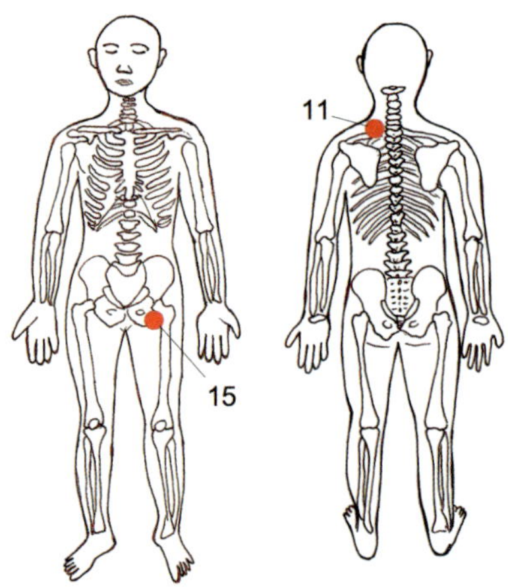

Um die rechte Körperhälfte zu harmonisieren, kehren Sie die Sequenz einfach um:

1. Legen Sie die *linke Hand* auf die **rechte Schulter**, die *rechte Hand* unter die **rechte Pohälfte.**
2. Die *linke Hand* bleibt auf der **rechten Schulter**, die *rechte Hand* kommt in die **rechte Leiste**.

Die Vermittlerströme – Wandel des Lebens

Die beiden Vermittlerstöme „vermitteln" zwischen den Betreuerströmen: Sie gleichen aus, wenn auf der einen Körperseite zu viel oder zu wenig Energie ist. Sie verweben die beiden Körperseiten miteinander. Sie verbinden die Ströme der rechten und linken Körperseite mit dem Zentralstrom, so dass die Betreuerströme immer wieder mit neuer Energie aus der Quelle versorgt werden.

Die Vermittlerströme sagen: Das Leben ist Wandel und Bewegung.

Immer, wenn etwas erstarrt ist, sei es auf der mentalen, emotionalen oder körperlichen Ebene, kann man davon ausgehen, dass der Vermittlerstrom belastet ist.

Um den linken Vermittlerstrom wieder in Harmonie zu bringen,

◊ legen Sie die *rechte Hand* auf die **linke Schulter**, ein wenig weiter nach hinten als bei den Betreuerströmen (SES 3),
◊ bilden Sie mit der *linken Hand* einen **Kreis**, indem Sie den **Daumen** auf den Nagel des **Ringfingers** legen,
◊ bringen Sie die **Knie zusammen**, so dass sie sich auf der Innenseite berühren.

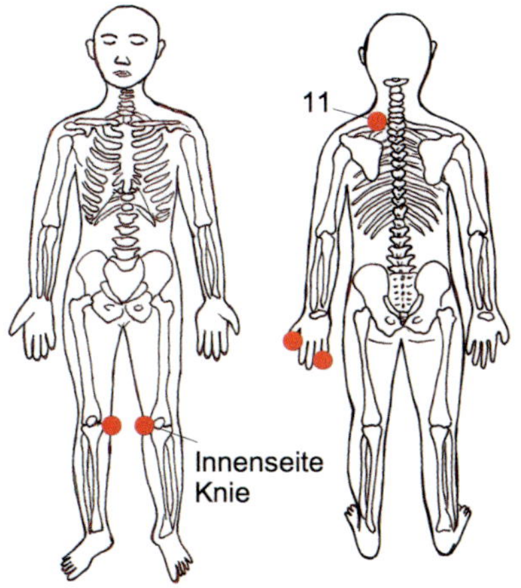

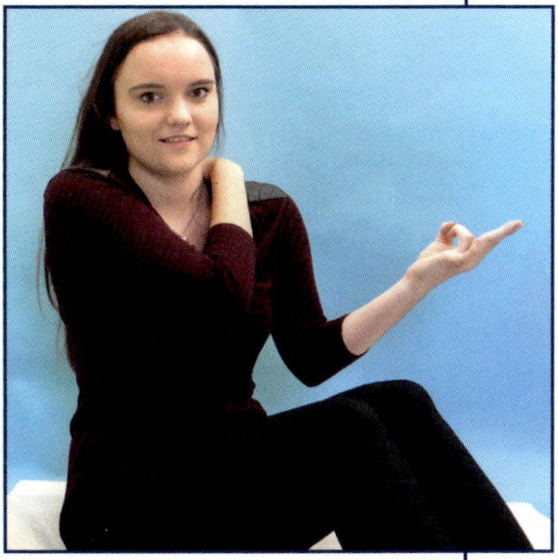

Für den rechten Vermittlerstrom erfolgt die Sequenz umgekehrt:

◊ Legen Sie die *linke Hand* auf die **rechte Schulter**.
◊ Bilden Sie mit der *rechten Hand* einen **Kreis** zwischen **Daumen** und **Ringfinger**.
◊ Bringen Sie die **Knie zusammen**.

Bleiben Sie in der Position, solange es Ihnen guttut. Ein Richtwert ist ca. 10-20 Minuten je Körperseite.

Die Vermittlerströme helfen:

◊ frei durchzuatmen
◊ mit Veränderungen umzugehen und schlimme Erlebnisse und Traumen zu verarbeiten
◊ bei tiefer Traurigkeit und Frustration
◊ wenn man schnell gereizt, erregt ist
◊ bei Zwangsvorstellungen, ausgeprägten Minderwertigkeitskomplexen
◊ wenn man viel grübelt, sich unbeliebt und unbeachtet fühlt
◊ zu entspannen
◊ bei Schmerzen in Armen und Schultern
◊ bei Erkältung und Grippe
◊ bei Allergien
◊ bei schweren Erkrankungen

Die 26 Sicherheitsenergieschlösser – Schlüssel zum Königreich

Die Sicherheitsenergieschlösser sind bestimmte Punkte am Körper, an denen Energie in hochkonzentrierter Form vorliegt und die bei einer Berührung den Reiz weiterleiten, also Orte von hoher Leitfähigkeit.

Die Sicherheitsenergieschlösser (SES) sind ein „Frühwarnsystem" unseres Körpers, das uns zeigt, wenn bestimmte Teile unseres Systems überlastet sind und wo Blockaden entstanden sind. Es befinden sich 26 Energieschlösser auf jeder Körperseite, symmetrisch zur Wirbelsäule.

Sie fungieren als „Stromkreisunterbrecher", um den Körper zu schützen, wenn der Fluss der Lebensenergie blockiert ist. Verschließt sich ein SES, manifestiert sich ein Symptom im entsprechenden Körperbereich (=Alarmsignal und Hinweis auf Quelle des Ungleichgewichts).

Jedes Energieschloss ist ungefähr handtellergroß – also bei Babys entsprechend kleiner als bei Erwachsenen. Die SES werden auch „Schlüssel zum Königreich" genannt, weil sie den Fluss der Lebensenergie in Körper, Geist und Seele wieder „aufschließen". Sind die Energieschlösser offen, strömt die Energie gleichmäßig durch den Körper. Ist ein Energieschloss blockiert, kann der Energiestrom nicht mehr harmonisch fließen.

Im Folgenden werden die 26 Sicherheitsenergieschlösser kurz beschrieben und die Verbindungen zu emotionalen und körperlichen Symptomen aufgezeigt.

Indem Sie Ihre Hände auf die blockierten Energieschlösser legen, löst sich die gestaute Energie und kommt wieder in ihren natürlichen, harmonischen und kraftvollen Fluss.

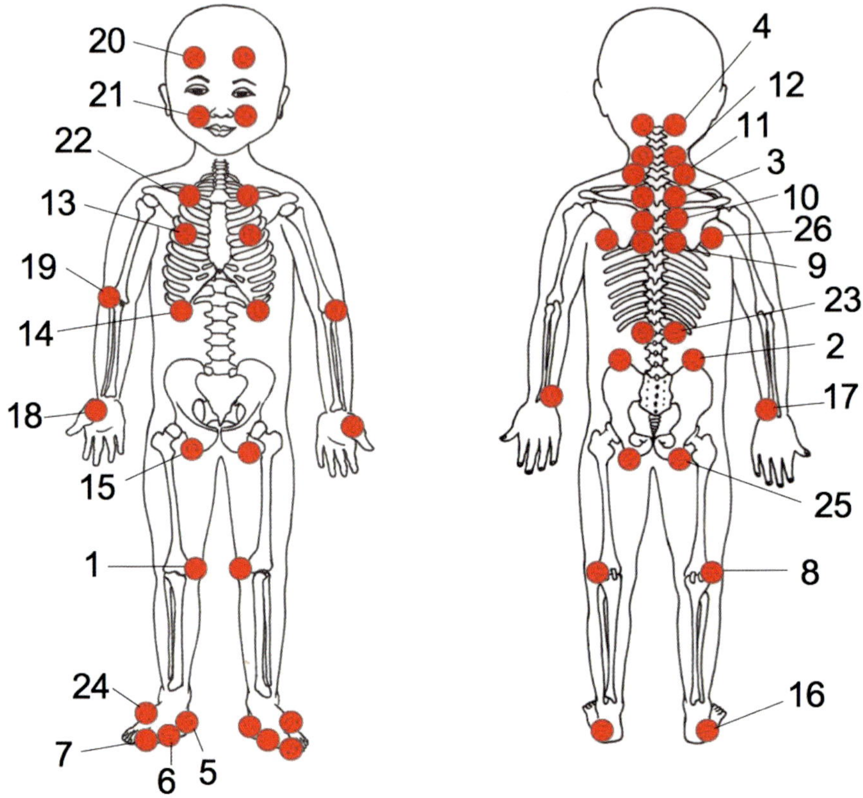
20
21
22
13
19
14
18
15
1
24
7
6
5
4
12
11
3
10
26
9
23
2
17
25
8
16

Sicherheitsenergieschloss 1

SES 1 befindet sich jeweils auf der Innenseite der Knie.

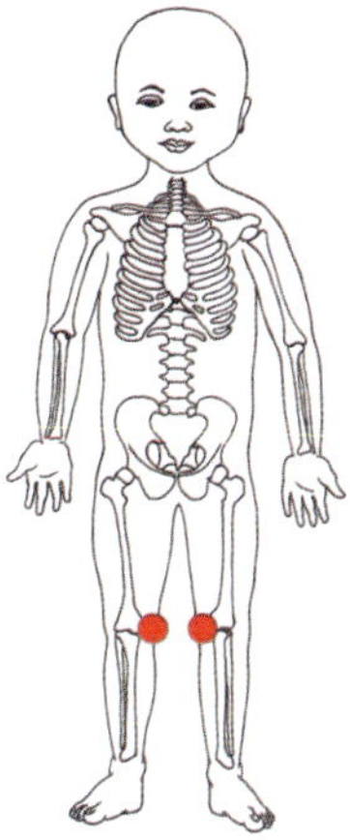

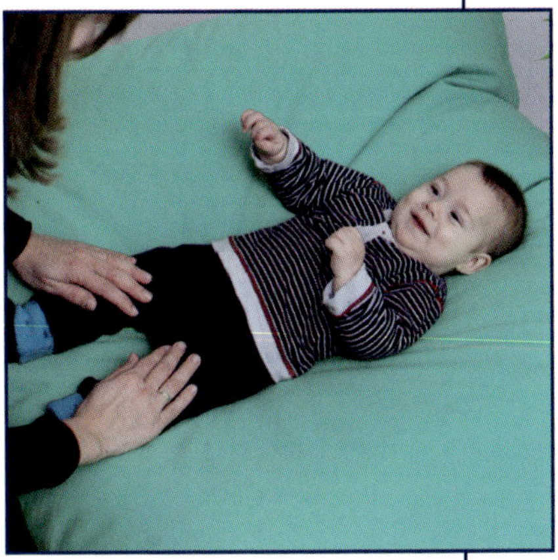

Wirkung:

◊ hilft beim Durchatmen und Loslassen und fördert eine tiefe und leichtere Atmung
◊ macht den Kopf frei, löst Stress und stoppt das Gedankenkarussell
◊ bringt alles in Bewegung und ins Gleichgewicht
◊ bringt innere Stabilität
◊ löst Konkurrenzdenken (Angst, andere sind besser, Angst, nicht gut genug zu sein)
◊ stärkt das Selbstbewusstsein
◊ hilft, in die Handlung zu kommen
◊ hilft beim Verschlucken, wenn etwas im Hals stecken bleibt (Gräte) – wenn sich etwas bewegen muss
◊ stärkt die Lunge
◊ harmonisiert die Haut
◊ hilft bei allem, was mit Bewegung zu tun hat (z.B. Arthrose, steifes Knie)
◊ bei allen Bauchproblemen (z.B. Blähungen), Unterleibsbeschwerden
◊ hilft, wenn Babys viel spucken (beim Füttern schon eine Hand an 1)
◊ hilft bei Übelkeit und unstillbarem Erbrechen

◊ harmonisiert Kopfschmerzen
◊ hilft, wenn etwas schnell aus dem Körper heraus muss (z.B. Berührung mit Feuerqualle, Schlangenbiss)

Sicherheitsenergieschloss 2

SES 2 befindet sich am Rücken, am oberen Beckenrand.

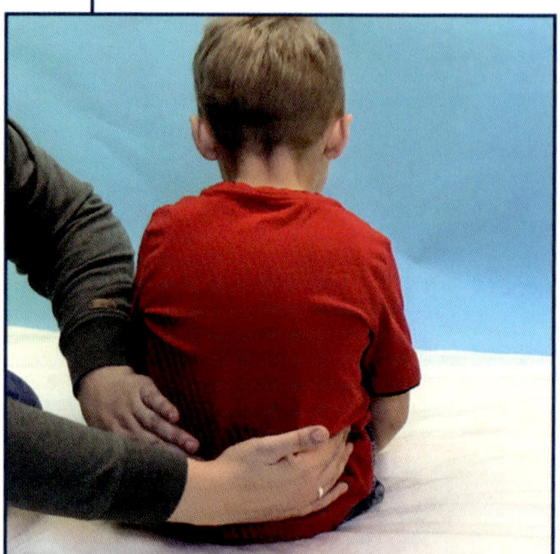

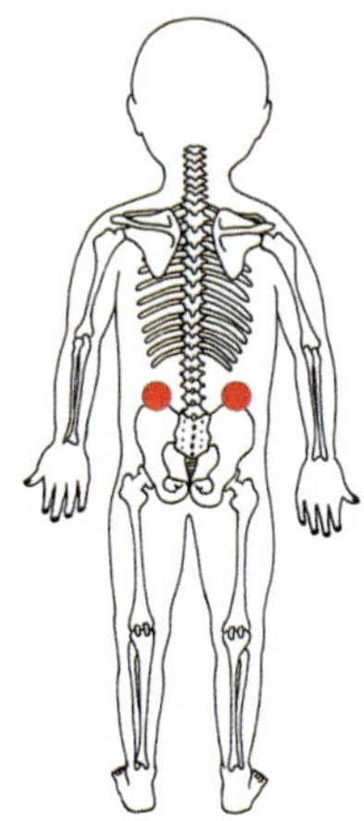

Wirkung:
◊ harmonisiert die Einatmung
◊ gibt dem Leben mehr Struktur
◊ wenn etwas nicht altersgemäß ist
◊ hilft bei Verzweiflung, Urteilen, Konkurrenz
◊ hilft bei Spannung und Stress
◊ hilft, wenn sich Kinder oft zurückgesetzt fühlen
◊ hilft bei Zweifeln
◊ hilft bei Melancholie
◊ hilft, wenn Kinder oft schwindeln
◊ hilft bei Schwindel
◊ gibt neue Lebenskraft (bei Erschöpfung)
◊ stärkt Rücken, Beine und Becken
◊ richtet die Wirbelsäule auf und trägt zu einem aufrechten Gang bei

◊ hilft bei Beckenschiefstand: harmonisiert die beiden Beckenschaufeln
◊ reguliert den Blutdruck

Sicherheitsenergieschloss 3

SES 3 befindet sich am Rücken, an der rechten und linken oberen Ecke der Schulterblätter links und rechts von der Wirbelsäule.

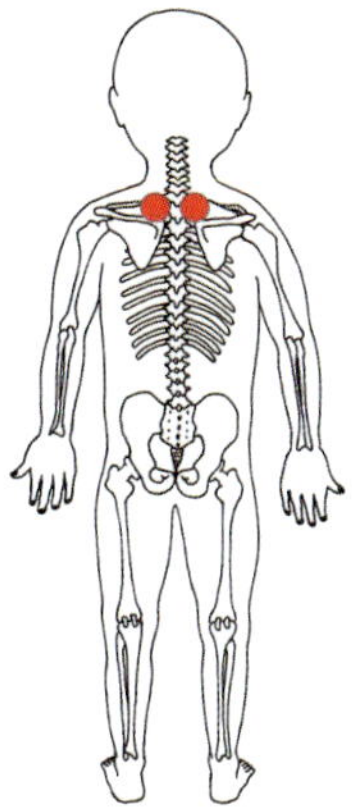

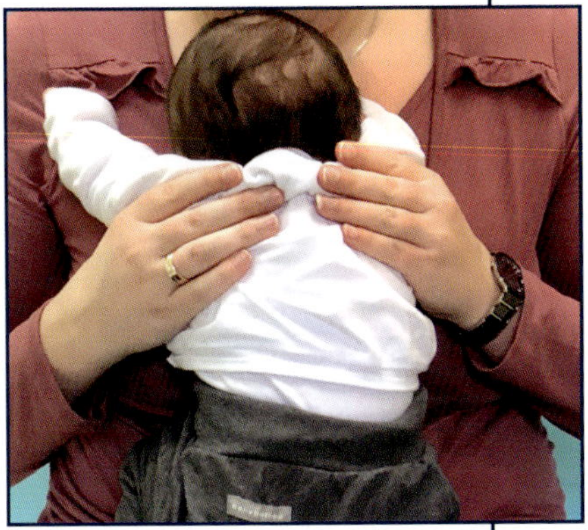

SES 3 können Sie gut zusammen mit SES 15 strömen, da die beiden Energieschlösser sich gegenseitig unterstützen.

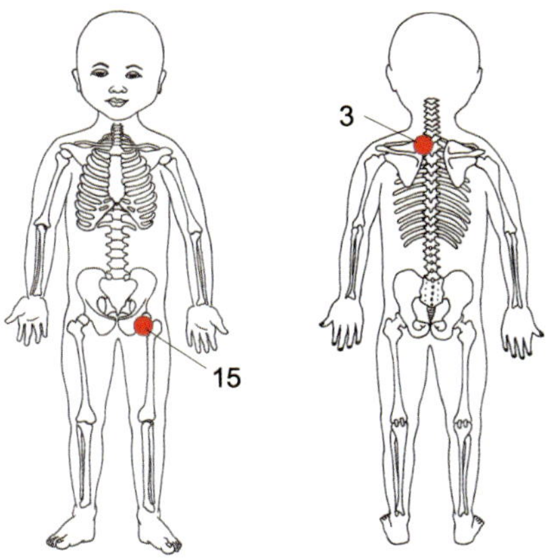

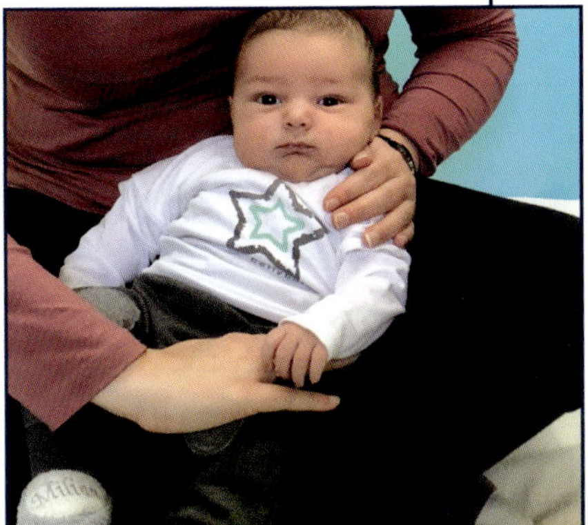

Wirkung:

◊ hilft bei allem, was mit Viren und Bakterien zu tun hat (Erkältungen, Grippe, Infektionen, Entzündungen etc.)
◊ stärkt das Immunsystem und hilft bei Allergien
◊ ist der Atemspezialist, harmonisiert Aus- und Einatmung
◊ hilft bei Stress (wenn wir im Stress sind, atmen wir nicht mehr rhythmisch)
◊ bringt Rhythmus, Bewegung, Kontinuität, hilft, in die Handlung zu kommen
◊ hilft, Zweifel und Erwartungen loszulassen
◊ hilft bei Sprachproblemen, z.B. Stottern
◊ harmonisiert die Stimmbänder und hilft bei Polypen an den Stimmbändern
◊ hilft bei steifem Hals, „Zug“
◊ stärkt Schultern, Arme, Ellbogen und Finger: bei „Tennisarm“, Überbein am Handgelenk, Taubheit und Kribbeln in den Fingern
◊ hilft bei Halsschmerzen, Angina

Sicherheitsenergieschloss 4

SES 4 befindet sich im Nacken an der Schädelbasis.

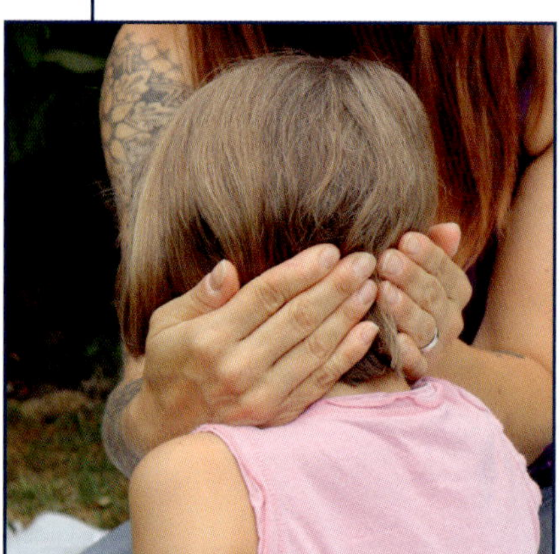

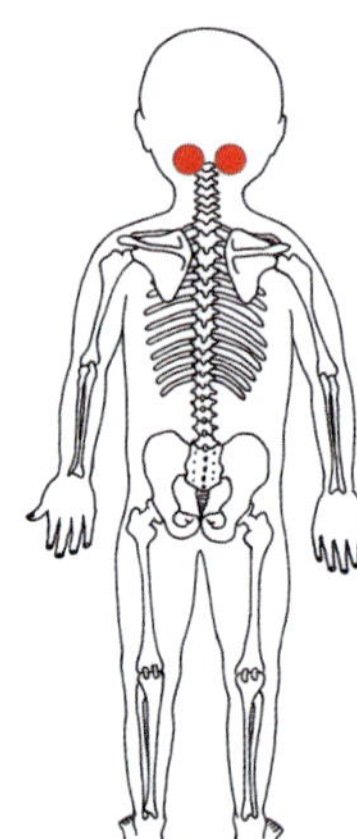

Wirkung:

◊ bringt Vertrauen ins Leben, Urvertrauen, löst Ängste und Unsicherheiten
◊ hilft bei Depressionen
◊ hilft, wenn Neugeborene Schwierigkeiten mit der Atmung haben (in der 4 sitzt das Atemzentrum)
◊ hilft Kindern, die „nicht richtig hier sind", in einer Traumwelt leben, sehr vergesslich sind
◊ hilft, eine Vision zu haben
◊ hilft den Augen (bei allen Arten von Augenproblemen, Überanstrengung, Sehschwächen, Augenkrankheiten…)
◊ hilft beim Einschlafen, zur Ruhe zu kommen
◊ beruhigt und erdet bei Hyperaktivität
◊ hilft bei Legasthenie, Dyskalkulie: verwebt die rechte und die linke Gehirnhälfte
◊ ist ein wichtiges Energieschloss bei Bewusstlosigkeit und Koma und nach der Narkose
◊ harmonisiert die Muskulatur
◊ hilft bei Ohrenschmerzen
◊ hilft bei Nebenhöhlenentzündung
◊ hilft bei Nackenverspannung, Schwindel, Kopfschmerzen, Nasenbluten
◊ hilft bei Halsbeschwerden und Halstrockenheit

Sie können SES 4 auch zusammen mit dem gegenüberliegenden SES 20 halten.

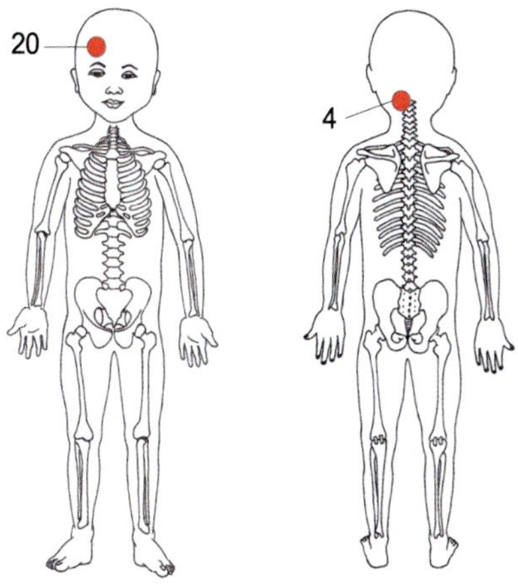

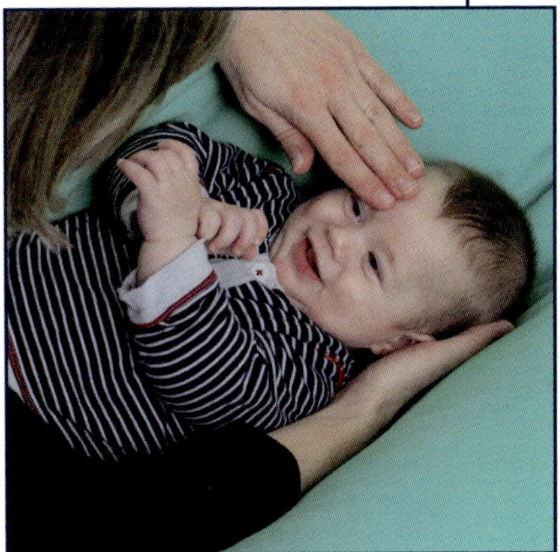

Sicherheitsenergieschloss 5

SES 5 befindet sich auf der Innenseite des Fußgelenks zwischen Knöchel und Ferse.

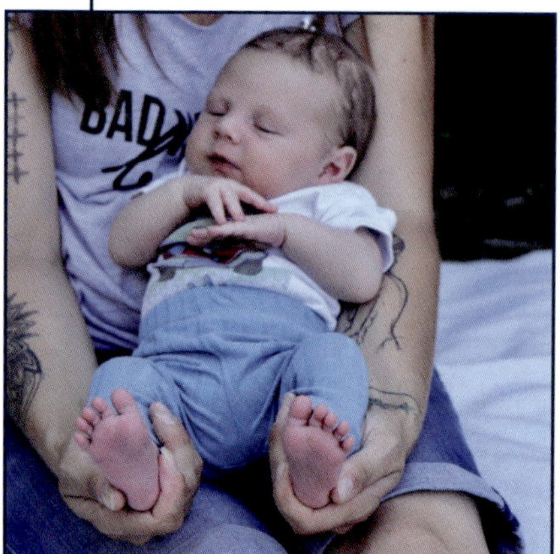

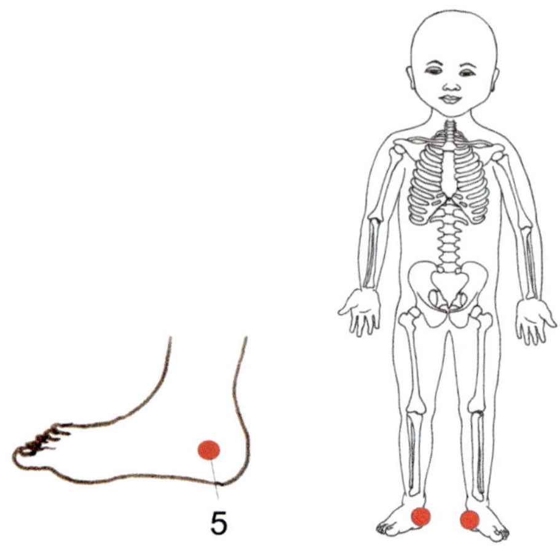

Wirkung:

◊ hilft, ungesunde Gewohnheiten und Gedanken abzulegen
◊ löst Ängste, Unsicherheiten und Sorgen – wird auch der „Strömpsychologe" genannt
◊ stärkt die Intuition und den Lebenswillen
◊ hilft bei Asthma und Atembeschwerden
◊ harmonisiert die Ohren
◊ löst Spannung, Stress in Rücken und Hüfte
◊ harmonisiert die Fortpflanzungsorgane

SES 16 unterstützt SES 5, Sie können die beiden Energieschlösser auch zusammen halten.

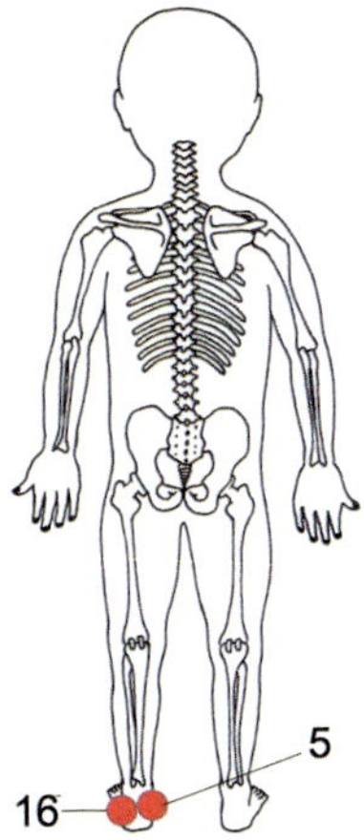

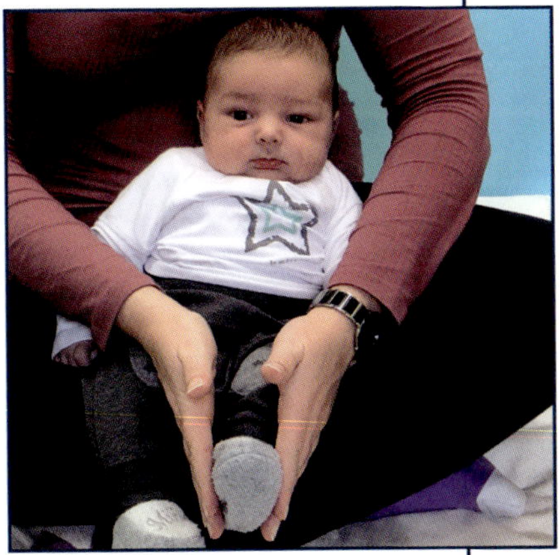

Sicherheitsenergieschloss 6

SES 6 befindet sich am Fußgewölbe auf der Innenseite des Fußes.

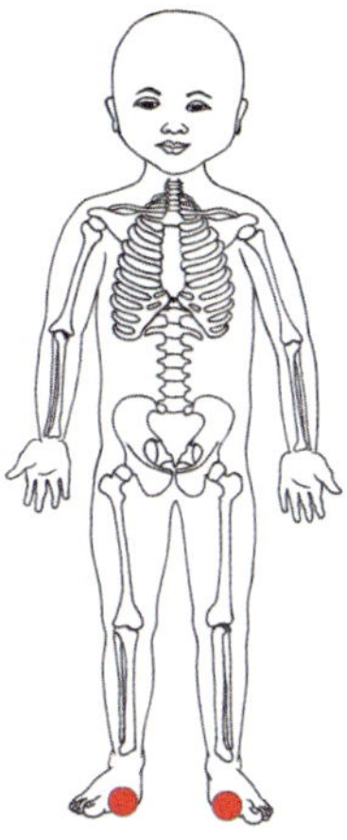

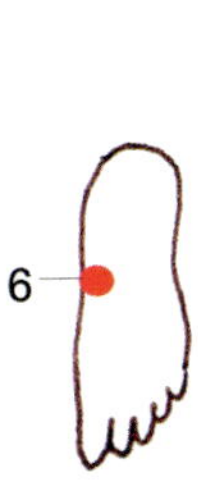

rechte Sohle

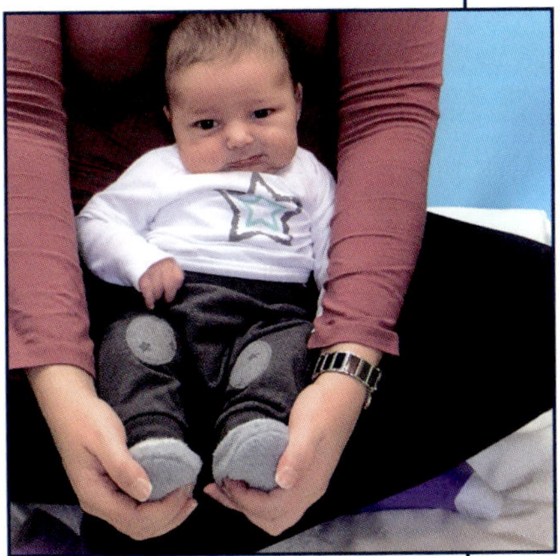

Wirkung:

◊ bringt emotional und körperlich ins Gleichgewicht
◊ hilft aufrichtig und authentisch zu sein
◊ hilft bei Schwindel und Drehschwindel
◊ löst Spannung im Schulter- und Schlüsselbeinbereich, Brustraum, Rücken und Hüfte
◊ hilft den Ohren

Das SES 15 unterstützt das SES 6, deswegen können Sie die beiden Punkte auch zusammen halten.

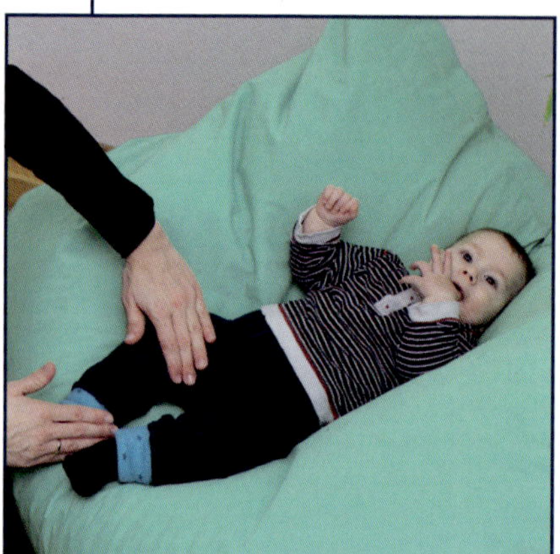

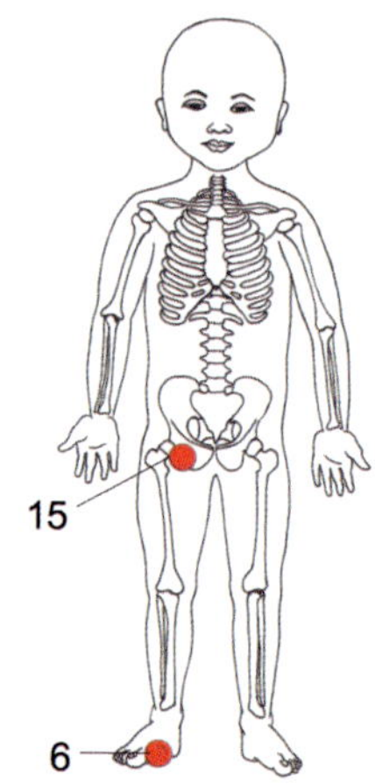

Sicherheitsenergieschloss 7

SES 7 befindet sich an der Unterseite des großen Zehs.

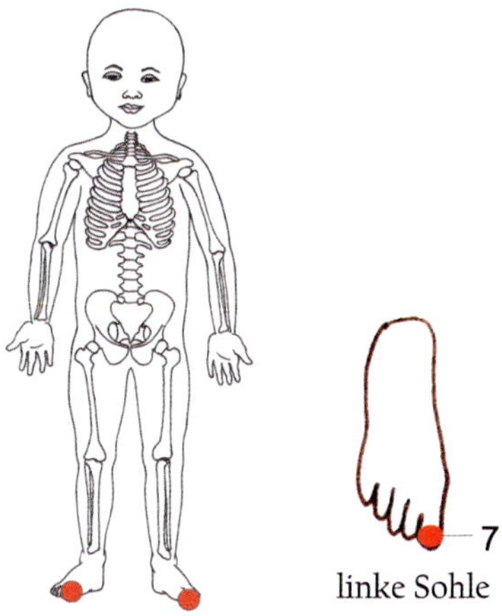

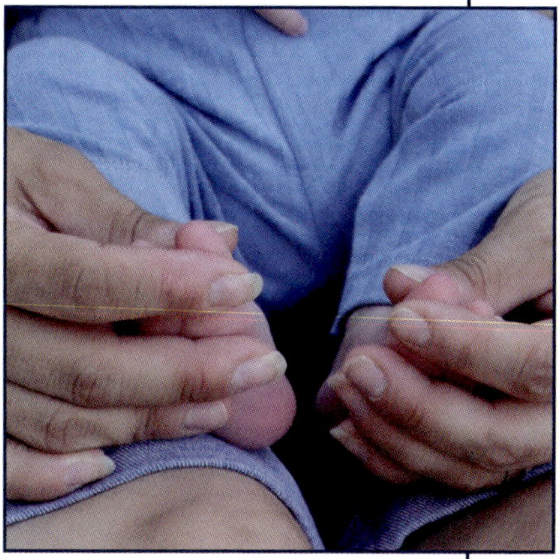

Wirkung:

◊ Löst Stauungen im Kopf, bringt einen klaren Kopf
◊ verbindet Denken und Fühlen
◊ erdet
◊ hilft, ungesunde Gewohnheiten loszulassen
◊ beruhigt, hilft bei Temperamentsausbrüchen
◊ lindert Kopfschmerzen, Migräne
◊ hilft bei Lernschwierigkeiten
◊ Notfallgriff bei Asthmaanfällen, Schock und bei Bewusstlosigkeit
◊ hilft bei Verdauungsbeschwerden, Krämpfen
◊ ist wichtig für die Herzfunktion und hilft bei Bluthochdruck
◊ löst Spannung/Stress in Rücken, Hüfte, Kopf
◊ lindert Schüttelkrämpfe, epileptische Anfälle (Krämpfe, die vom Kopf ausgehen)

Sicherheitsenergieschloss 8

SES 8 befindet sich an der äußeren Rückseite des Knies.

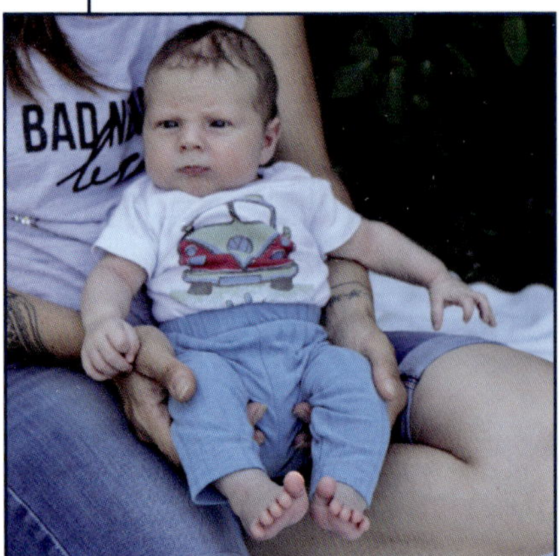

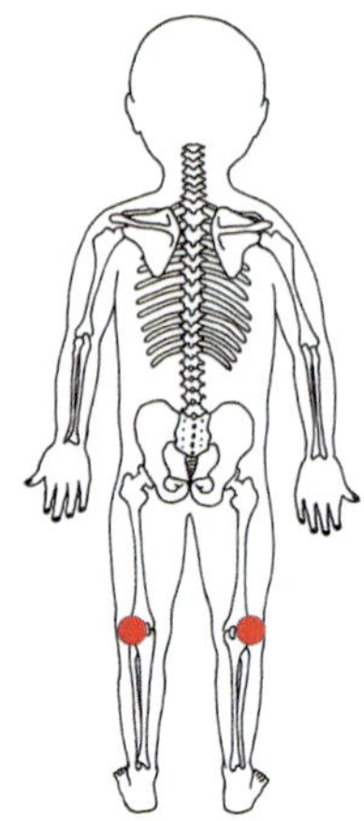

Wirkung:

◊ bringt in Einklang mit dem Rhythmus, dem Frieden und der Stärke des Universums
◊ hilft, die unendlichen Möglichkeiten im Leben zu entdecken
◊ macht achtsam und gibt inneren Frieden
◊ hilft konstruktiv mit Wut umzugehen
◊ unterstützt alle Aufnahme- und Ausscheidungsfunktionen
◊ harmonisiert Verstopfung und Durchfall
◊ reguliert den Wärmehaushalt
◊ löst Muskelspannung, Muskelstress, Muskelkater
◊ verbessert den Muskeltonus: bei zu hartem oder zu weichem Tonus
◊ hilft bei Zahnschmerzen und Zahnfleischbeschwerden: eine Hand an die tiefe 8 (ca. eine Handbreite unter der 8 auf der gegenüberliegenden Seite des Schmerzpunktes), andere Hand auf SES 16 (S. 50)
◊ bei Hauterkrankungen, Ausschlägen und Verbrennungen: SES 8 und Waden gleichzeitig halten

Sicherheitsenergieschloss 9

SES 9 befindet sich in der oberen Mitte des Rückens, zwischen dem unteren Ende des Schulterblattes und der Wirbelsäule.

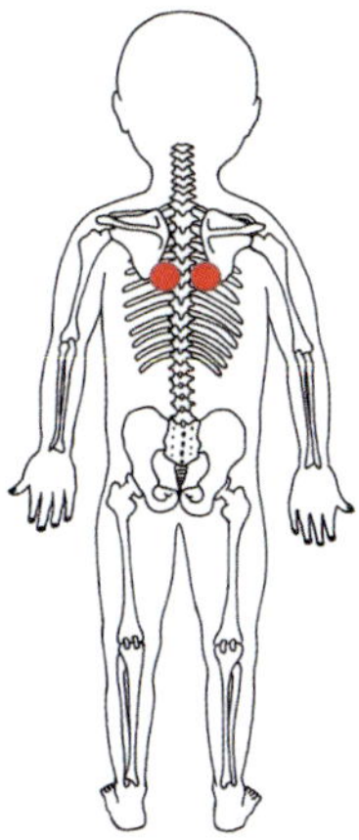

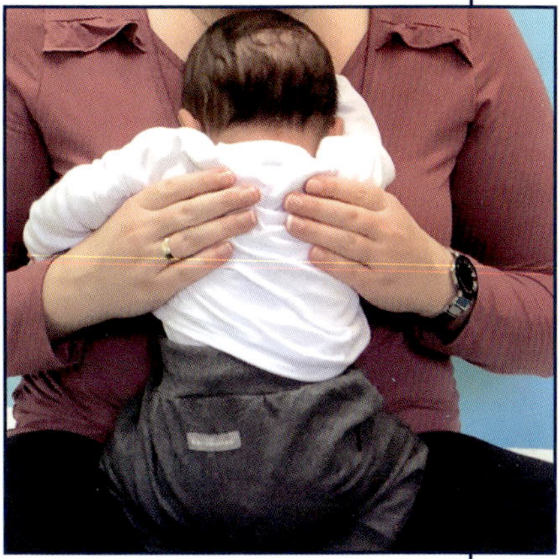

Wirkung:

◊ unterstützt die innere Wandlung
◊ hilft, Altes abzuschließen und Neues zu beginnen, auch: Vergangenes loszulassen
◊ löst Sorgen, Anspannung und Stress
◊ hilft, wenn man viel urteilt
◊ harmonisiert Wut, Ärger, Frustration, Gereiztheit
◊ harmonisiert übersensible Menschen
◊ stoppt das innere Gedankenkarussell
◊ öffnet die Mitte (Zwerchfell), man kann besser atmen
◊ das linke SES 9 hilft Leber und Gallenblase
◊ das rechte SES 9 hilft bei allem, was mit Magen, Milz und Bauchspeicheldrüse zu tun hat
◊ hilft bei Allergien, Asthma, Nasennebenhöhlenentzündungen
◊ hilft bei allem, was mit den Füßen zu tun hat: Hühneraugen, Verhornungen, Schwielen, Hallux etc.
◊ unterstützt die Beweglichkeit der Schultern

◊ wirkt unterstützend bei allen chronischen Erkrankungen
◊ hilft bei verschleimten Lungen
◊ lindert Hüftbeschwerden

Sicherheitsenergieschloss 10

SES 10 befindet sich am Rücken zwischen Schulterblatt und Wirbelsäule auf einer Geraden mit der Mitte der Schulterblätter.

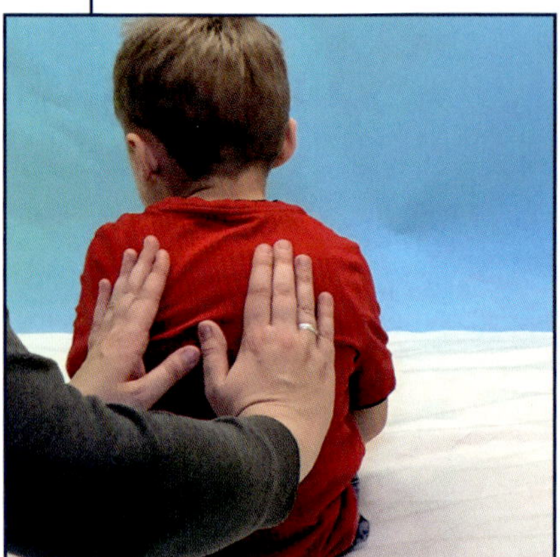

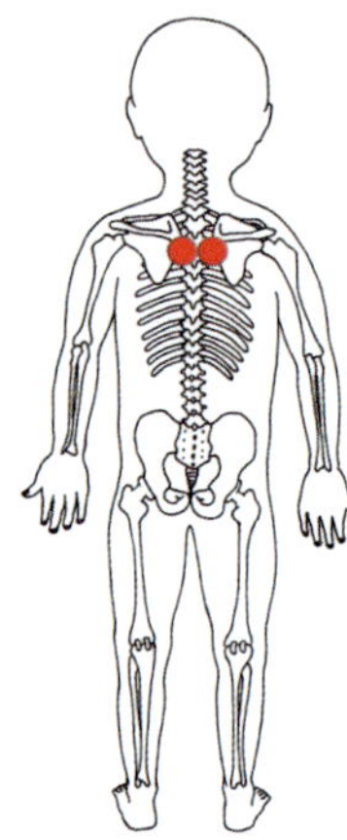

Wirkung:

◊ hilft, Zusammenhänge zu erkennen, etwas zu durchschauen
◊ hilft, Fülle statt Mangel zu sehen
◊ öffnet das Herz und lässt Freude und Liebe nach außen strömen
◊ bringt Vitalität, Lebenskraft, Lebensfreude, Gelassenheit
◊ hilft, nicht gelebte Gefühle zuzulassen, für alle geweinten und nicht geweinten Tränen
◊ stärkt die Stimme, hilft bei Stimmverlust, bei entzündeten Stimmbändern
◊ hilft bei Zuckungen im Gesicht und Gesichtslähmung
◊ unterstützt Herz und Lunge: hilft der Atmung
◊ hilft bei Pollen- und Hausstauballergie
◊ hilft bei Kreislaufproblemen
◊ stärkt die Ohren

◊ stärkt das Immunsystem
◊ harmonisiert den Blutdruck

Sicherheitsenergieschloss 11

SES 11 liegt oben auf der Schulter

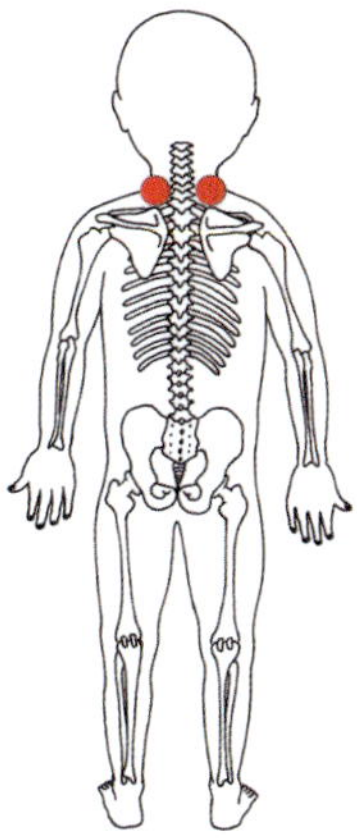

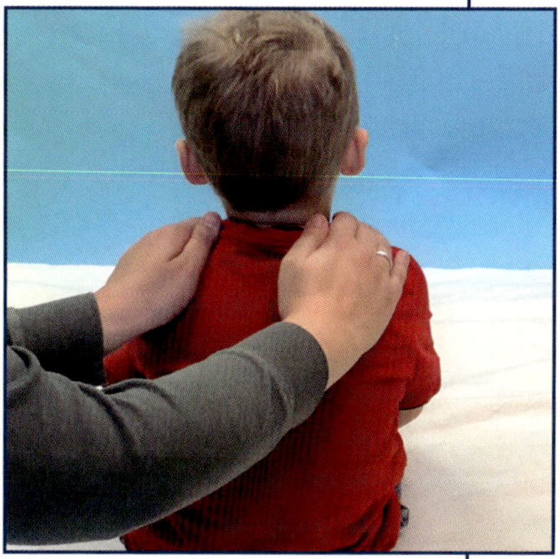

Wirkung:
◊ nimmt Ängste aus dem Leben, löst Traurigkeit und negatives Denken
◊ nimmt den „Rucksack“ von den Schultern
◊ unterstützt Loslassen auf allen Ebenen und bringt Gelassenheit
◊ hilft, Entscheidungen zu treffen
◊ unterstützt die Schilddrüse
◊ harmonisiert Schultern und Nacken und Kopf, Hüfte und Beine
◊ hilft bei Leistenbruch

Sie können SES 11 gut zusammen mit SES 15 strömen (S. 66 oben).

Sicherheitsenergieschloss 12

SES 12 liegt in der Mitte des Nackens, links und rechts neben der Halswirbelsäule.

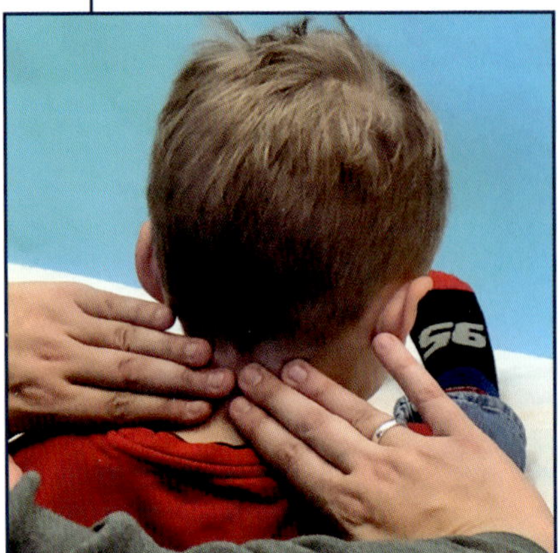

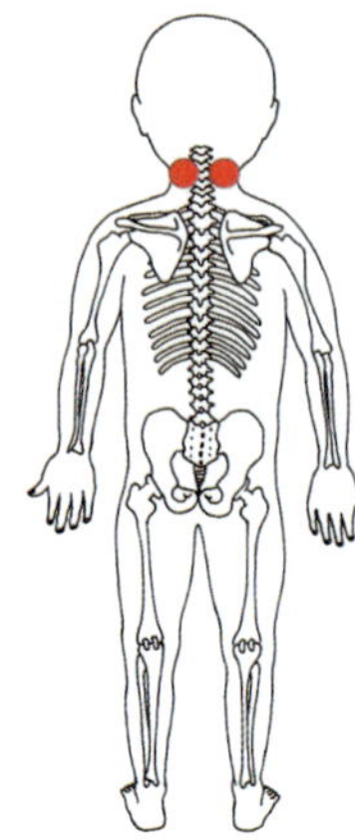

Wirkung:

◊ hilft bei Ängsten, Panik, Unsicherheiten und Depression
◊ stärkt das Vertrauen ins Leben, Urvertrauen
◊ hilft bei Sturheit, Halsstarrigkeit
◊ harmonisiert Wut
◊ löst emotionale Spannungen
◊ hilft bei Schmerzen in den Armen, im Nacken, Schleudertrauma und Bandscheibenbeschwerden im Halswirbelsäulenbereich

Sicherheitsenergieschloss 13

SES 13 befindet sich auf der Vorderseite des Brustkorbs, knapp unterhalb der dritten Rippe.

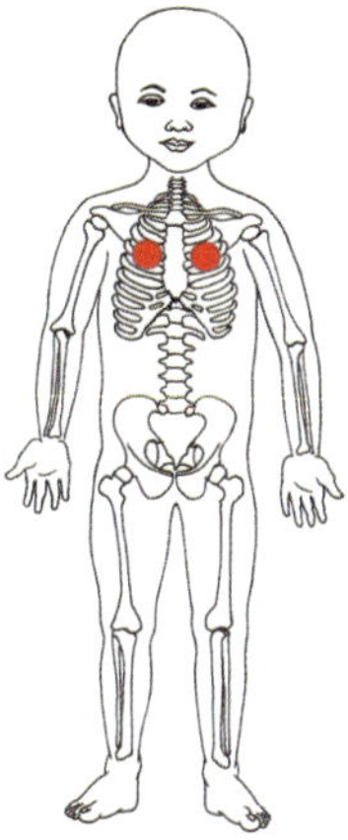

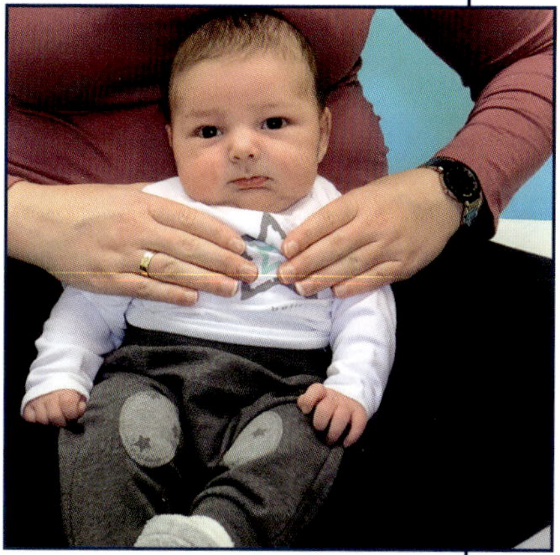

Wirkung:

◊ hilft bei Veränderungen
◊ stärkt die Kreativität und den inneren Ausdruck
◊ unterstützt inneres und äußeres Wachstum
◊ hilft bei Stimmungsschwankungen
◊ hilft, Verantwortung zu übernehmen
◊ stärkt Selbstakzeptanz und Selbstliebe
◊ hilft bei Süchten: Esssucht, Bulimie, Anorexie, auch Computer, Handy, Fernsehen
◊ harmonisiert die Fortpflanzungsorgane
◊ harmonisiert den Hormonhaushalt
◊ hilft bei Mittelohrentzündungen
◊ hilft bei Übelkeit, unausgewogenem Appetit
◊ hilft allem, was mit dem Blut zu tun hat
◊ stärkt das Immunsystem
◊ wirkt unterstützend bei allen schweren Erkrankungen

Sicherheitsenergieschloss 14

SES 14 befindet sich auf beiden Seiten der Brust, jeweils unter der letzten Vorderrippe.

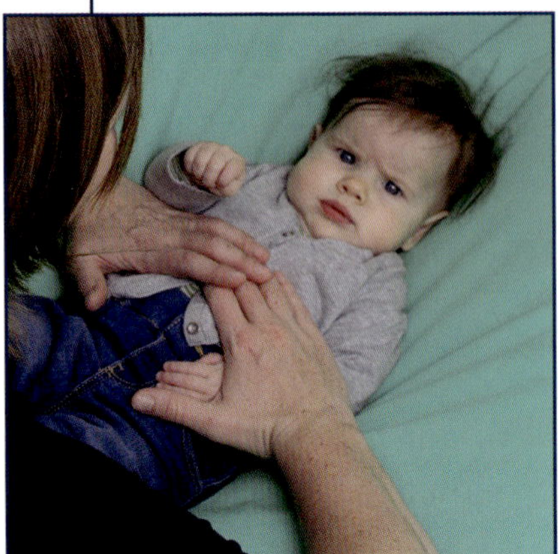

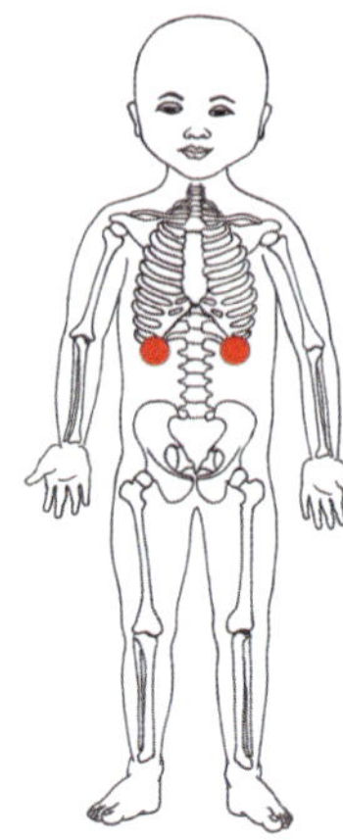

Wirkung:

◊ hilft, sich genährt zu fühlen
◊ hilft, herauszufinden, was man wirklich will
◊ hilft dem inneren und äußeren Gleichgewicht
◊ hilft bei Egoismus, hilft, andere mit einzubeziehen
◊ hilft, Gedanken und Erkenntnisse umzusetzen
◊ harmonisiert Sorgen, Ärger, Grübeln
◊ hilft dem inneren und äußeren Gleichgewicht
◊ hilft bei Eifersucht, Neid, Mangel, Konkurrenzdenken, Gier
◊ hilft bei allem, was mit der Verdauung zu tun hat (Nahrung, Gedanken…)
◊ hilft den Augen und dem Sehen
◊ hilft bei Sodbrennen, Blähungen, Bauchschmerzen
◊ unterstützt alles, was mit dem Schlafen zu tun hat: Schnarchen, Schlafwandeln, Alpträume, Zähneknirschen
◊ reguliert das Gewicht
◊ wirkt unterstützend und heilend bei sexuellem Missbrauch
◊ hält das Gleichgewicht zwischen oberer und unterer Körperhälfte aufrecht

◊ hilft dem Gehirn, bei Epilepsie
◊ wirkt unterstützend bei Leukämie und multipler Sklerose

Sicherheitsenergieschloss 15

SES 15 befindet sich in der Leistenbeuge.

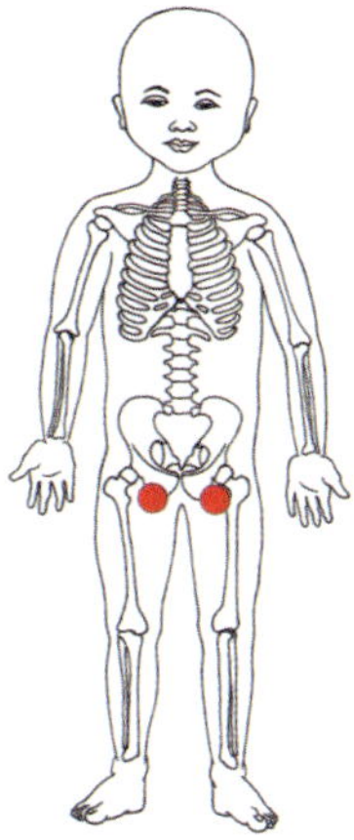

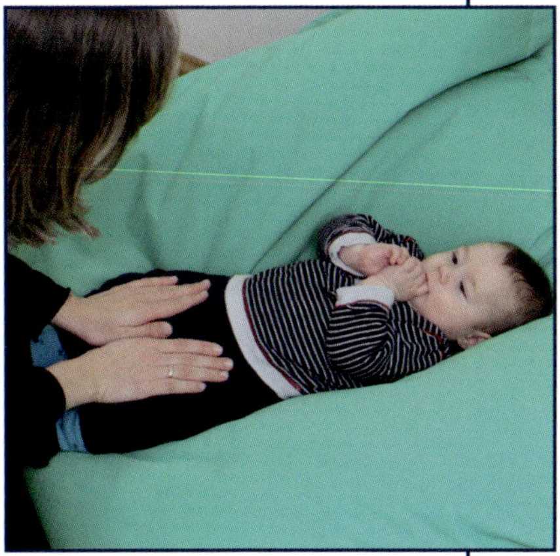

Wirkung:
◊ bringt Freude, Lachen und Leichtigkeit ins Leben
◊ unterstützt die Heilung aller Wunden und Verletzungen, auch emotional
◊ fördert klare Gedanken
◊ löst geistige Anspannung und harmonisiert die körperliche Aktivität
◊ hilft, wenn man das Gefühl hat: Ich schaff das nicht – Ich kann das nicht
◊ ist gut vor und nach Operationen
◊ hilft bei Knochenbrüchen
◊ harmonisiert Ängste und Unsicherheiten
◊ hilft bei Stress
◊ hilft dem Rücken
◊ unterstützt das Herz
◊ lindert Blähungen

Sicherheitsenergieschloss 16

SES 16 befindet sich zwischen Knöchel und Ferse an der Außenseite des Fußgelenks (gegenüber von SES 5).

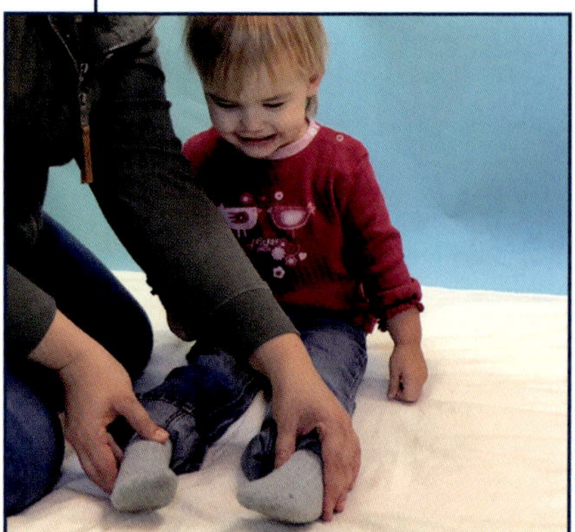

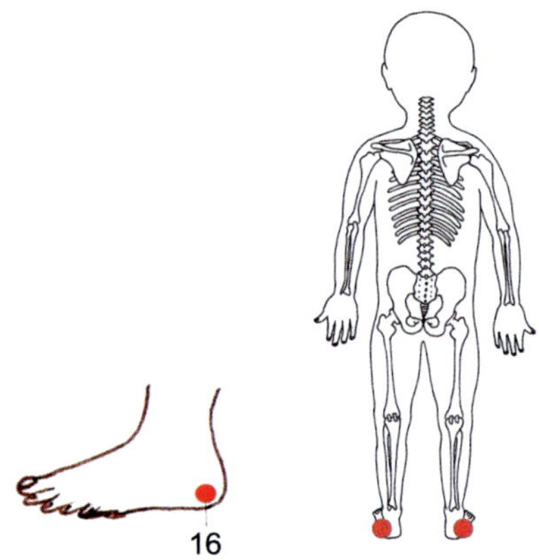

Wirkung:

◊ hilft, wenn man keine eigene Meinung hat
◊ hilft, harmonische und gesunde Veränderungen vorzunehmen
◊ löst Ängste
◊ hilft bei Lähmungen, Verfestigungen, bringt in Bewegung
◊ hilft bei Narben: eine Hand auf Narbe, andere Hand auf 16
◊ löst hartes Muskelgewebe
◊ trägt zu einer Verbesserung des Muskeltonus bei (zu fest, zu schlaff)
◊ löst Muskelkrämpfe, zusammen mit SES 8
◊ hilft, wenn man oft umknickt oder hinfällt
◊ stärkt das Bindegewebe
◊ harmonisiert das Kiefergelenk
◊ bei Zahnschmerzen, Zahnen (gegenüberliegende 16)
◊ unterstützt alle Sinne, stärkt die Augen
◊ harmonisiert den Knochenbau
◊ lindert Kopf- und Nackenverspannungen

Sie können SES 16 auch gut zusammen mit SES 5 halten (S. 39).

Sicherheitsenergieschloss 17

SES 17 befindet sich an der Außenseite der Handgelenke, auf der Seite, auf der sich der kleine Finger befindet.

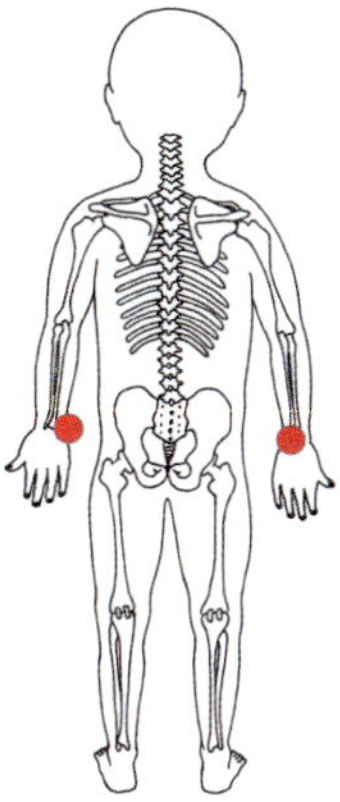

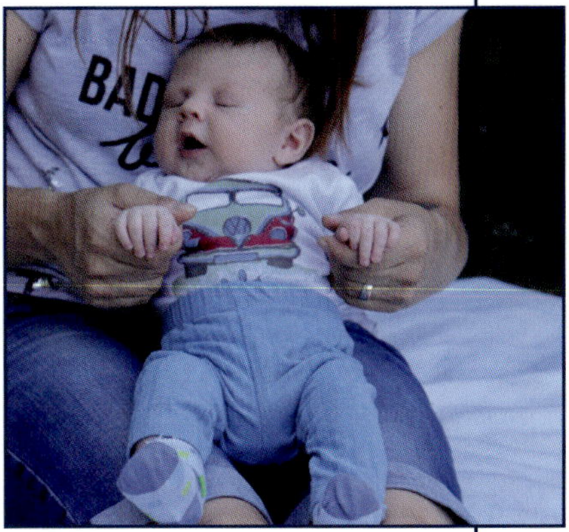

Wirkung

◊ entspannt Verstand und Nerven, harmonisiert den Geist
◊ fördert die Intuition, erweckt die Kreativität
◊ hilft bei zu viel Bemühung
◊ beruhigt, auch bei Hyperaktivität
◊ harmonisiert das Nervensystem, hilft bei Nervosität und Zittern, auch bei Zittrigkeit
◊ gibt dem Körper einen Energieschub, wenn wir erschöpft sind
◊ hilft dem Kreislauf
◊ unterstützt das Herz
◊ das Halten des Handgelenks hilft dem gegenüberliegenden Knöchel, z.B. bei Verstauchung
◊ lindert Blähungen
◊ hilft bei Darmerkrankungen
◊ hilft bei Verstopfung
◊ hilft bei Ohnmacht

Sicherheitsenergieschloss 18

SES 18 befindet sich auf der Handinnenfläche, an der Daumenwurzel.

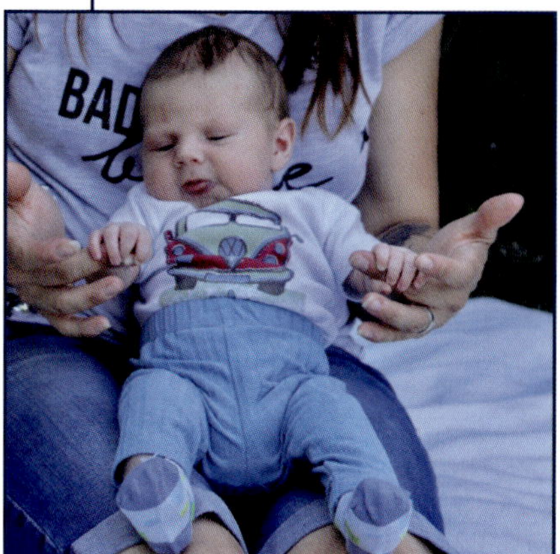

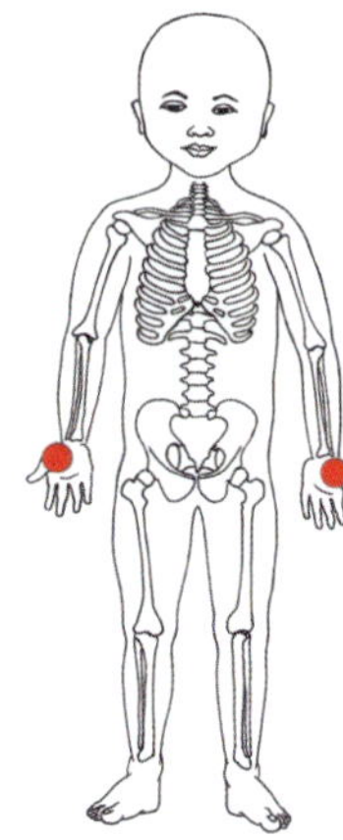

Wirkung:

◊ hilft der Persönlichkeitsentwicklung (das Geistige durch den Körper nach außen bringen)
◊ beruhigt das Denken, harmonisiert den Verstand
◊ hilft Kindern beim Einschlafen und Durchschlafen
◊ hilft, Körperbewusstsein zu entwickeln, für Kinder, die ihren Körper nicht fühlen, oder sich ständig irgendwo anstoßen
◊ unterstützt die Atmung
◊ wirkt unterstützend bei Autismus
◊ harmonisiert Brustraum und Hinterkopf
◊ hilft bei Verformungen des Brustkorbs, Rachitis, Knochenverformungen
◊ hilft bei Schmerzen am Brustbein und in den Rippen
◊ hilft bei Rückensteifheit

Sicherheitsenergieschloss 19

SES 19 befindet sich in der Armbeuge auf der Daumenseite.

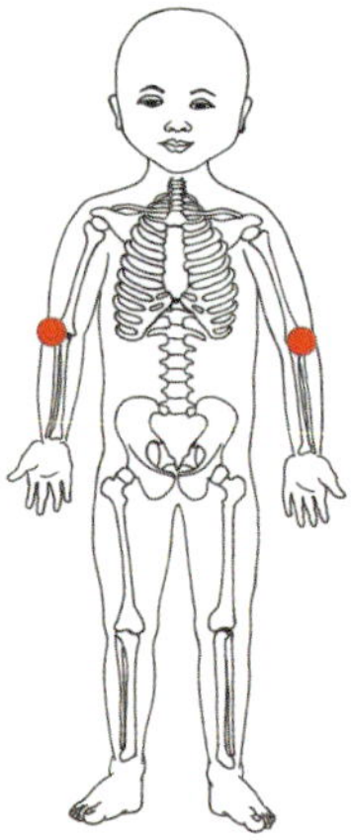

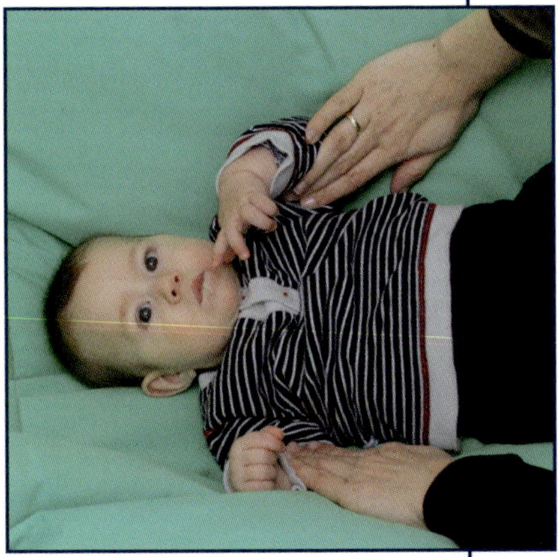

Wirkung:

◊ stärkt die innere Autorität
◊ hilft Kindern, die gemobbt werden
◊ gibt neuen Lebensmut und Kraft
◊ hilft, in den verschiedensten Situationen das Gleichgewicht zu bewahren, in sich selbst zu ruhen
◊ stärkt das Selbstbewusstsein und Selbstwertgefühl
◊ harmonisiert Ängste
◊ hilft bei Bettnässen
◊ wirkt unterstützend bei Allergien
◊ hilft bei Juckreiz und Reizhusten
◊ hilft bei Parasiten

Sicherheitsenergieschloss 20

SES 20 befindet sich am oberen Teil der Stirn, ein wenig oberhalb der Augenbrauen.

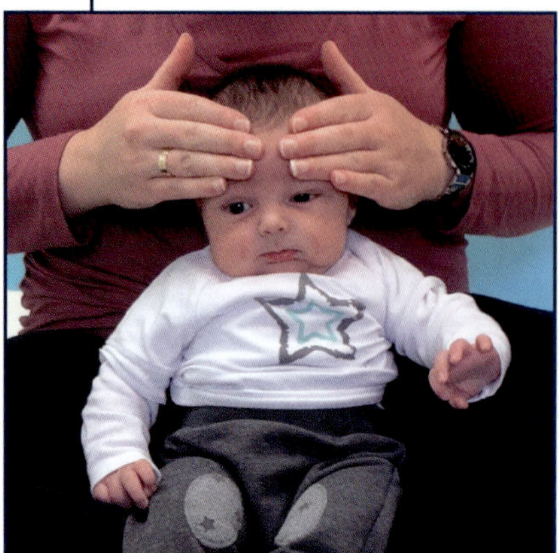

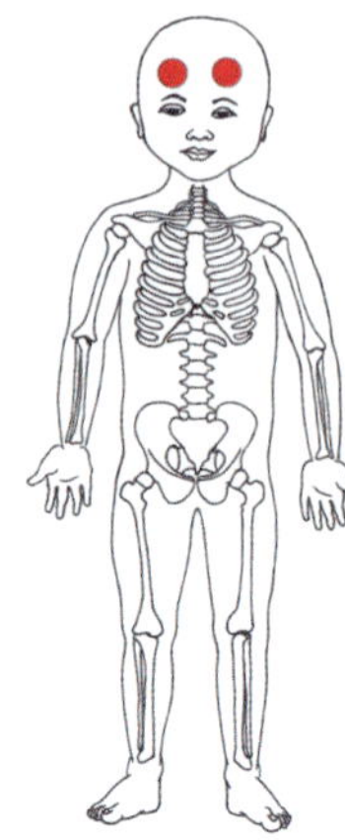

Wirkung:

◊ macht den Kopf frei, klärt die Gedanken
◊ hilft, sich an Dinge zu erinnern, auch bei Prüfungen
◊ hilft bei Lernschwierigkeiten
◊ hilft, logisch zu denken und einen gesunden Menschenverstand zu entwickeln
◊ stärkt die Intuition
◊ hilft bei Stress und großem Ungleichgewicht
◊ hilft bei der Wiederherstellung des inneren Gleichgewichts
◊ stärkt den Gleichgewichtssinn, hilft bei Schwindel
◊ harmonisiert Ohren und Augen
◊ hilft bei Kopfschmerzen, Migräne
◊ hilft bei Anämie

Sicherheitsenergieschloss 21

SES 21 befindet sich an der Unterseite der Wangenknochen, auf beiden Seiten des Gesichts.

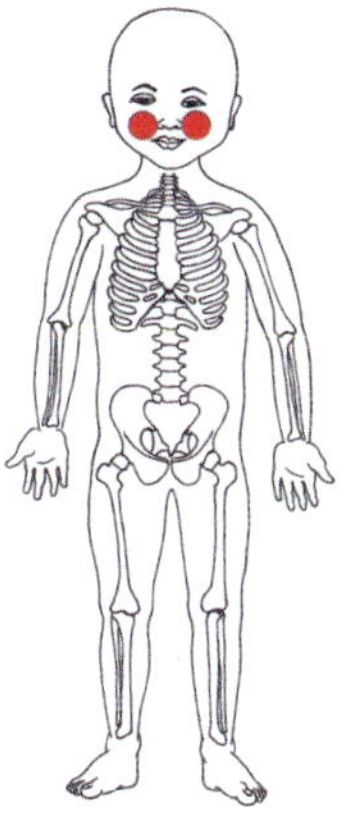

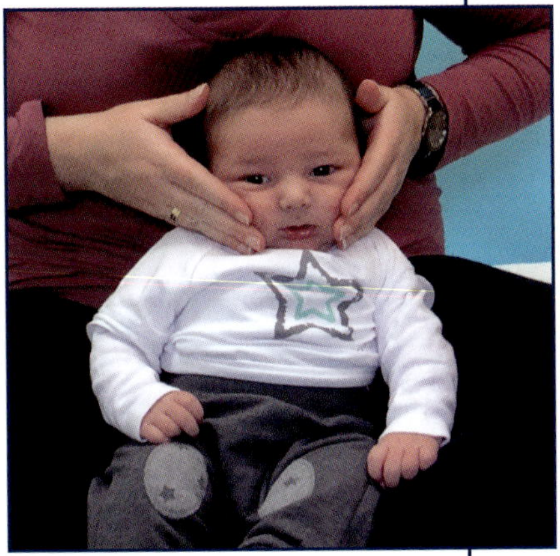

Wirkung:

◊ hilft, über die eigene Begrenzung hinauszusehen
◊ hilft, Verantwortung zu übernehmen
◊ gibt Vertrauen ins Leben, Sicherheit, Geborgenheit
◊ harmonisiert Sorgen und Grübeln
◊ nimmt Vorurteile („das weiß ich schon", „daraus wird nie etwas")
◊ hilft, Gedanken zu verdauen
◊ stärkt das Denken
◊ gibt Energie und macht wach
◊ hilft der Gewichtsregulierung
◊ hilft bei Schwindelgefühlen und Stress
◊ hilft bei Erkältung, verstopfter Nase, Nebenhöhlenentzündung, Schnupfen
◊ hilft bei Zahnschmerzen
◊ hilft bei neuralgischen Schmerzen

Sicherheitsenergieschloss 22

SES 22 befindet sich unter den Schlüsselbeinen.

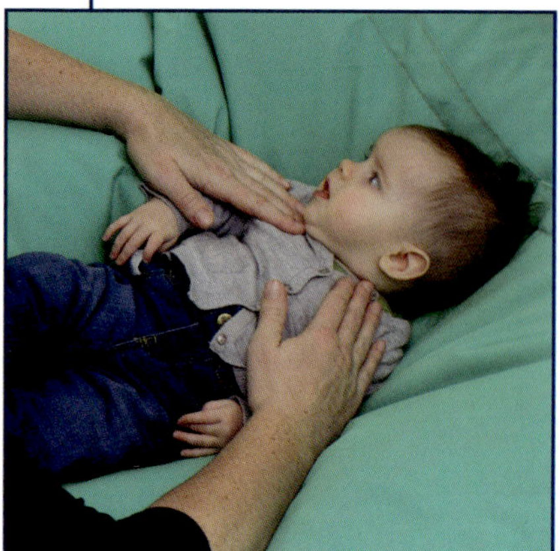

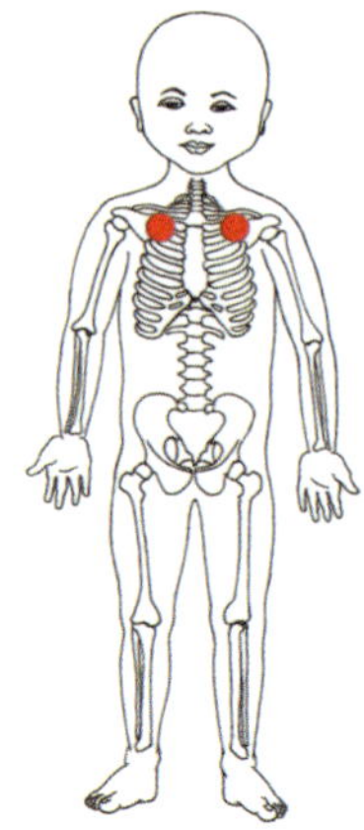

Wirkung:

- ◊ fördert Offenheit für alles Neue
- ◊ hilft, Hemmungen zu überwinden
- ◊ hilft, sich immer wieder anzupassen an Situationen, die man nicht ändern kann (an neue Gegebenheiten, an das Wetter, an Strahlung, Umweltverschmutzung, Pollenflug und an neue Situationen)
- ◊ löst mental-emotionalen Stress
- ◊ harmonisiert das ganze Wesen
- ◊ löst emotionale Belastungen, Panikattacken, Ängste
- ◊ harmonisiert Hyperaktivität
- ◊ bringt Lebensfreude zurück
- ◊ hilft bei Angst vor dem Fliegen, vor Menschenmengen, vor Prüfungen etc.
- ◊ ist wichtig für den Lymphfluss
- ◊ ist wichtig für die Schilddrüse und Nebenschilddrüse
- ◊ hilft bei neuen Situationen, z.B., wenn ein Kind in Kindergarten oder Schule kommt

Sicherheitsenergieschloss 23

SES 23 befindet sich in der Mitte des Rückens, unterhalb der letzten Rippen.

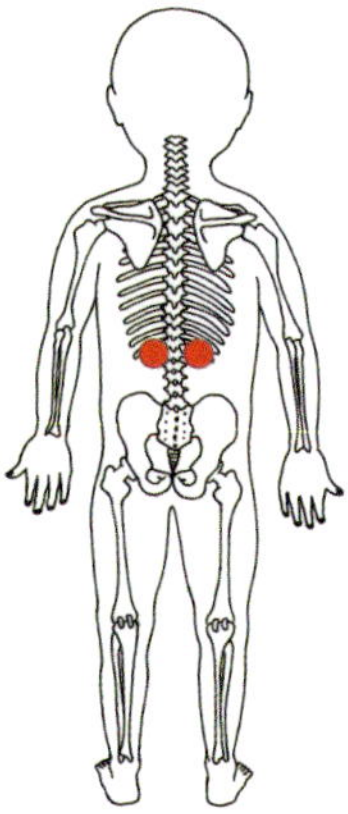

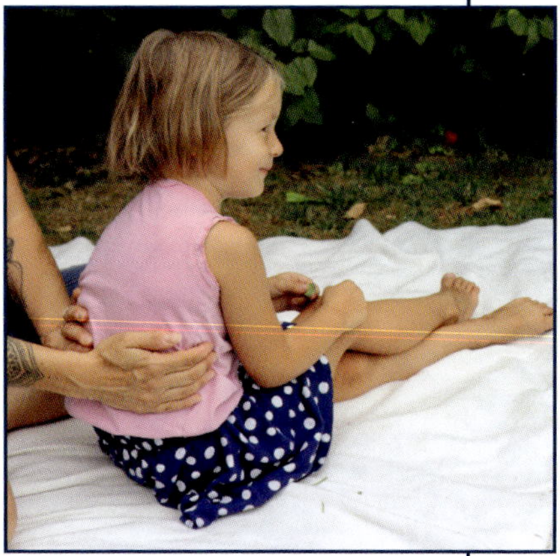

Wirkung:

◊ hilft bei allen Ängsten und Unsicherheiten
◊ bringt Vertrauen, Selbstvertrauen und Lebensmut
◊ hilft bei Mangeldenken
◊ ist für überkritische Menschen
◊ hilft, wenn man extrem „nah am Wasser gebaut hat", oder auch, wenn man gar nicht weinen kann
◊ bringt Geduld
◊ baut Stress ab
◊ mildert Trotzanfälle, harmonisiert Temperamentsausbrüche, Jähzorn
◊ hilft bei Diabetes, gleicht den Cholesterinspiegel aus
◊ hilft bei Blutdruck- und Herzerkrankungen
◊ harmonisiert Süchte, auch Essstörungen
◊ hilft den Nieren, reinigt das Blut
◊ hilft bei rheumatischen Erkrankungen
◊ stärkt das Immunsystem
◊ wirkt unterstützend bei Pilz- und Virenerkrankungen, Borreliose, Herpes, Candida albicans

◊ wirkt stärkend bei Antibiotikabehandlung und Chemotherapie
◊ harmonisiert Ansammlungen aller Art: Geschwüre, Geschwülste, Zysten, Blähungen, Ödeme, Tumore

Sicherheitsenergieschloss 24

SES 24 befindet sich am Außenrand des Fußes, etwa in der Mitte zwischen dem kleinen Zeh und der Ferse, gegenüber von SES 6.

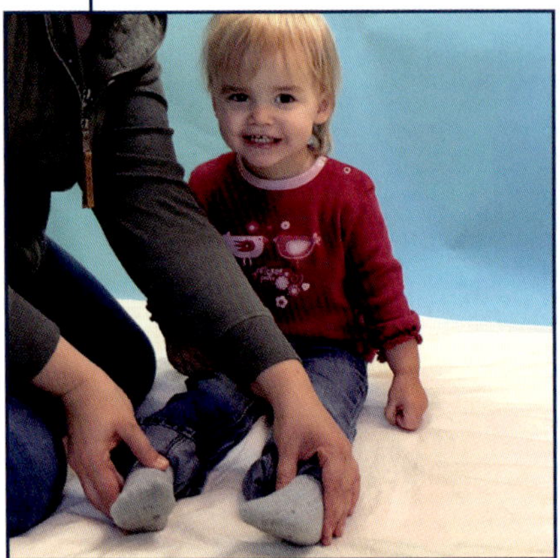

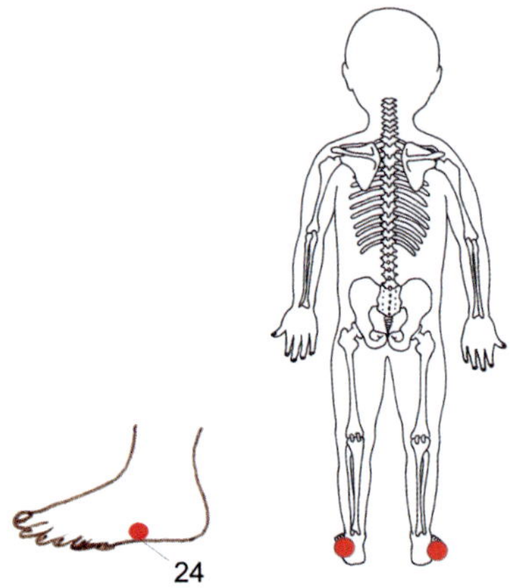

Wirkung:
◊ löst Verwirrung und Chaos
◊ harmonisiert Sturheit, Eifersucht, Rachegefühle
◊ ist wichtig für die Gallenblasenfunktion
◊ hilft bei Kopfschmerzen und Migräne
◊ hilft bei Erschöpfung und Zittrigkeit
◊ bringt tiefes Verständnis für sich und andere

Sicherheitsenergieschloss 25

SES 25 befindet sich am unteren Ende des Sitzknochens

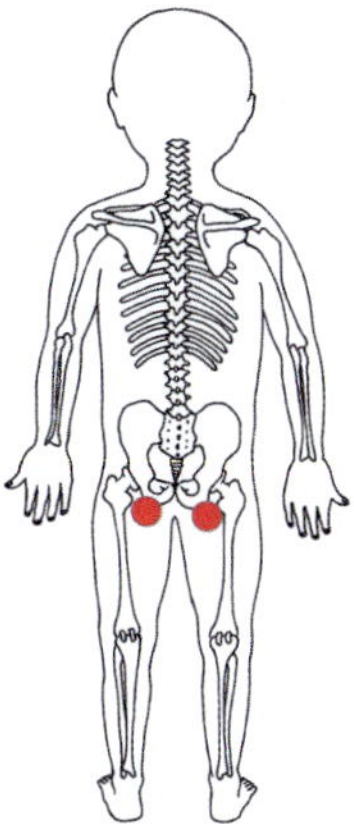

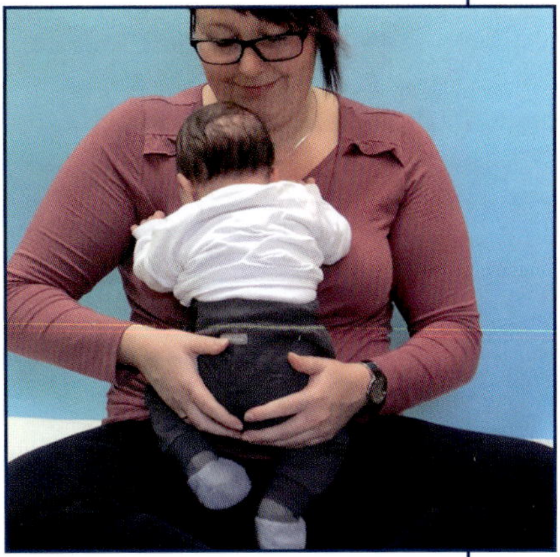

Wirkung:

- ◊ harmonisiert Ärger
- ◊ stärkt die Konzentration und das Gedächtnis
- ◊ versorgt Körper, Geist und Seele mit neuer Energie
- ◊ hilft, zur Ruhe zu kommen, aufzutanken und neue Kraft zu schöpfen
- ◊ regt die Durchblutung an und den Stoffwechsel
- ◊ wirkt entgiftend und entwässernd

Sicherheitsenergieschloss 26

SES 26 befindet sich am äußeren Rand der Schulterblätter.

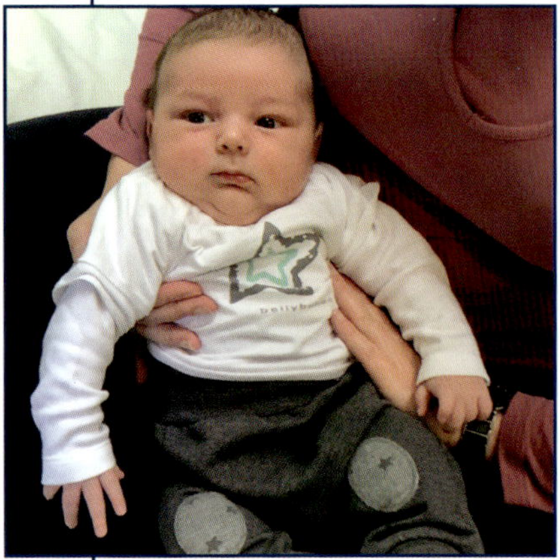

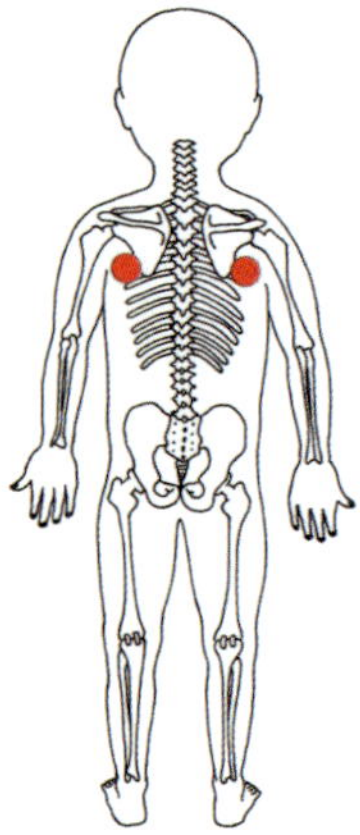

Wirkung:

◊ bringt absoluten Frieden und Erkenntnis, auch Selbsterkenntnis
◊ bringt Geborgenheit und tiefe Sicherheit
◊ bringt Vitalität und Ausgeglichenheit auf allen Ebenen
◊ hilft, anzunehmen, was zu mir gehört, loszulassen, was ich nicht brauche
◊ hilft bei Schmerzen in den Armen, vor allem beim Heben
◊ ist wichtig für das Lymphsystem und den Lymphfluss
◊ hilft bei allen Ansammlungen: Zysten, Tumoren, Geschwülsten
◊ hilft bei Warzen

Allgemeine Harmonisierer für Ihr Kind

Folgende Ströme sind sehr kraftvoll und vielseitig und können bei den verschiedensten Themen angewandt werden. Deswegen werden sie hier einzeln aufgezeigt. In den späteren Kapiteln über die einzelnen Themen und Symptome wird auch immer wieder darauf verwiesen.

Der Zentralstrom

Am Anfang des Buches wurde der Zentralstrom – der sozusagen unsere „Hauptversorgungsquelle" ist, bereits für die Selbsthilfe beschrieben (S. 22ff.). Der Zentralstrom ist der erste Strom, der im Menschen entsteht. Er fließt auf der Körpervorderseite herunter und auf der Körperrückseite hoch. Er ist die direkte Verbindung zur Lebensquelle, er ist der Strom, aus dem wir unsere Lebensenergie bekommen und aus dem alle anderen Ströme gespeist werden. Im Zentralstrom ist sozusagen alles enthalten.

Bei etwas größeren Kindern können Sie beide gemeinsam, jeder sich selbst, diesen vorher beschriebenen Zentralstrom anwenden (S. 22). Zusammen strömen macht auch Freude.

Ist das Kind noch kleiner oder möchte es von *Ihnen* geströmt werden, wenden Sie den Zentralstrom folgendermaßen an (geströmt wird immer auf der Körpermitte):

1. SCHRITT:
Legen Sie die *linke Hand* auf die Vorderseite des Körpers **unterhalb des Brustbeines** und die *rechte Hand* auf den Rücken **zwischen die Schulterblätter** (Bereich von SES 9, 10 und 3).

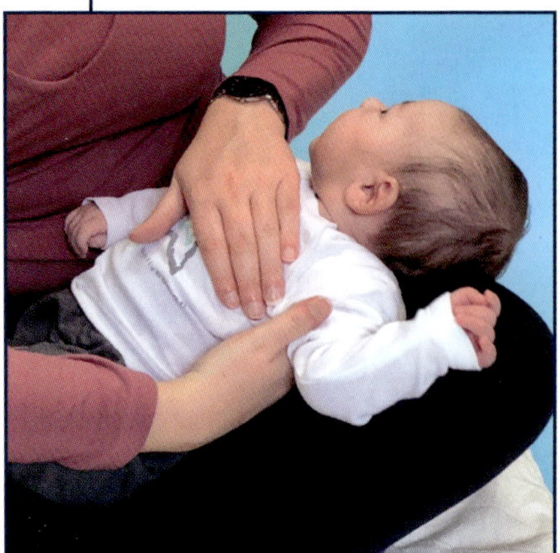

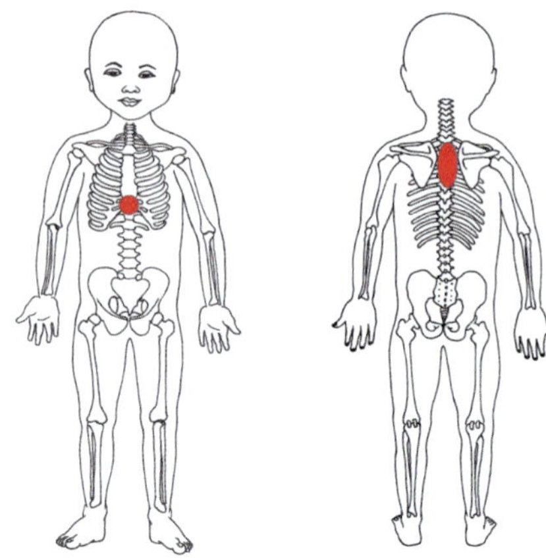

2. SCHRITT:
Die *linke Hand* bleibt unter dem **Brustbein**, die *rechte Hand* legen Sie auf den Rücken **zwischen die SES 11 und SES 12**.

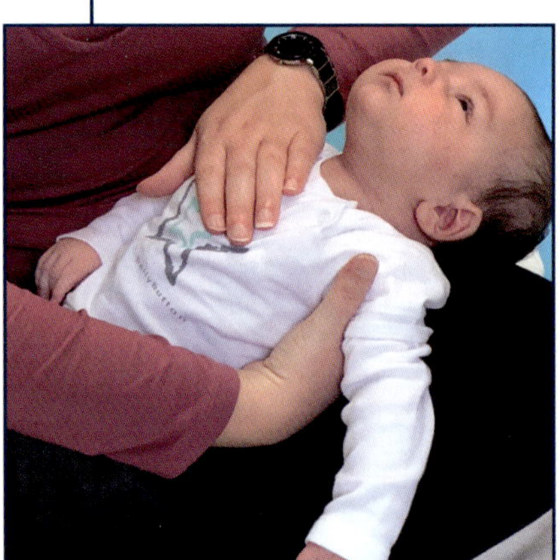

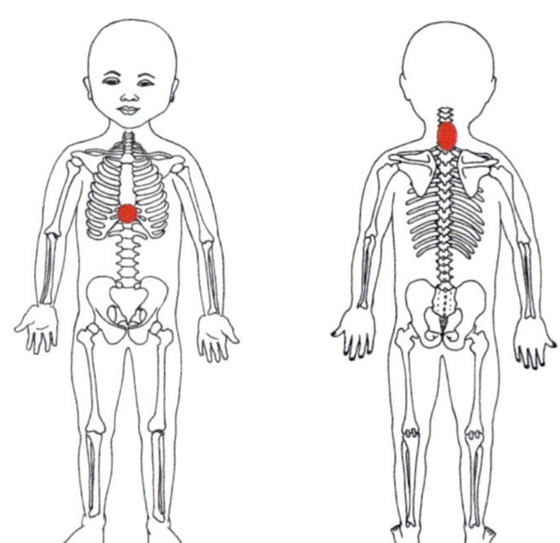

3. SCHRITT:

Nun legen Sie die *rechte Hand* an das **Steißbein**, wo sie bis zum Ende des Stromes liegen bleibt, und die *linke Hand* auf den Rücken **zwischen beide SES 23**.

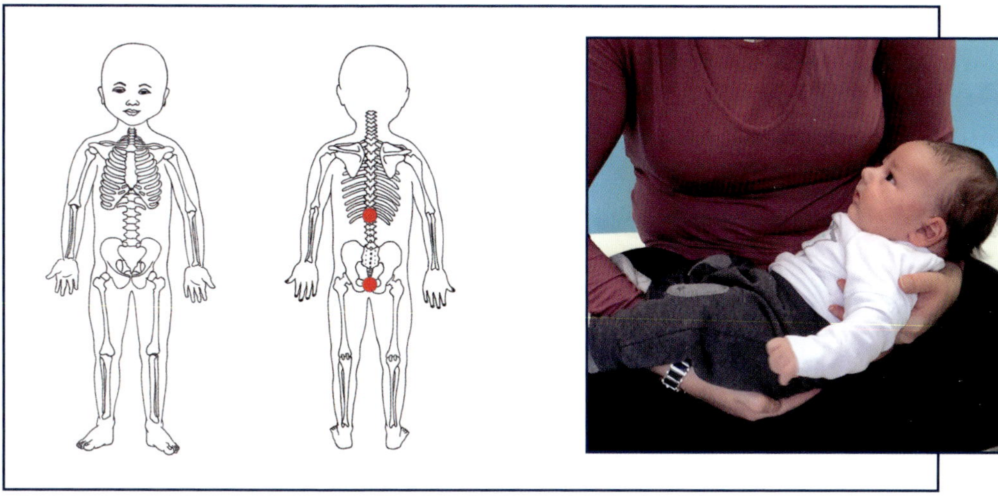

4. SCHRITT:

Legen Sie die *linke Hand* an die **Schädelbasis**, zwischen beide SES 4.

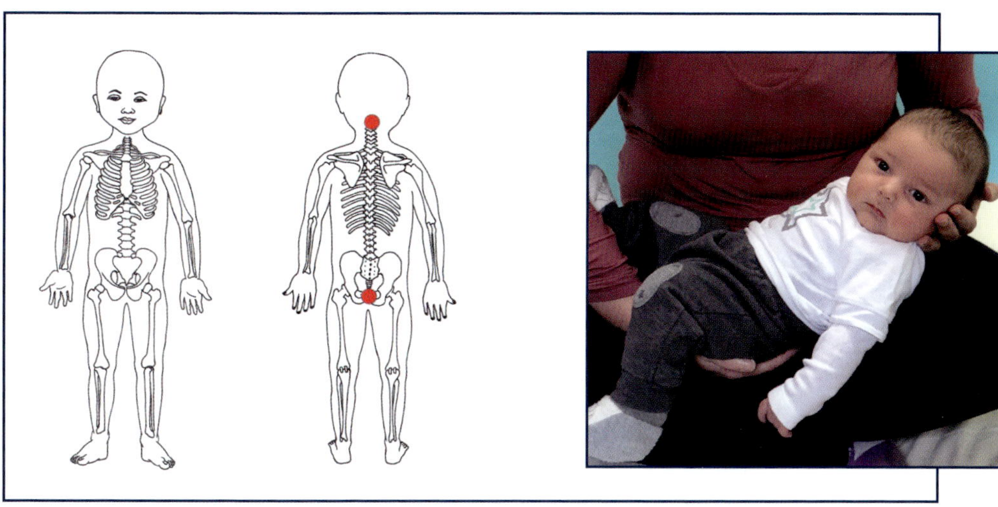

5. SCHRITT:
Legen Sie die *linke Hand* auf die **Stirn** zwischen beide SES 20.

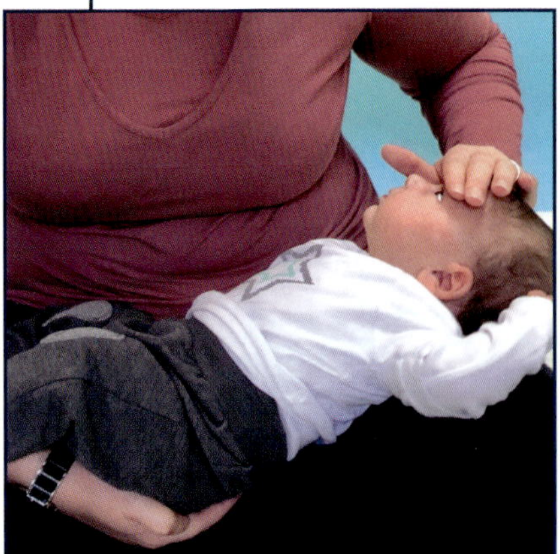
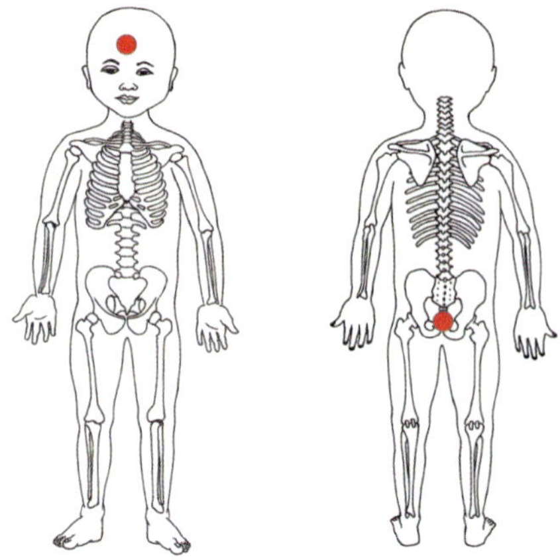

6. SCHRITT:
Nun legen Sie die *linke Hand* an das **Schambein**.

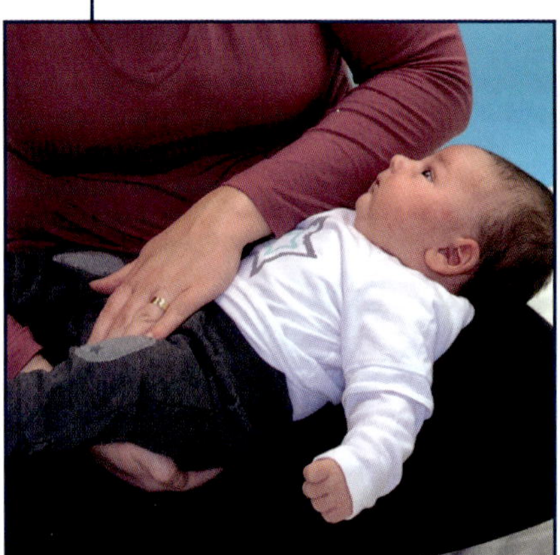
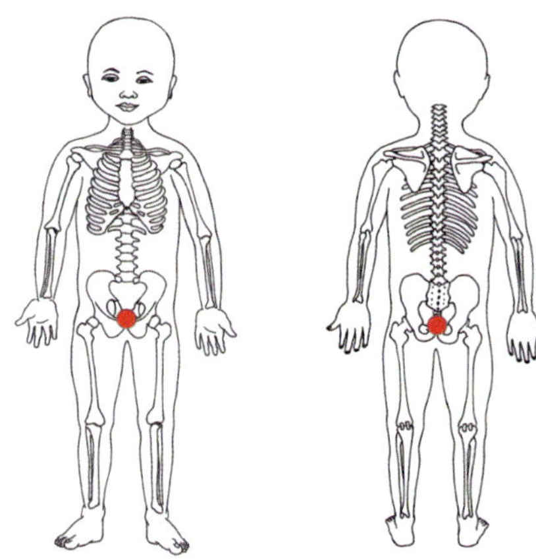

Der Zentralstrom ist ein Strom, der alle anderen Ströme, Kreisläufe und Vorgänge im Körper unterstützt und harmonisiert. Er hilft der allgemeinen Entwicklung des Kindes, stärkt das Immunsystem und aktiviert die Selbstheilungskräfte, hilft auch bei großen Ungleichgewichten, regt das Gedächtnis an und stärkt die Konzentration, harmonisiert den Blutdruck, belebt den Stoffwechsel, unterstützt das Wachstum (körperlich und geistig), wirkt positiv auf das Herz-Kreislauf-System und das Nervensystem, hilft bei Ängsten, Unsicherheiten und Depressionen, bringt Lebensfreude und Lebenskraft und bringt Körper, Geist und Seele neue Kraft und Energie.

Die Betreuerströme

Die Betreuerströme befinden sich symmetrisch links und rechts von der Körpermitte und betreuen die beiden Körperseiten. Auch sie sind Ströme von großer Kraft, die sehr viel mit einschließen, denn auf ihnen befinden sich die 26 Energieschlösser. Die Betreuerströme kann man immer und bei jedem und bei allen Themen anwenden!

Auch helfen sie, Stress abzubauen, zu entspannen, mit schlechten Erinnerungen fertig zu werden, an sich selbst zu glauben. Sie harmonisieren alle Energieschlösser und bringen Vitalität und Harmonie.

Zur Harmonisierung der linken Körperhälfte:

1. SCHRITT:

Legen Sie die *rechte Hand* an das **linke SES 11** und die *linke Hand* an das **linke SES 25**.

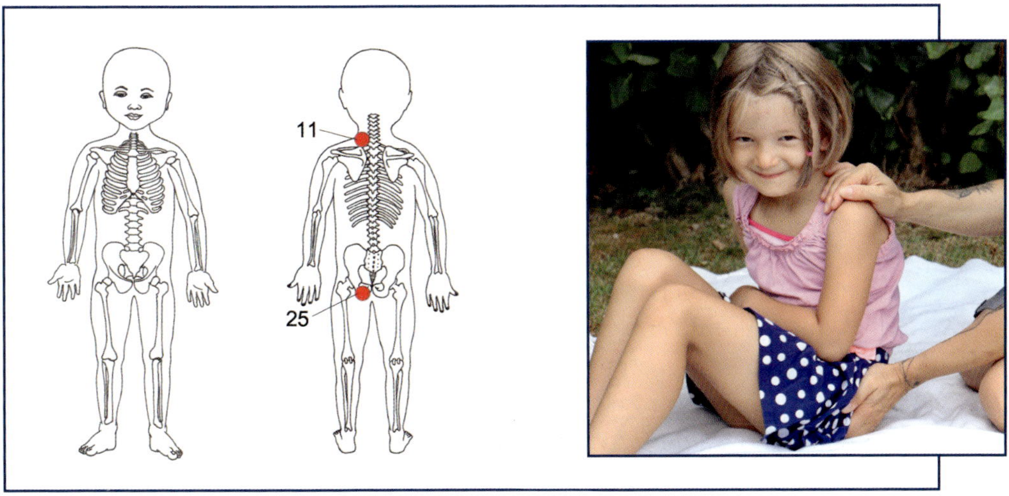

2. SCHRITT:
Lassen Sie die *rechte Hand* auf dem **SES 11** und legen Sie die *linke Hand* auf das **linke SES 15**.

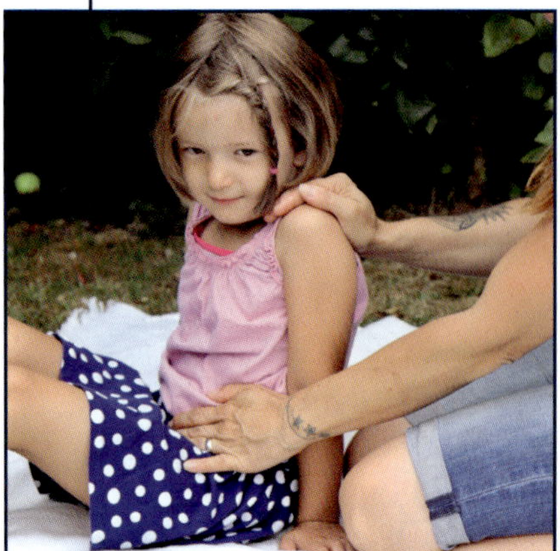

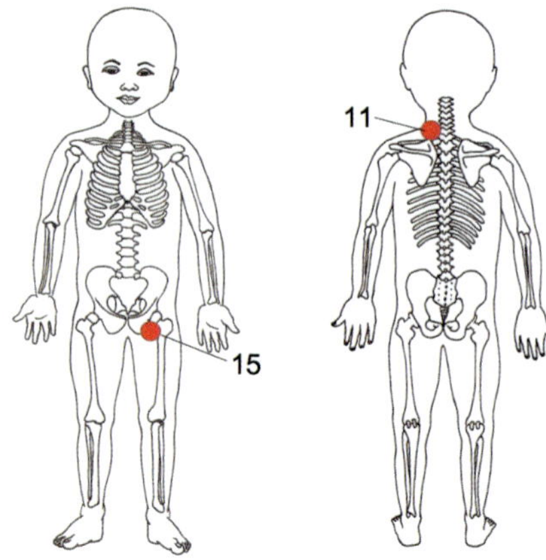

Der Milzstrom

Man sagt, die Milz ist der Speicher der spirituellen Energie, der „Ort des Lachens", er schenkt Freude und bringt die Gefühle ins Gleichgewicht.

Der Milzstrom fließt an der Vorderseite des Körpers von den Zehen nach oben und bringt dem ganzen Wesen lebensspendende Energie. Er öffnet den Solarplexus und nährt alle anderen Ströme.

Der Milzstrom
◊ gibt tiefes Vertrauen ins Leben
◊ bringt Freude und Leichtigkeit ins Leben
◊ löst Ängste auf
◊ harmonisiert Sorgen und Grübeln
◊ bringt die Gefühle ins Gleichgewicht
◊ hilft bei geringer Frustrationstoleranz
◊ bringt Rhythmus ins Leben
◊ hilft, in die Handlung zu kommen
◊ hilft bei Überempfindlichkeit, z.B. auf Lärm, laute Geräusche, grelles Licht

◊ wirkt sehr unterstützend bei Allergien
◊ hilft bei allem, was zu viel fließt: Redeschwall, Heuschnupfen, wenn man extrem schnell weint
◊ hilft bei Mangeldenken, die Fülle wieder zu sehen (bei Gier, Neid, Angst, zu kurz zu kommen, zu wenig geliebt zu werden)
◊ hilft bei Alpträumen
◊ unterstützt das Immunsystem
◊ hilft der Aufnahme von Mineralstoffen
◊ unterstützt das Sprechen: bei Stottern, bei undeutlicher Sprache
◊ hilft bei allem, was mit Stimme und Stimmbändern zu tun hat
◊ hält die Organe am Platz (z.B. bei Senkungserscheinungen)
◊ hilft bei Stress, gibt Ruhe und Gelassenheit
◊ hilft den Nerven
◊ unterstützt die Schilddrüse
◊ dient zur Krebsvorsorge
◊ wirkt stärkend bei Chemotherapie
◊ hilft bei Verdauungsbeschwerden, Blähungen, Völlegefühl
◊ reguliert Essstörungen
◊ hilft bei Müdigkeit und Energielosigkeit
◊ bei Kraftlosigkeit in den Beinen
◊ stärkt das Bindegewebe

Den Milzstrom ins Gleichgewicht bringen: Hier ist der linke Strom beschrieben.
Sitzen Sie dabei an der linken Seite des Kindes.

1. SCHRITT:
Legen Sie die *linke Hand* an das linke **SES 5**, und die *rechte Hand* an das **Steißbein**

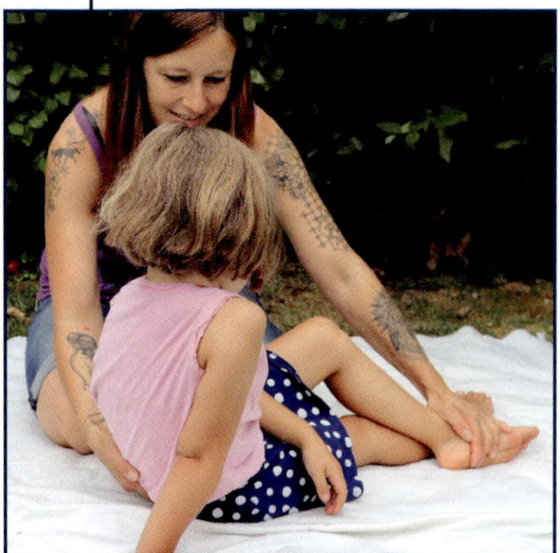

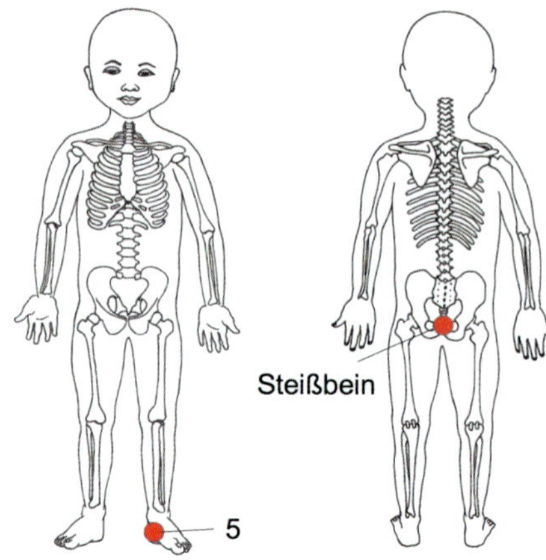

2. SCHRITT:
Die *rechte Hand* bleibt am **Steißbein**, die *linke Hand* geht auf das **rechte SES 14**.

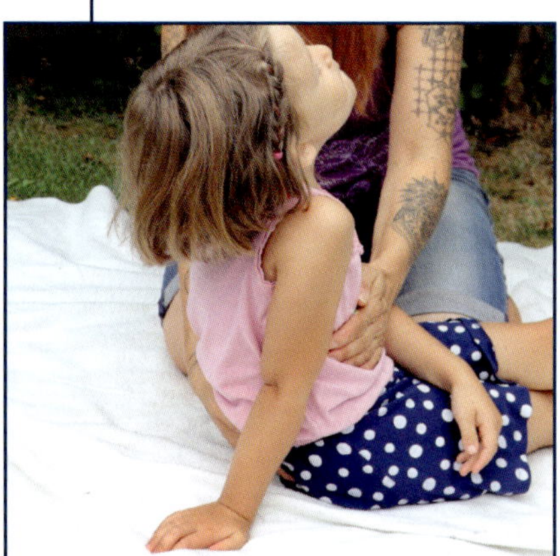

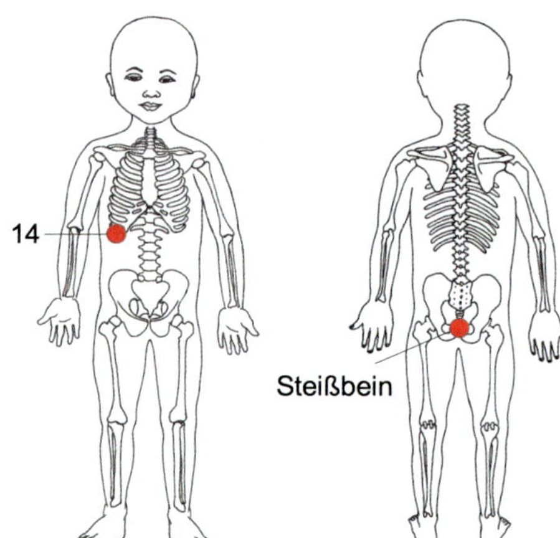

3. SCHRITT:

Nun bleibt die *linke Hand* auf dem **rechten SES 14** und die *rechte Hand* geht auf das **linke SES 13**.

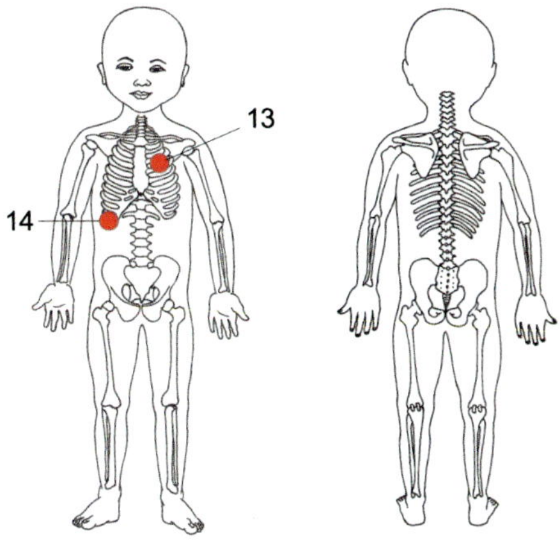

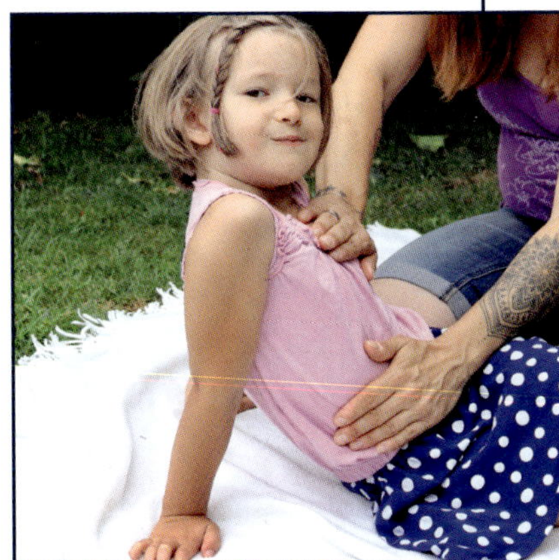

4. SCHRITT:

Die *linke Hand* bleibt weiterhin auf dem **rechten SES 14**, die rechte Hand geht auf das **rechte SES 22**.

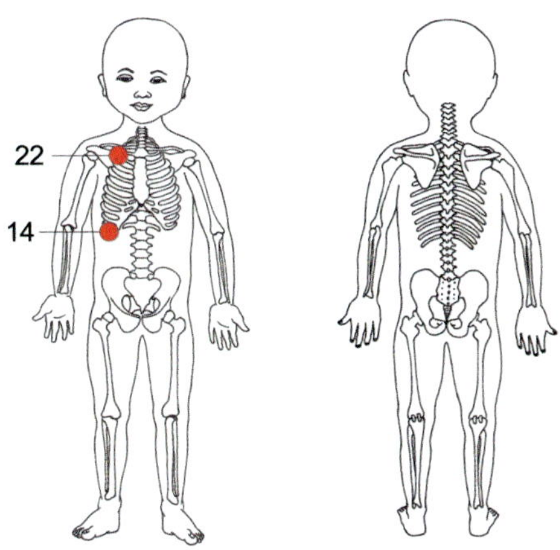

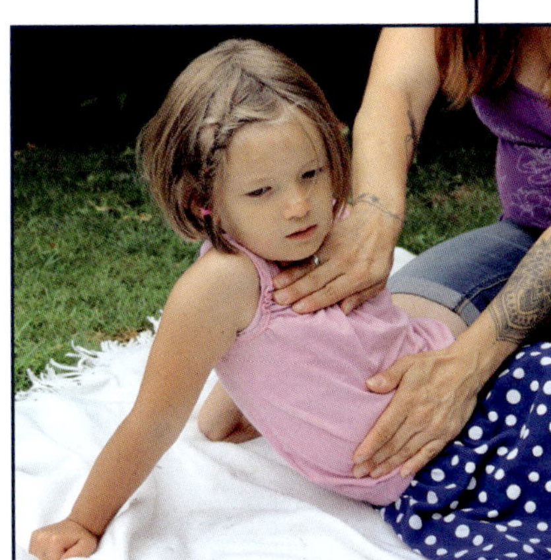

Für die rechte Körperseite machen Sie die Griffe umgekehrt.
1. Schritt: *Rechte Hand* auf **rechte 5**, *linke Hand* an das **Steißbein**
2. Schritt: *Rechte Hand* auf **linke 14**
3. Schritt: *Linke Hand* auf **rechte 13**
4. Schritt: *Linke Hand* auf **linke 22**

Kurzgriff: Strömen Sie das **rechte SES 5** mit der *rechten Hand* und legen Sie die *linke Hand* an das **Steißbein** (1. Schritt des Milzstromes).
und umgekehrt für die linke Körperseite:
Linke Hand auf **linke 5**, *rechte Hand* an das **Steißbein**

Der Magenstrom

Der Magenstrom fließt an der Vorderseite des Körpers vom Kopf in die Füße. Er klärt die Gedanken und macht den Kopf frei. Er hält die Mitte offen, so dass die Energie hinauf- und wieder herunterfließen kann. Ist der Magenstrom in Harmonie, fühlen wir uns geliebt. Er macht frei von Sorgen und Grübeln, zieht Stauungen aus dem Kopf und hilft, alles zu verdauen – körperlich und seelisch.

Dies ist ein recht langer Strom, der Ihnen am Anfang vielleicht etwas kompliziert erscheinen mag. Lassen Sie sich davon nicht abschrecken und probieren Sie ihn einfach immer mal wieder aus. Es ist ein sehr kraftvoller Strom, und mit der Zeit wird es Ihnen immer leichter fallen, sich die Abfolge zu merken.

Der Magenstrom

◊ klärt das Denken, bringt das Denken ins Gleichgewicht
◊ hilft uns, uns selbst und andere zu lieben und uns geliebt zu fühlen
◊ harmonisiert Sorgen und Grübeln
◊ löst Minderwertigkeitskomplexe, Neid, Eifersucht und Konkurrenzdenken
◊ ist wichtig für alles, was mit dem Kopf zu tun hat: Nase, Nebenhöhlen, Ohren, Kiefer, Zähne, Zahnfleisch
◊ harmonisiert Durchfall, Verstopfung und Blähungen
◊ hilft bei immer wiederkehrenden Mandelentzündungen
◊ nimmt die Süße aus dem Körper (ist also ein wichtiger Strom, wenn man viel Süßes isst)
◊ ist wichtig für die Haut: Ausschläge, Hautallergien, Akne
◊ unterstützt die Schilddrüse

- ◊ unterstützt den ganzen Hormonhaushalt
- ◊ hilft bei Sprachproblemen: Stottern, Stammeln, heisere Stimme
- ◊ hilft bei rauen, aufgesprungenen Lippen
- ◊ stärkt den Muskeltonus
- ◊ hilft bei Knieproblemen
- ◊ ist wichtig beim Thema Sucht (Sucht nach Süßem, nach Anerkennung, nach Fernsehen, nach Computerspielen etc.)

Den Magenstrom ins Gleichgewicht bringen: linker Strom

1. SCHRITT:

Legen Sie *eine Hand* auf das **linke SES 21**, sie bleibt den ganzen Strom über da liegen. Die *andere Hand* geht auf das **linke SES 22**.

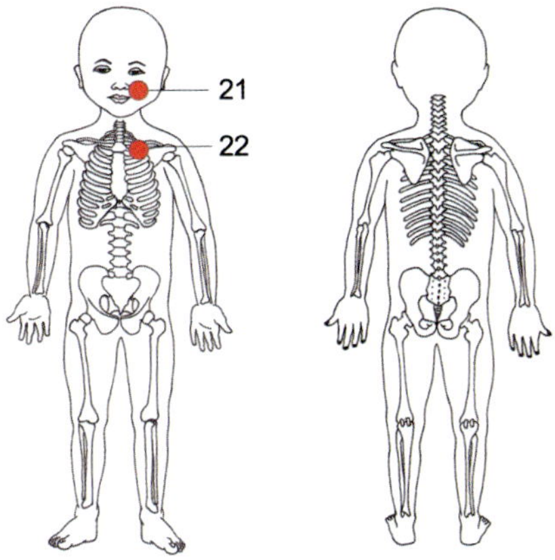

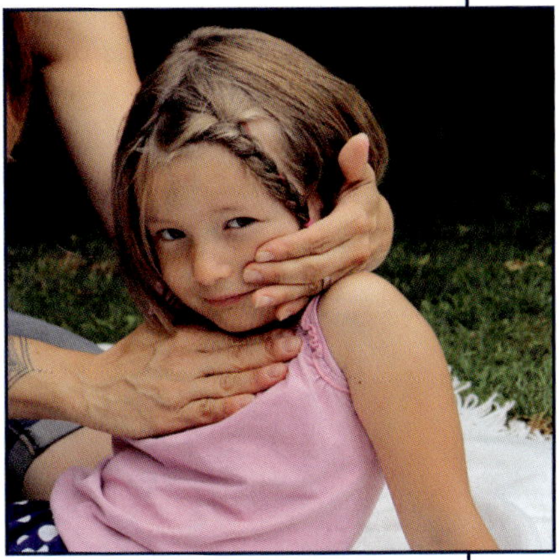

2. SCHRITT:

Legen Sie die *andere Hand* auf das **rechte SES 14.**

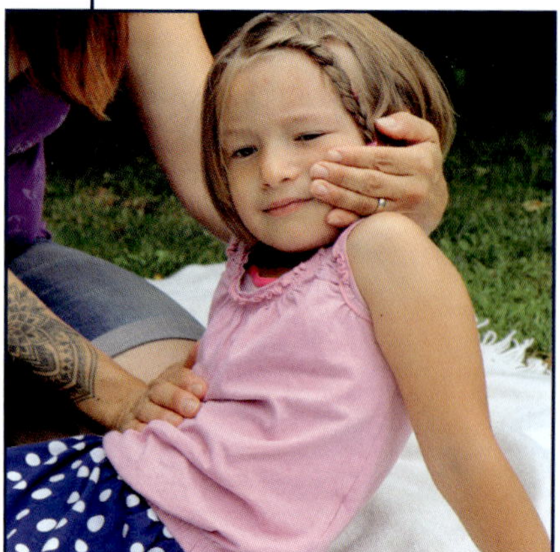

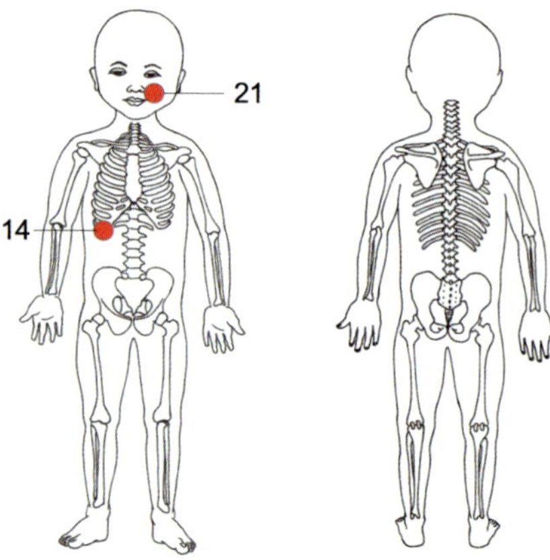

3. SCHRITT:

Legen Sie die *Hand* auf das **rechte SES 23.**

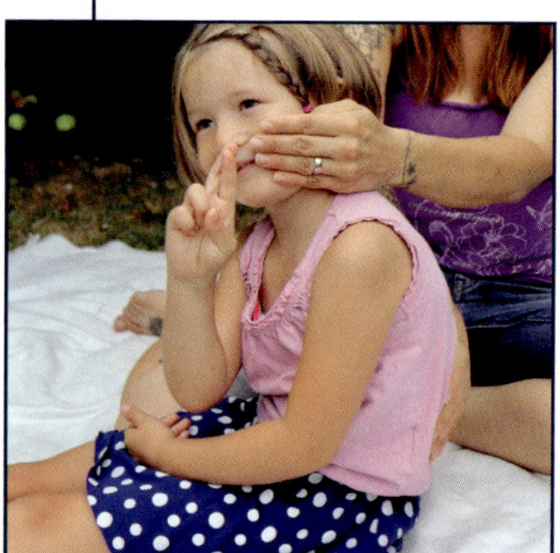

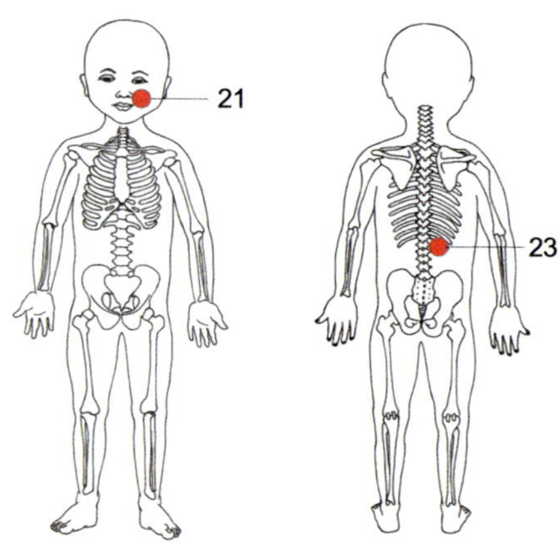

4. SCHRITT:

Legen Sie die *Hand* auf das **linke SES 14.**

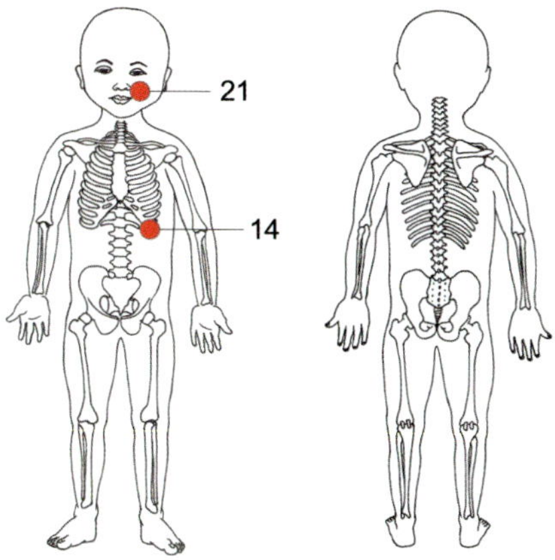

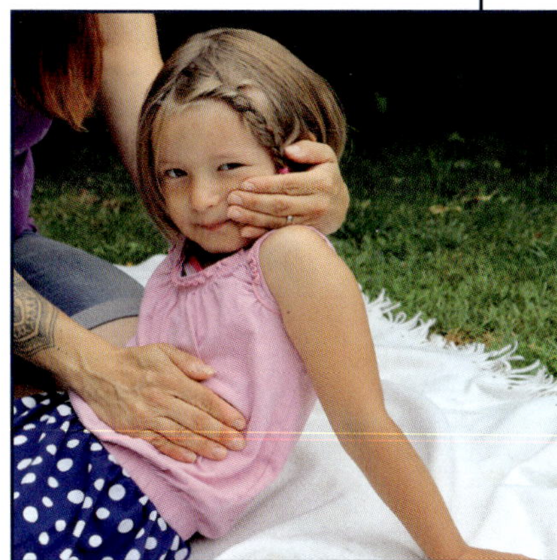

5. SCHRITT:

Halten Sie nun das **rechte hohe SES 1** (Innenseite Oberschenkel, ca. eine Kinderhand breit oberhalb von SES 1).

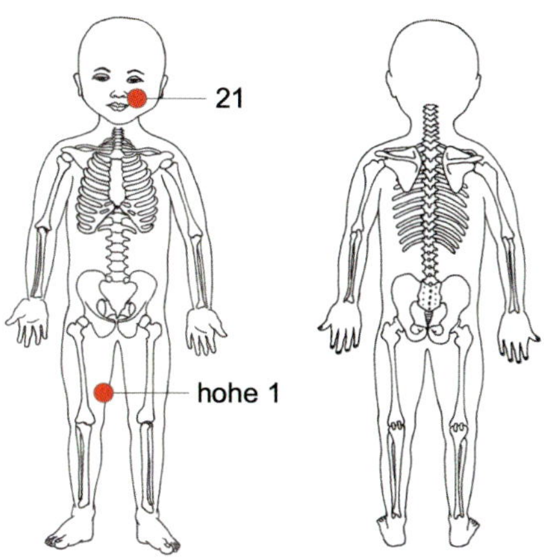

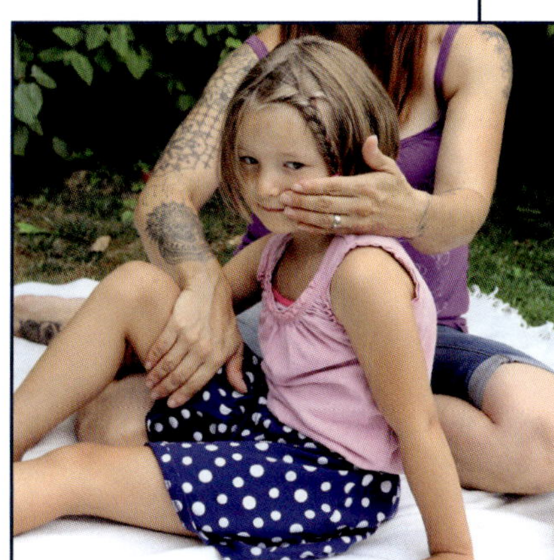

6. SCHRITT:
Halten Sie die **rechte tiefe 8** (Außenseite Wade, ca. eine Kinderhand breit unterhalb von SES 8).

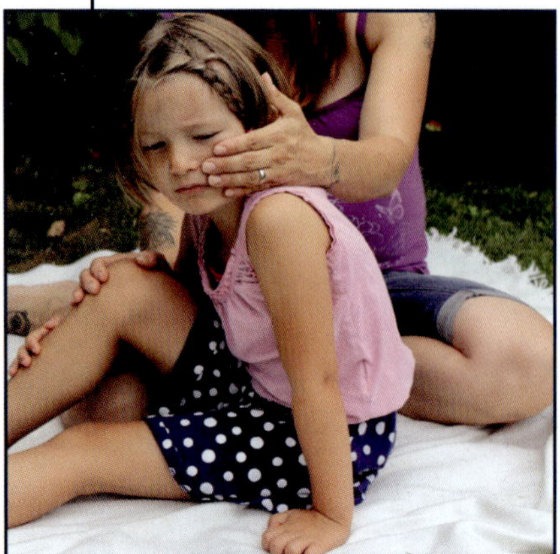

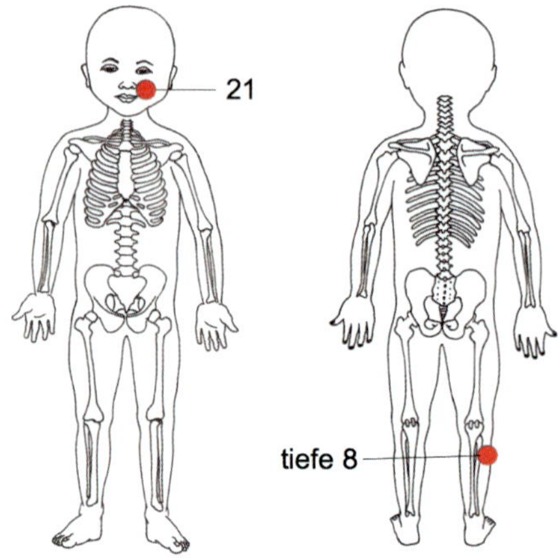

7. SCHRITT:
Nun halten Sie den **rechten mittleren Zeh.**

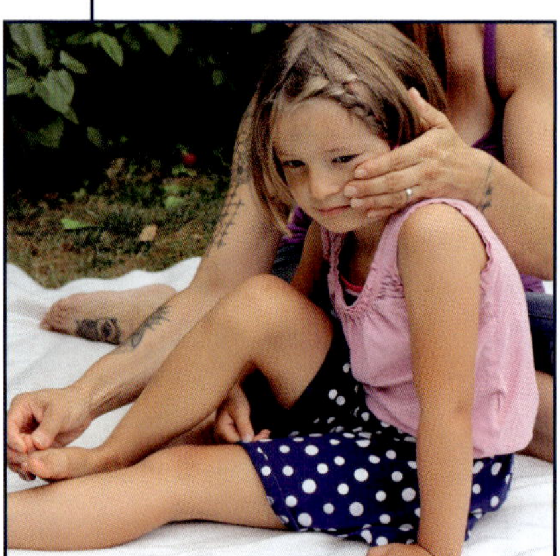

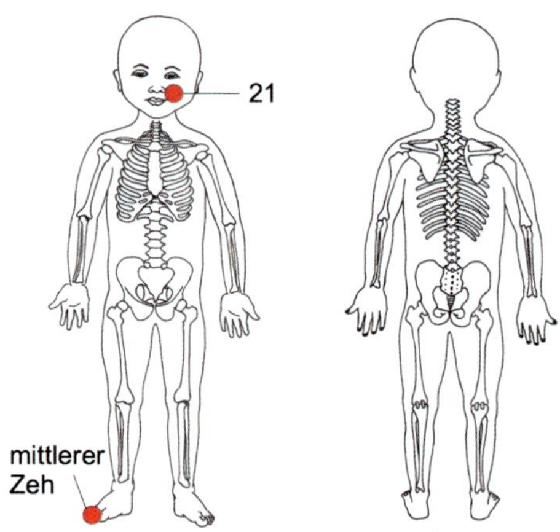

Für die rechte Körperseite machen Sie die Griffe umgekehrt.

1. Schritt: *Eine Hand* auf **rechte 21**, *andere Hand* auf **rechte 22**, wo sie bis zum Ende des Stromes liegenbleibt
2. Schritt: **Linke 14**
3. Schritt: **Linke 23**
4. Schritt: **Rechte 14**
5. Schritt: **Linke hohe 1**
6. Schritt: **Linke tiefe 8**
7. Schritt: **Linker mittlerer Zeh**

Kurzgriff: Strömen Sie das **linke SES 21** zusammen mit dem **linken SES 22.**
(1. Schritt des Magenstroms)
und umgekehrt für die rechte Körperseite:
Rechte 21, zusammen mit **rechter 22**

Der Blasenstrom

Der Blasenstrom schenkt Liebe und Vertrauen, gibt tiefe innere Sicherheit und Gelassenheit und hilft, nicht in Ängsten steckenzubleiben. Er verbindet Verstand und Emotionen und bringt alles ins Gleichgewicht. Er wirkt harmonisierend und ausgleichend.

Der Blasenstrom

- ◊ klärt den Kopf
- ◊ löst Arroganz und Halsstarrigkeit
- ◊ macht den Rücken frei, hilft bei allen Rückenproblemen
- ◊ nimmt den Schmerz aus dem Körper
- ◊ löst Eifersucht auf
- ◊ hilft zu verzeihen
- ◊ macht Probleme zu Chancen
- ◊ hilft, wenn die Last zu groß ist
- ◊ hilft bei Schuldzuweisung, wenn man schnell eine Ausrede findet
- ◊ hilft bei aller Art von Ängsten, Panikattacken, Phobien
- ◊ wirkt unterstützend bei Geistesgestörtheit und Schizophrenie
- ◊ hilft bei Blasenentzündung, Blasenschwäche, Bettnässen
- ◊ hilft bei Beschwerden im Kopf, oben auf dem Kopf, im Nacken

- ◊ unterstützt die Entgiftung, auch im übertragenen Sinne, bei „Giftzwergen"
- ◊ hilft bei unkontrolliertem Tränenfluss und Verstopfung des Tränenkanals
- ◊ hilft bei Ohrenschmerzen, Tinnitus, Hörsturz
- ◊ hilft, den Kalzium- und Wasserhaushalt auszugleichen
- ◊ hilft bei Wasseransammlungen (Ödemen)

Den Blasenstrom ins Gleichgewicht bringen – linker Strom
Sitzen Sie an der linken Seite des Kindes:

1. SCHRITT:

Legen Sie *eine Hand* an das **linke SES 12**, da bleibt sie den ganzen Strom über liegen. Die *andere Hand* geht zuerst an das **Steißbein.**

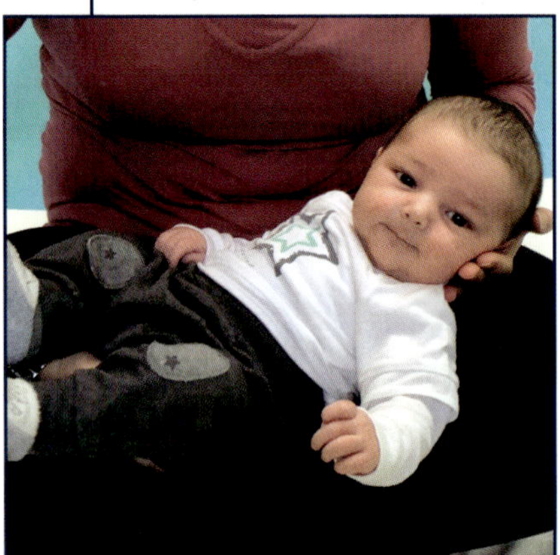

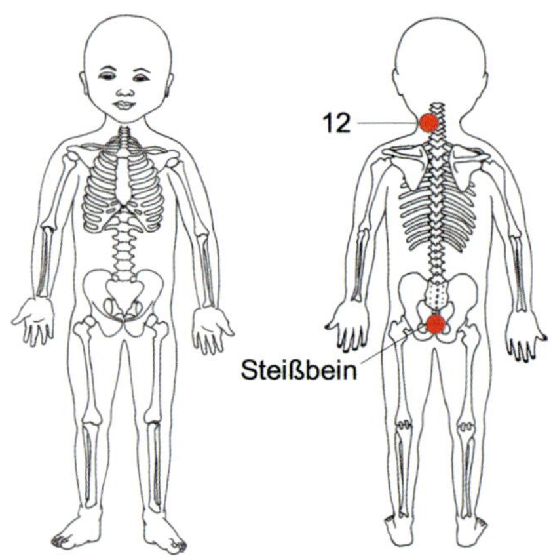

2. SCHRITT:

Legen Sie die *Hand* in die **linke Kniekehle.**

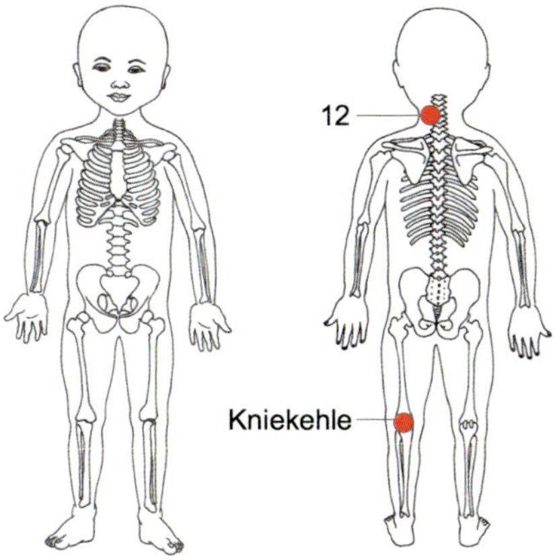

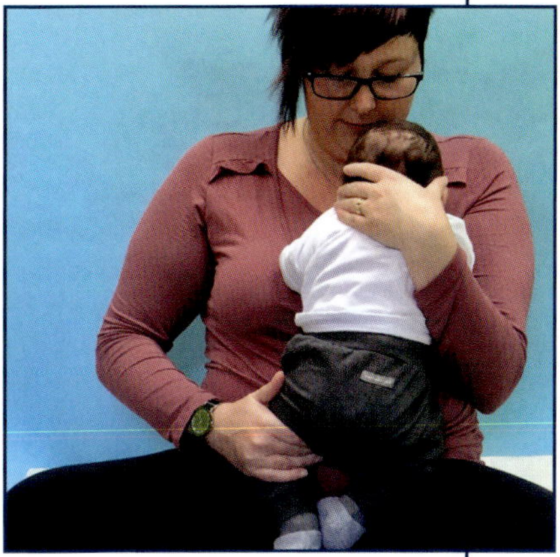

3. SCHRITT:

Legen Sie die *Hand* auf das **linke SES 16**.

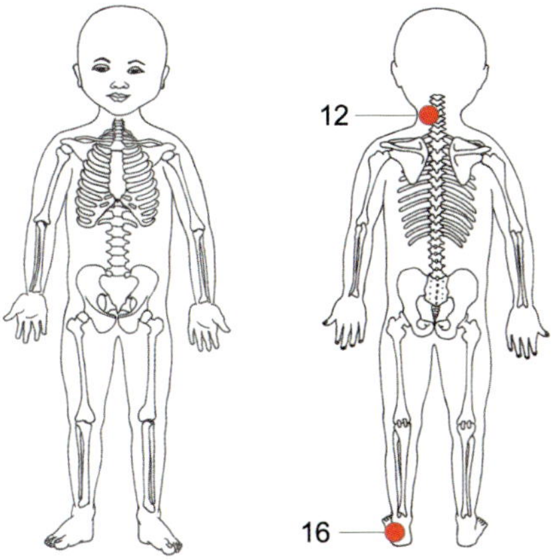

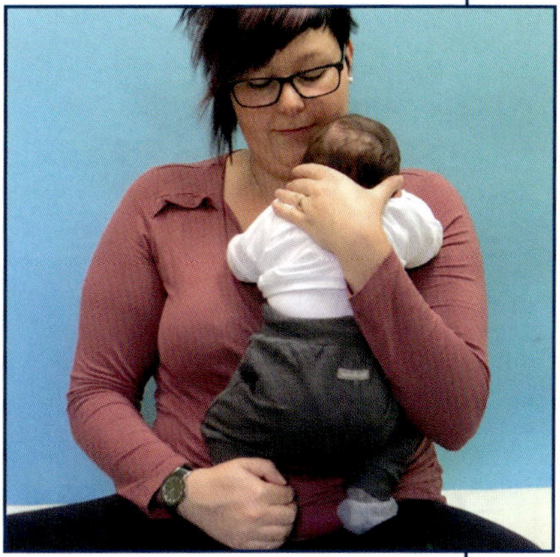

4. SCHRITT:
Nun halten Sie den **linken kleinen Zeh**.

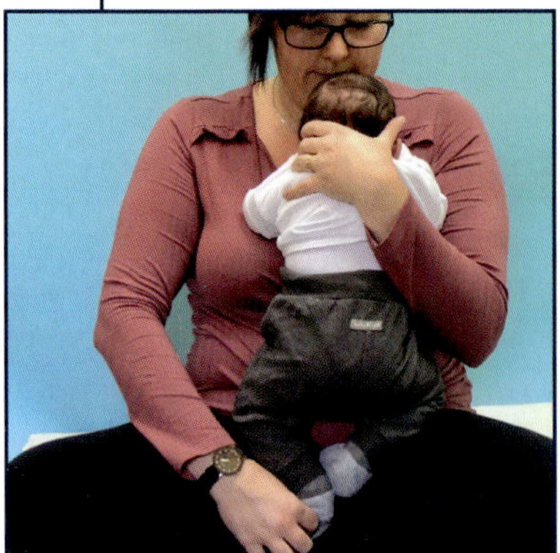

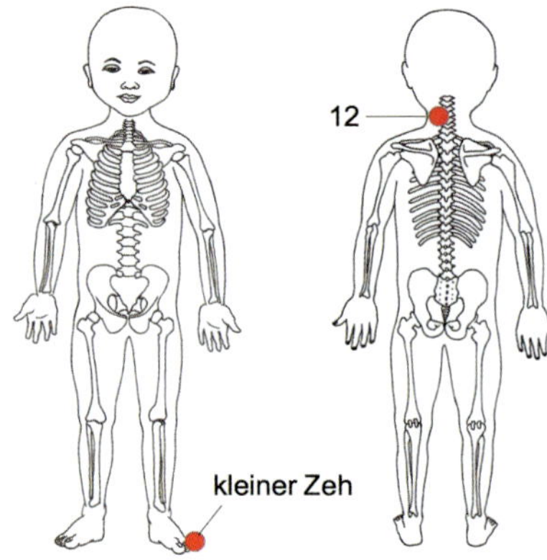

Für die rechte Körperseite machen Sie die Griffe umgekehrt. Sitzen Sie an der rechten Seite des Kindes:

1.Schritt: Halten Sie die **rechte 12** und das **Steißbein**
2.Schritt: Die eine Hand bleibt auf der **12** bis zum Ende des Stromes, die andere Hand geht in die **rechte Kniekehle.**
3.Schritt: **Rechte 16**
4.Schritt: **Rechter kleiner Zeh**

Kurzgriff: Legen Sie eine Hand in den **Nacken** und die andere Hand an das **Steißbein**.

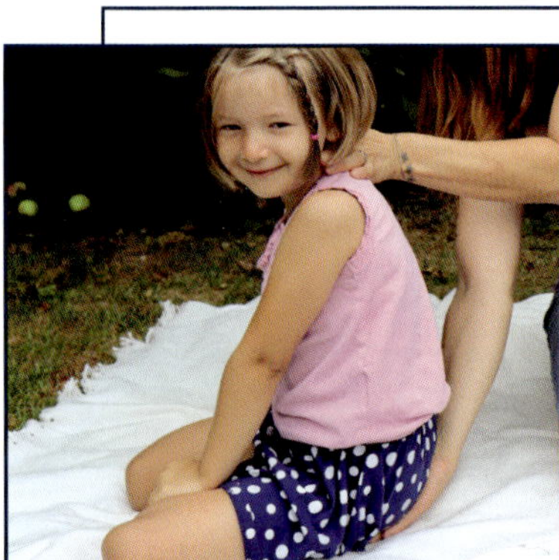

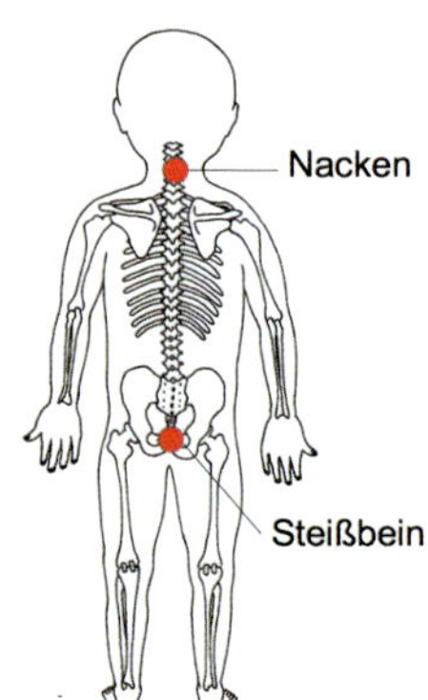

Der Finger-Zehen-Strom

Dieser Strom wird auch der „Krankenhausstrom“ genannt, weil er den ganzen Körper reinigt und erneuert und bei der Heilung unterstützt.

Bei diesem Strom werden die Finger der einen Hand und die Zehen des gegenüberliegenden Fußes gehalten.

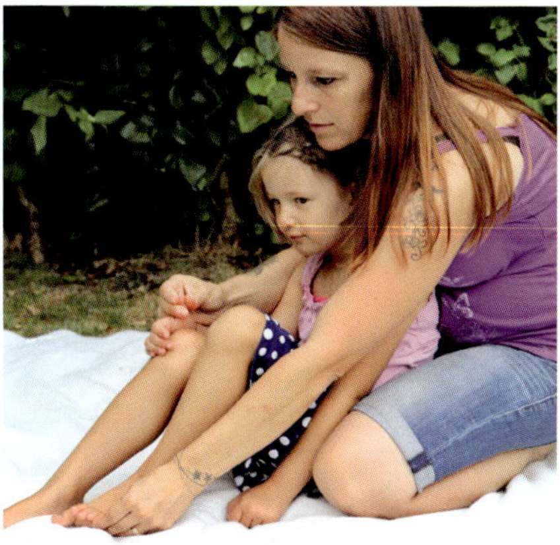

Die Lebensenergie zwischen Fingern und Zehen bewegt sich vom Daumen zum gegenüberliegenden kleinen Zeh, vom Zeigefinger zum gegenüberliegenden „Ringzeh“ usw. diagonal durch den Körper in Form von lauter Achten (8).

Also hat jeder unserer Finger eine direkte Verbindung zu einem bestimmten Zeh:

◊ linker Daumen – rechter kleiner Zeh
◊ linker Zeigefinger – rechter Ringzeh
◊ linker Mittelfinger – rechter Mittelzeh
◊ linker Zeigefinger – rechter 2. Zeh
◊ linker kleiner Finger – rechter großer Zeh

also immer überkreuz

◊ rechter Daumen – linker kleiner Zeh
◊ rechter Zeigefinger – linker Ringzeh
◊ rechter Mittelfinger – linker Mittelzeh
◊ rechter Ringfinger – linker 2. Zeh
◊ rechter kleiner Finger – linker großer Zeh

Strömen Sie jede Körperseite ungefähr 10 bis 15 Minuten. Sie können natürlich nach der ersten Körperseite eine Pause machen und später die zweite Körperseite strömen. Oder überhaupt nur eine Seite strömen.

Wirkung:

◊ Erneuerung und Reinigung des ganzen Körpers
◊ unterstützt alle Heilungsprozesse
◊ wichtig für Rücken, Wirbel und Gelenke. Der Finger-Zehen-Strom fließt auf seinem Weg von den Fingern zu den Zehen durch alle Bandscheiben, Wirbel und Gelenke.
◊ hilft bei gebrochenen Knochen und Wirbeln
◊ wichtiger Strom direkt nach Verletzungen oder Schlaganfall!

Die erste Zeit nach der Geburt – Das Neugeborene

Zu früh geboren

Wenn das Baby zu früh geboren ist, strömen Sie **SES 22** zusammen mit **SES 14**, zur Ausreifung der Lunge.

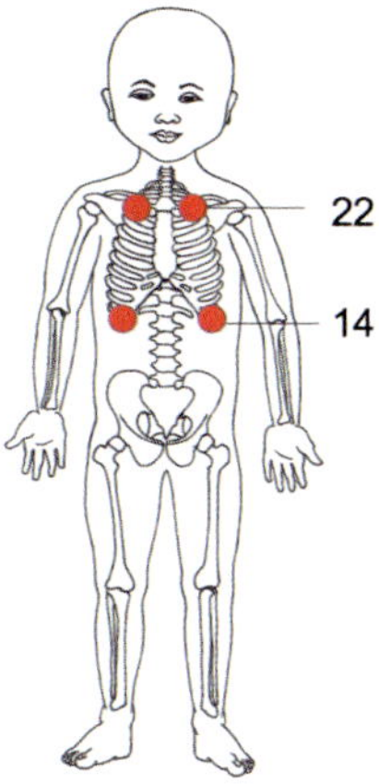

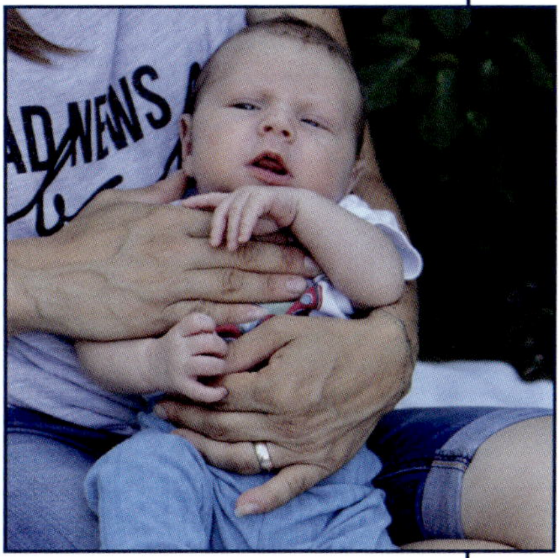

Halten Sie viel das **SES 1** (S. 33) für eine gesunde harmonische Entwicklung und den **Finger-Zehen-Strom** (S. 79).

Halten Sie immer wieder den Bereich von **SES 10** und **SES 26** zusammen mit **SES 2**, geben Sie Ihrem Kind sozusagen die „**Große Umarmung**“

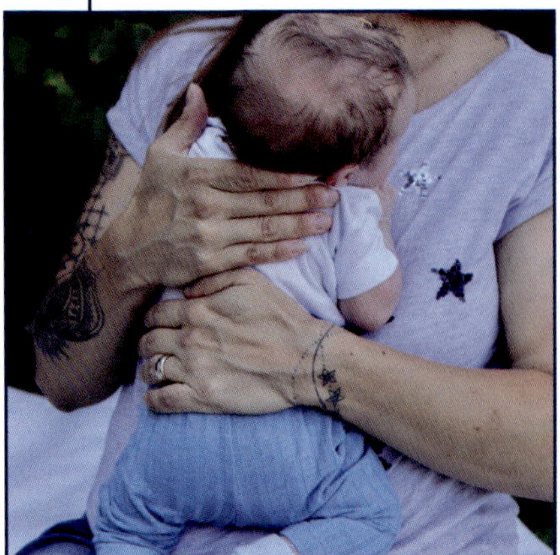

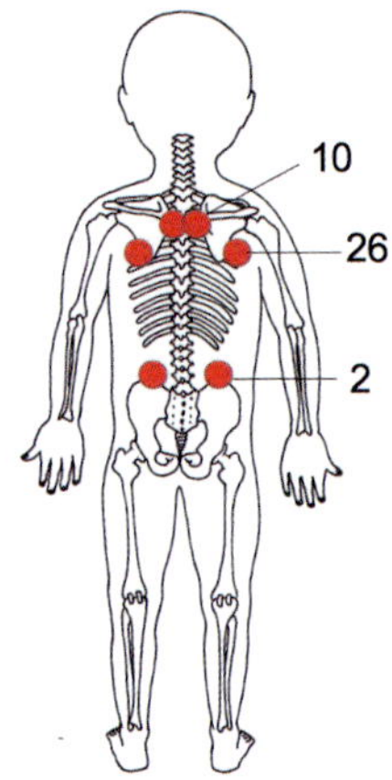

Machen Sie den **Milzstrom** (S. 68).

Wenn das Baby wegen eines Klinikaufenthaltes viel von Ihnen getrennt ist, strömen Sie sich selbst und denken Sie dabei an Ihr Kind!

Atemschwierigkeiten

Wenn das Neugeborene Schwierigkeiten mit der Atmung hat, legen Sie eine Hand in den **Nacken** unterhalb der Schädelknochen und die andere Hand an das **Steißbein**.

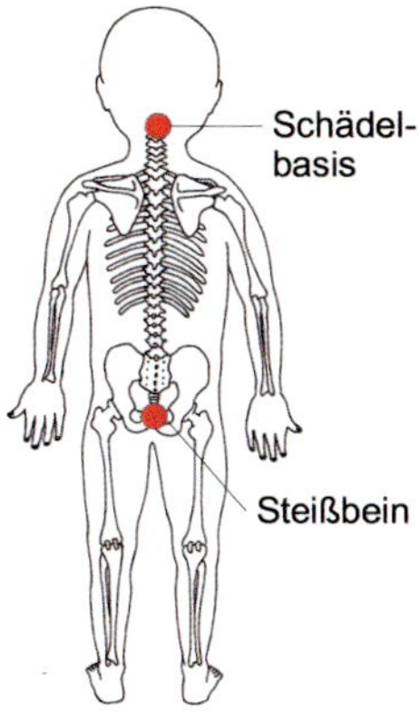

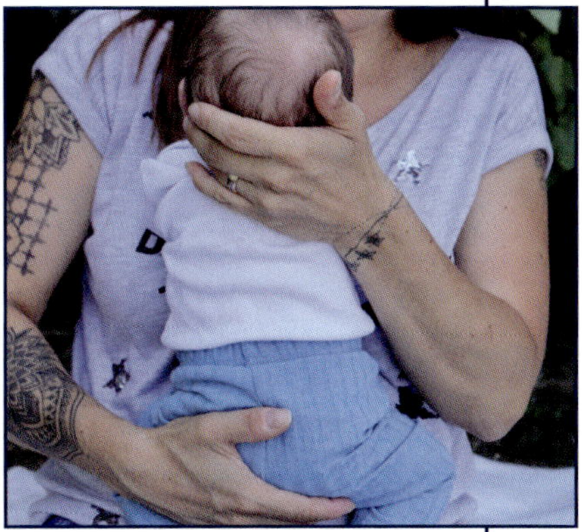

Probleme/Behinderungen

Wenn Ihr Baby mit irgendwelchen Problemen auf die Welt kommt (Krankheit, Behinderung), halten Sie jeden Tag 30 Minuten die Innenseite der Knie (**SES 1**, kann auch auf mehrere Male aufgeteilt werden) – beginnen Sie gleich nach der Geburt damit.

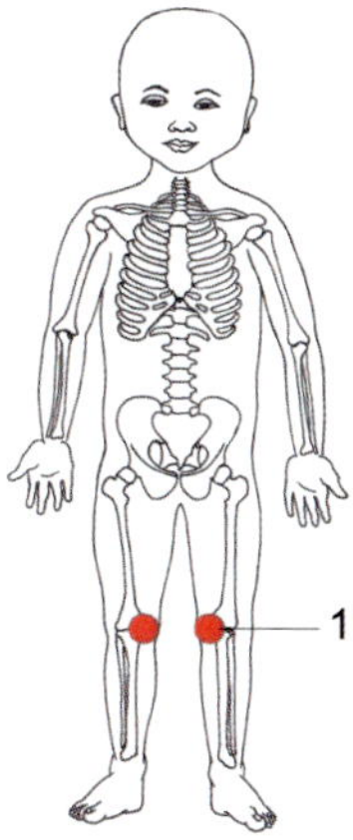

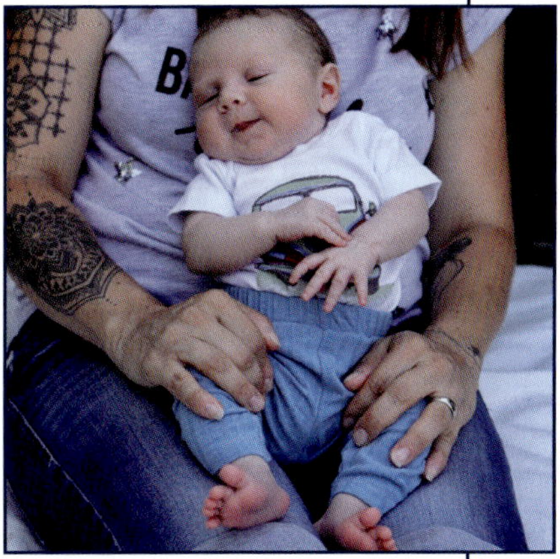

Machen Sie die den Griff der **großen Umarmung** (S. 82)
Machen Sie den **Finger-Zehen-Strom** (S. 79).

Balance für Aufnahme und Ausscheidung

Um eine harmonische Nahrungsaufnahme und Verdauung zu unterstützen, legen Sie eine Hand an das Schulterblatt Ihres Babys (in den Bereich der **SES 10**) und die andere Hand auf den Rücken oberhalb des Beckenknochens (in den Bereich der **SES 2**).

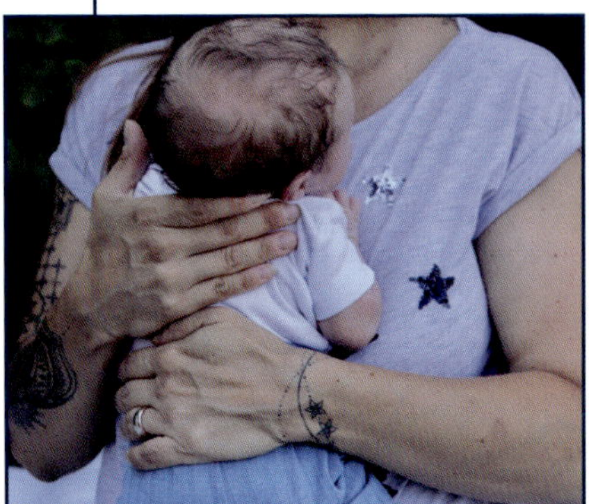

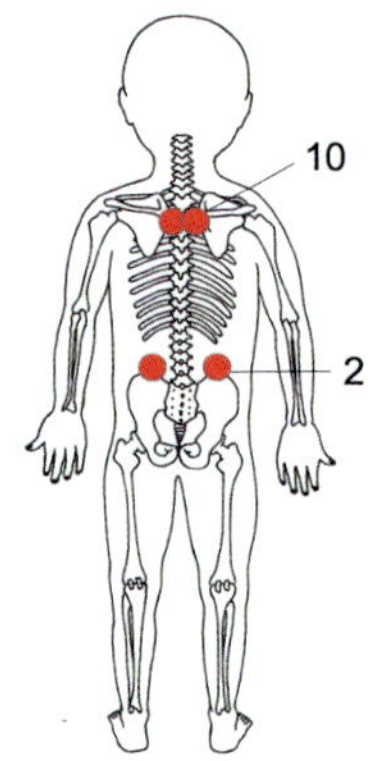

Unruhe

Wenn Ihr Baby sehr unruhig ist, halten Sie ihm immer mal wieder die **Handgelenke** – **SES 17** – das ist ein sehr beruhigender Griff.

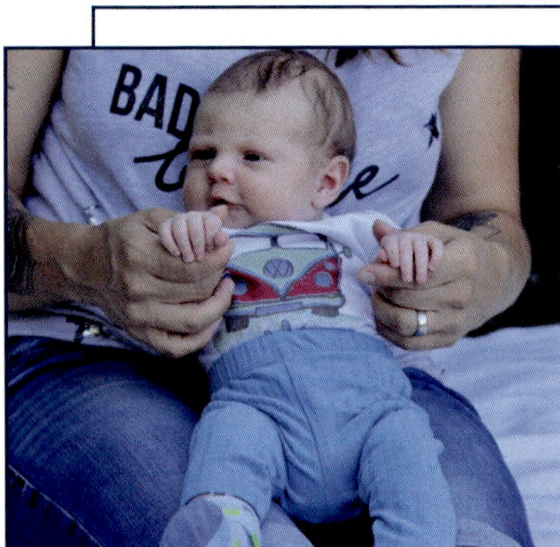

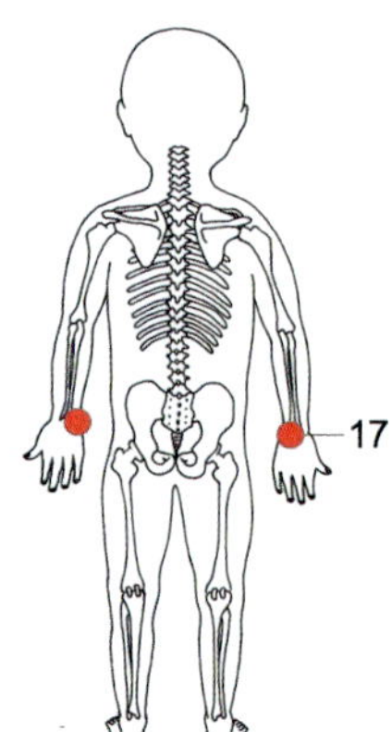

Oder legen Sie eine Hand auf die **Stirn** und die andere Hand an das **Steißbein**.

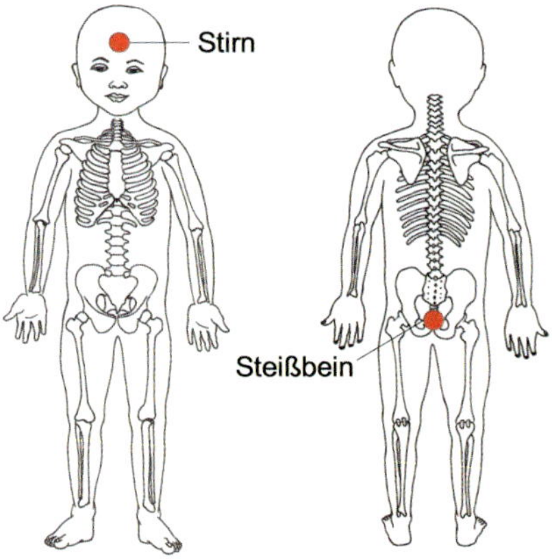

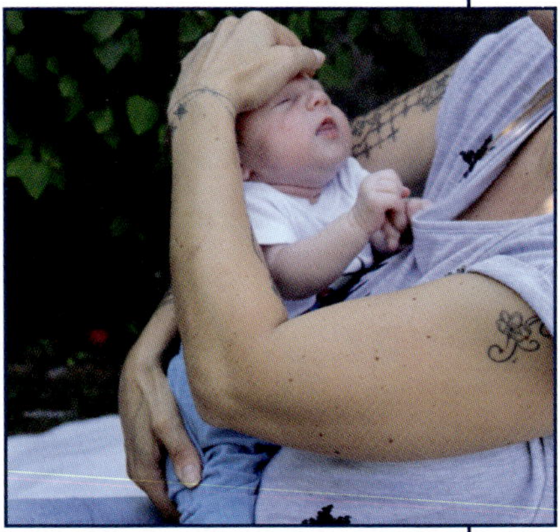

Entspannt stillen

Saugen

Wenn sich Ihr Baby anfangs mit dem Saugen schwertut, können Sie es unterstützen, indem Sie eine Hand unter den **Wangenknochen** legen (SES 21) und die andere Hand unter das **Schlüsselbein** (SES 22).

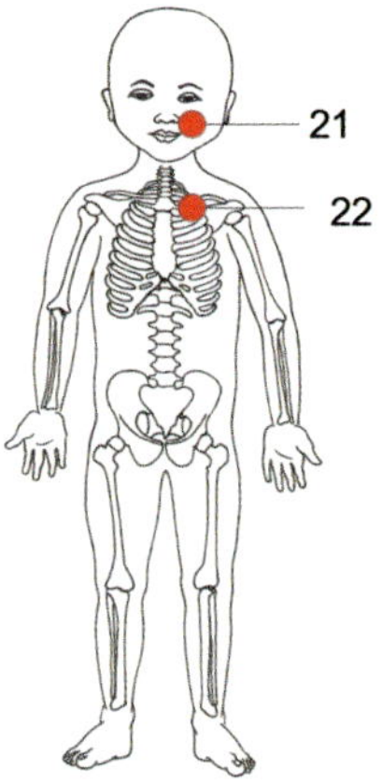

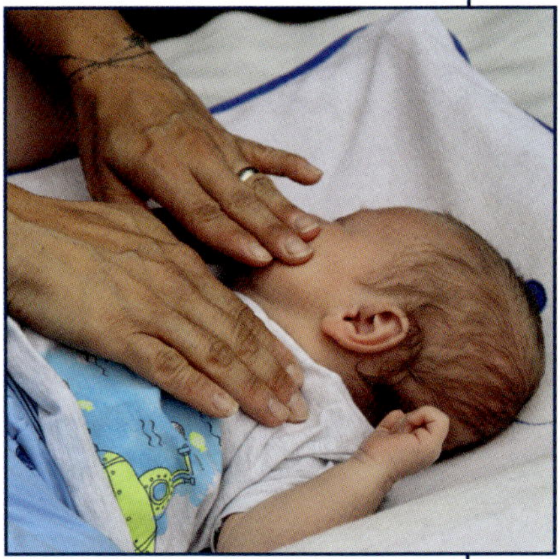

zu wenig Milch / zu viel Milch

Beim Strömen geht es um Harmonisierung, d.h., um Ausgleich des jeweiligen Themas: Zu viel oder zu wenig wird ausgeglichen. Um Ihre Milchbildung zu unterstützen, in Harmonie zu sein, machen Sie die Strömfolge von S. 68 (**Milzstrom**).

Oder legen Sie für die rechte Brust eine Hand auf die Brust auf **SES 22** und **SES 13** zusammen, die andere Hand auf das rechte **SES 14** (unter den vorderen Rippenbogen).

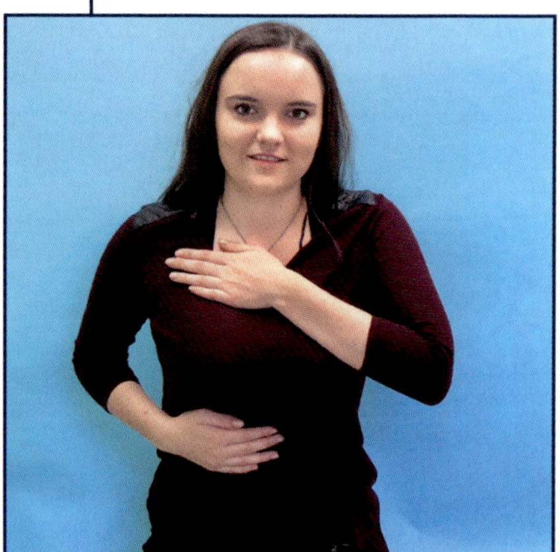

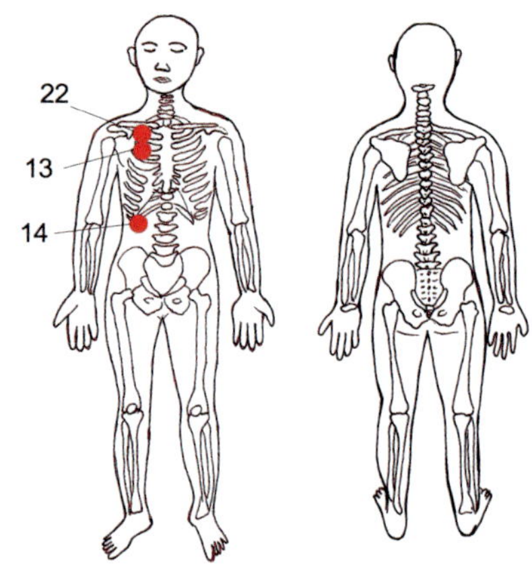

Umgekehrt für die linke Brust: **linke 22** und **13** und **linke 14**.

Milchstau: Neben dem, was Ihr Arzt oder Ihre Hebamme Ihnen empfiehlt, können Sie sich strömend unterstützen, indem Sie die **Hände unter die Achseln** legen wie bei den 36 Atemzügen (S. 15).

Brustentzündung: wichtig: ärztliche Abklärung!

Legen Sie die Hand an die **Innenseite des Oberarmes** (auf Höhe der Brust) an der betroffenen Seite, die andere Hand an die **Innenseite des gegenüberliegenden Oberschenkels**.

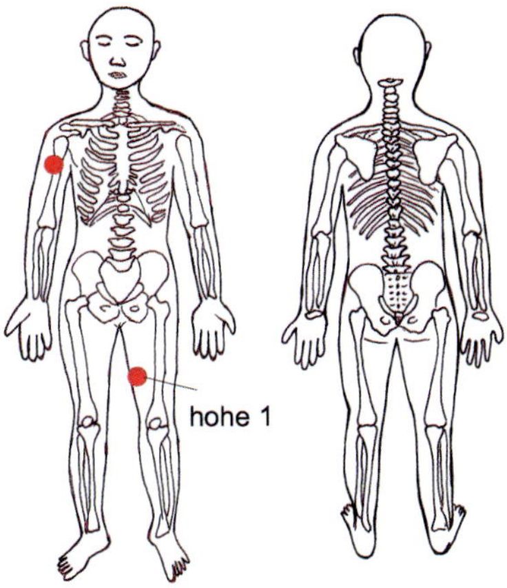

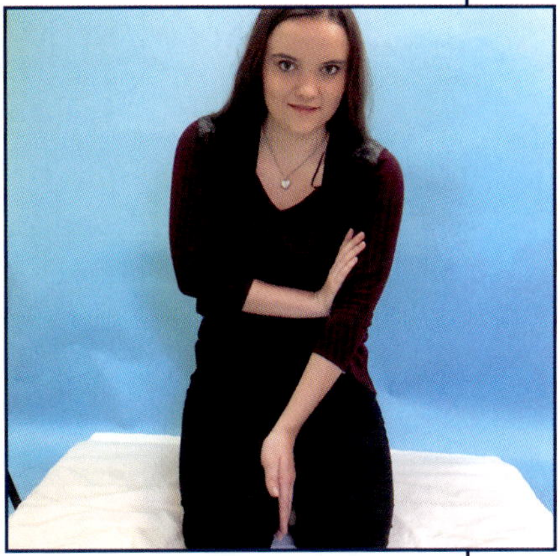

Kind will nicht trinken

Legen Sie eine Hand unter die **Schlüsselbeine** (SES 22), die andere Hand auf den **Bauch unterhalb der letzten Rippenbögen** (SES 14).

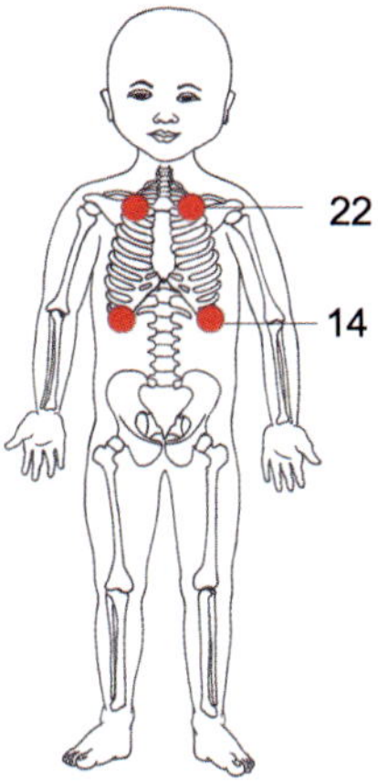

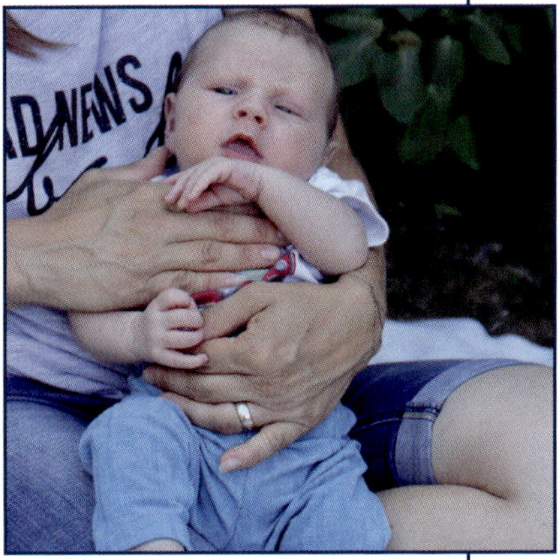

Spucken beim Stillen

Wenn Ihr Baby beim Stillen oder nach dem Stillen oft spuckt, legen Sie schon während des Stillens immer eine Hand an ein **SES 1**.

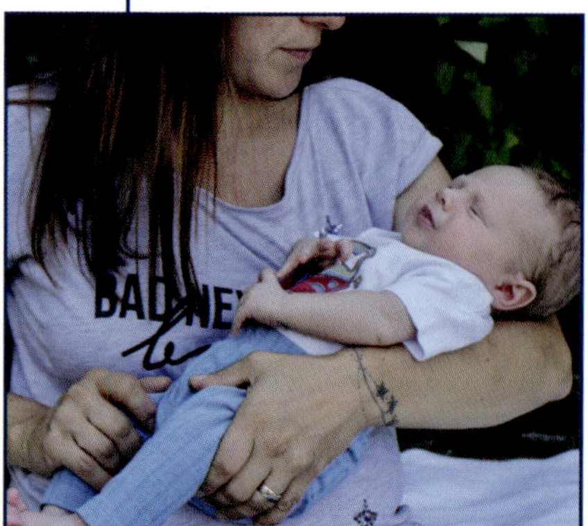

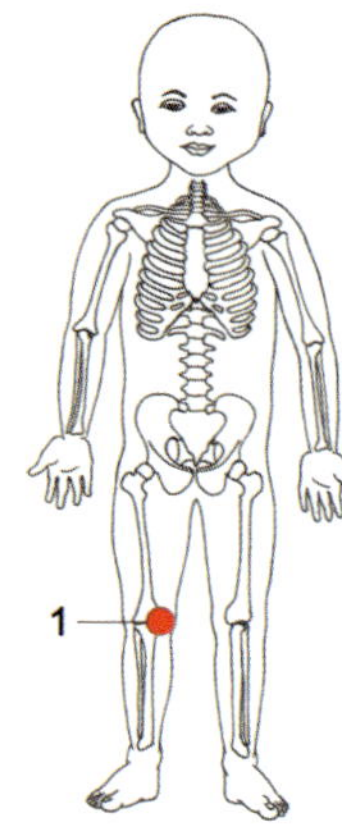

Blähungen, Koliken

Wenn Ihr Baby schon an Blähungen und Koliken leidet, halten Sie immer wieder beide **SES 1** (S. 33), oder geben Sie ihm die **„große Umarmung“** (S. 82). Sie können auch immer wieder beide **SES 14** halten

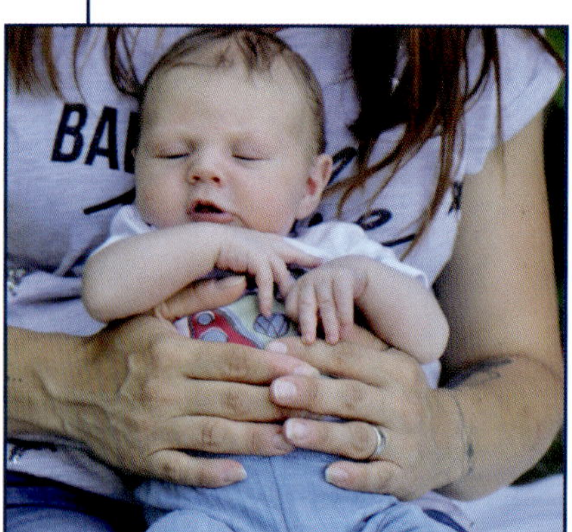

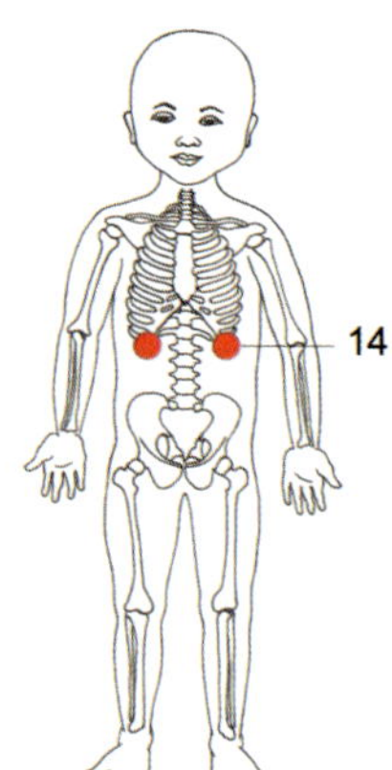

oder das **SES 14** und das **gegenüberliegende SES 17**.

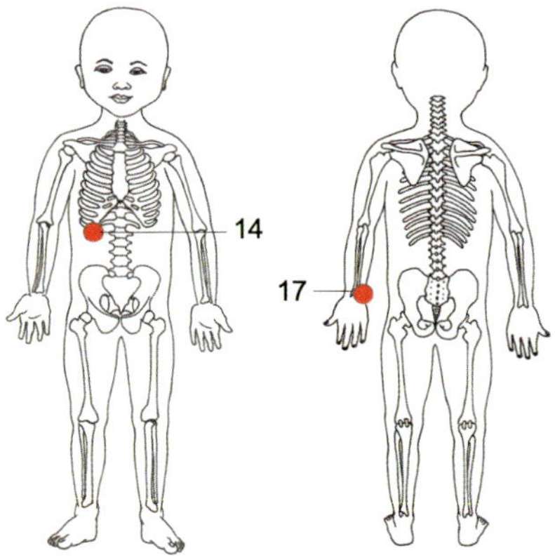

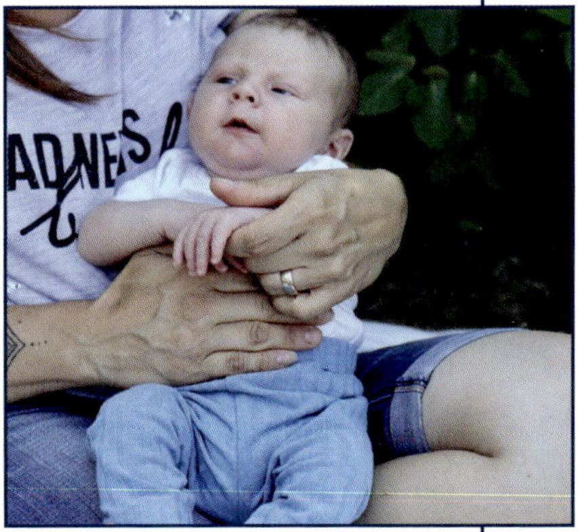

Auch **Magenstrom** (S. 70) und **Milzstrom** (S. 66) helfen bei Bauchschmerzen und Koliken.

Einschlafen

Wenn Ihr Baby Probleme mit dem Einschlafen oder dem Schlafen überhaupt hat, halten Sie die **Handgelenke** (SES 17) (S. 51) oder die **Handballen** (SES 18) (S. 52).

Oder legen Sie eine Hand in den **Nacken**, die andere Hand an das **Steißbein**.

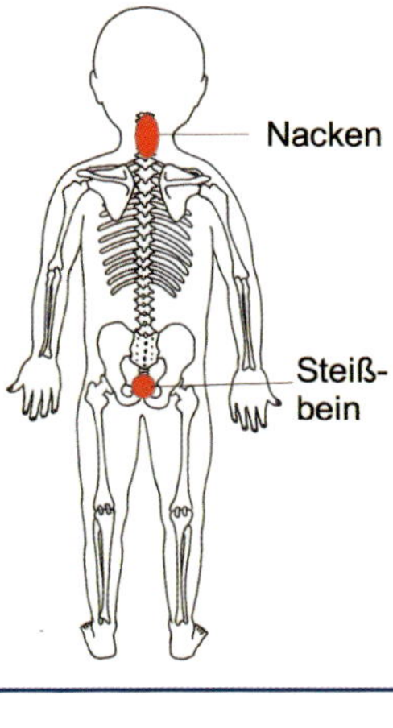

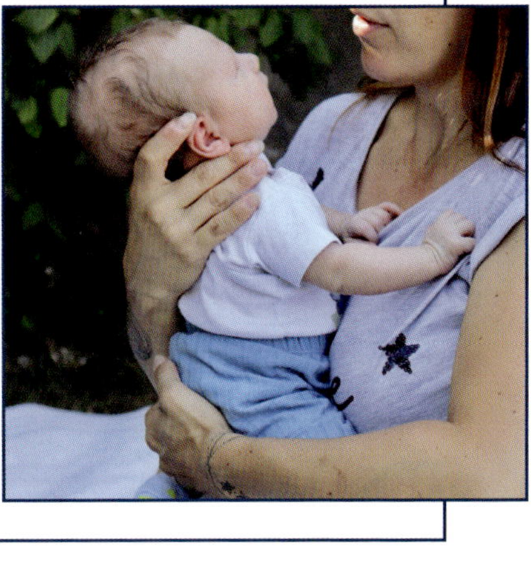

Unruhe, Schreien

Wenn Ihr Kind sehr unruhig ist, viel schreit, halten Sie immer wieder die **Handgelenke** zur Beruhigung (S. 51) oder legen Sie eine Hand auf die **Stirn**, die andere Hand an das **Steißbein**.

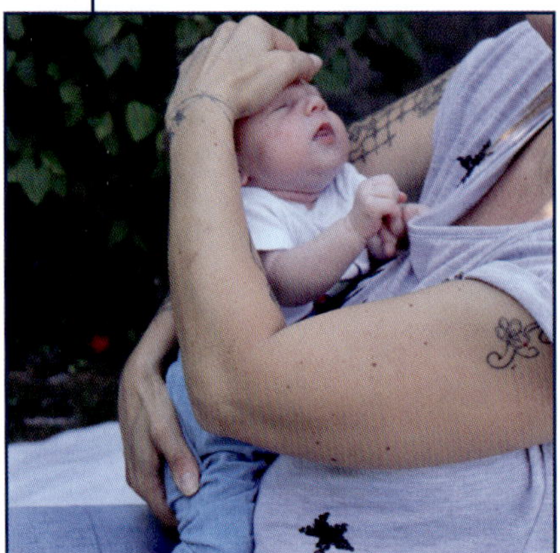

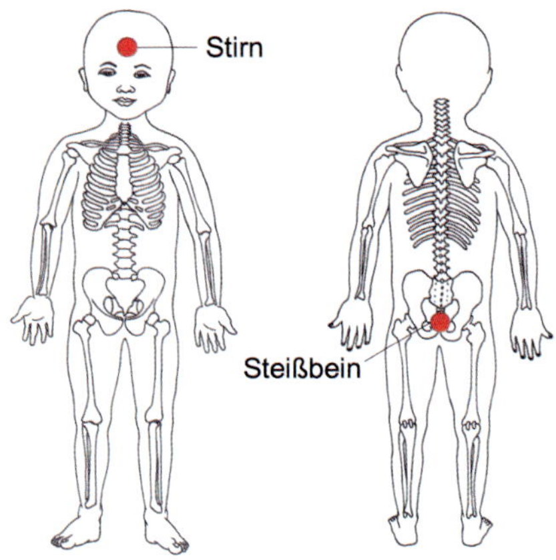

Halten Sie immer wieder den Griff der „**Großen Umarmung**" (S. 82).

Legen Sie eine Hand in den **Nacken** und die andere Hand auf die **Stirn.**

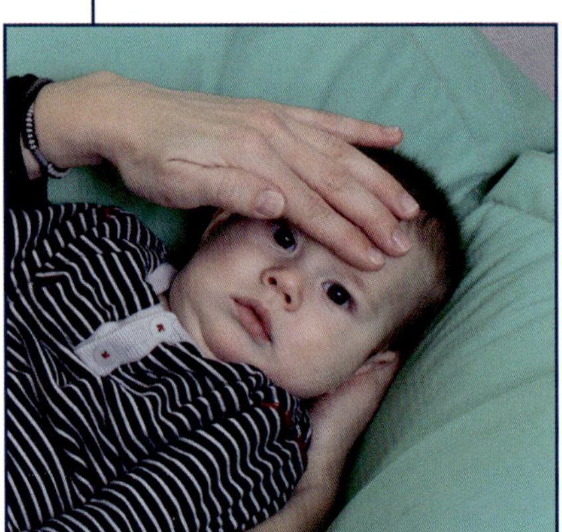

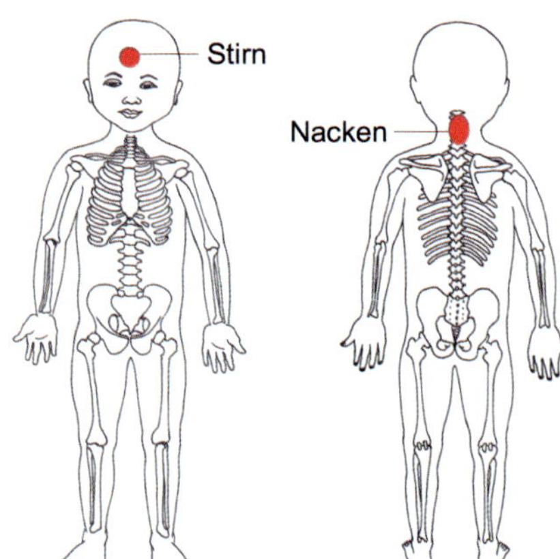

Nabel

Wenn der Nabel nicht so abheilt, wie er sollte, legen Sie eine Hand auf das **SES 20** und die andere Hand auf das **gegenüberliegende SES 19**.

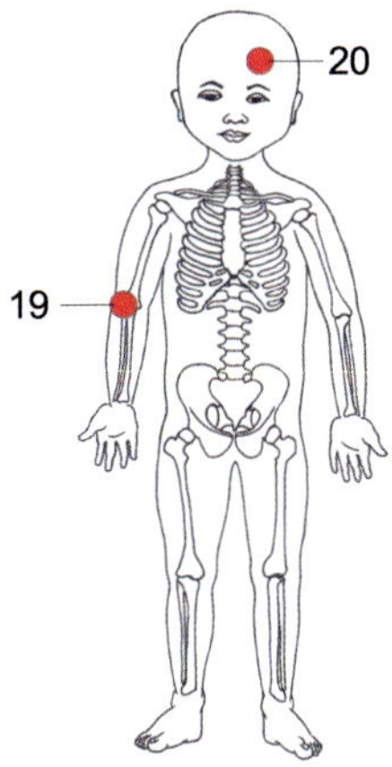

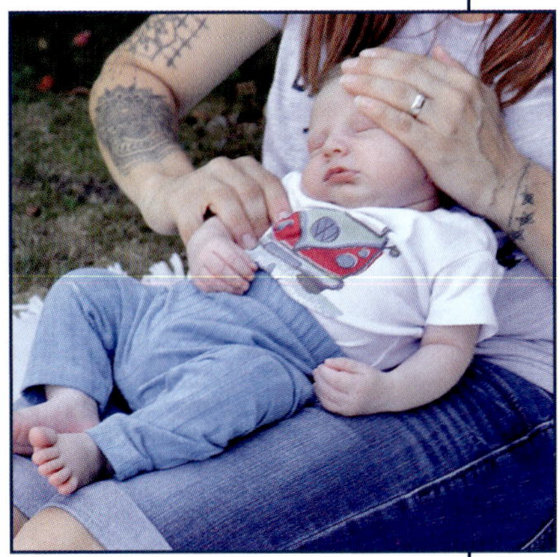

Rhythmus

Um Ihrem Baby zu helfen, in einen entspannten Rhythmus zu kommen, legen Sie eine Hand auf den Rücken in den Bereich der beiden **SES 11** und die andere Hand an das **Steißbein**.

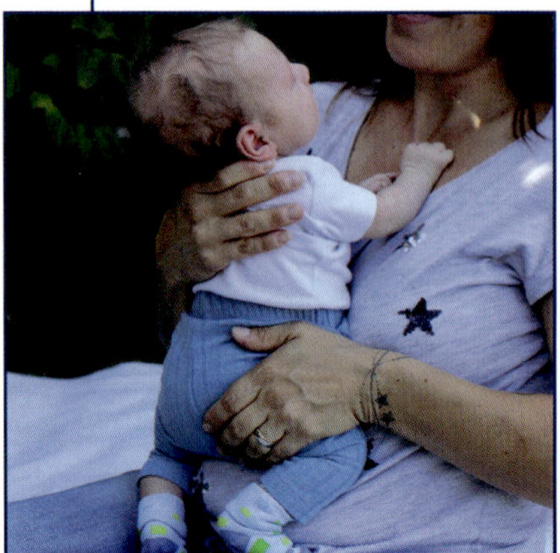

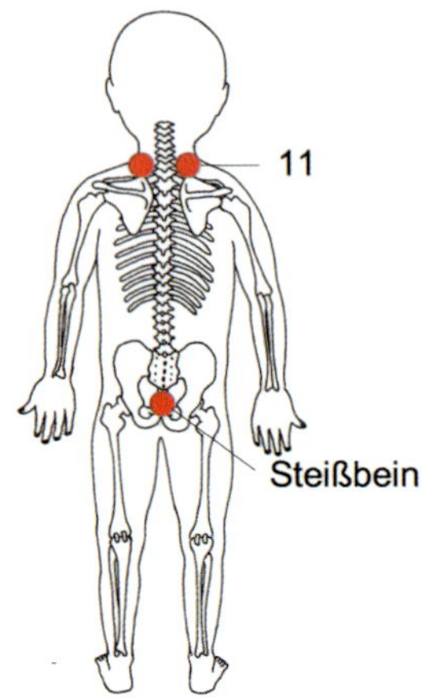

Oder halten Sie den Bereich der **SES 8** und der **Waden**.

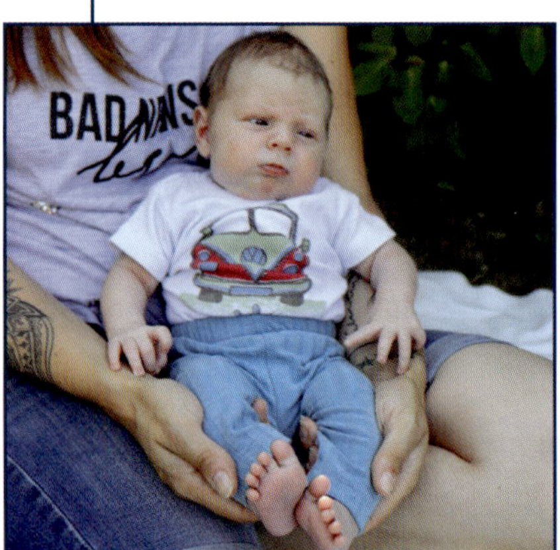

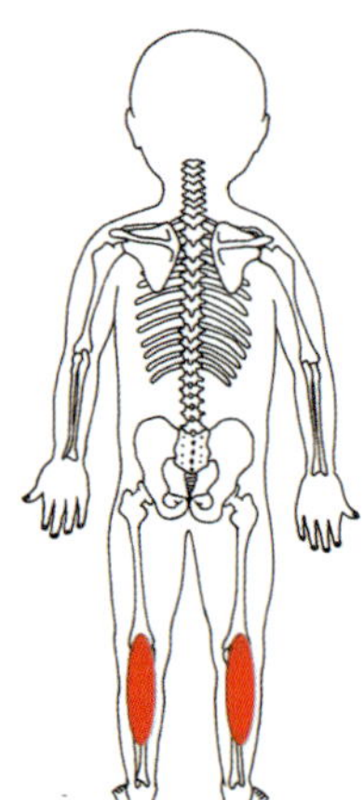

Strömen von Kopf bis Fuß

Atemwege

Erkältung/Grippe:

Ein wichtiges Energieschloss bei allen viralen und bakteriellen Infekten ist **SES 3**. SES 3 ist die Tür, die aufschwingt, um Viren und Bakterien wieder aus dem Körper herauszulassen und neue, gereinigte Lebensenergie zu empfangen. Halten Sie **SES 3** zusammen mit **SES 15**.

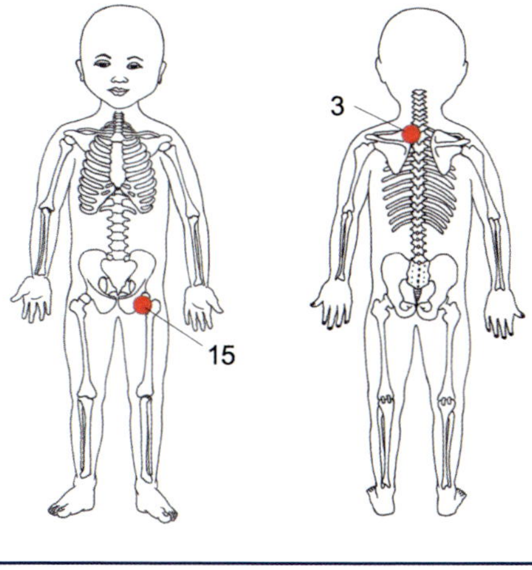

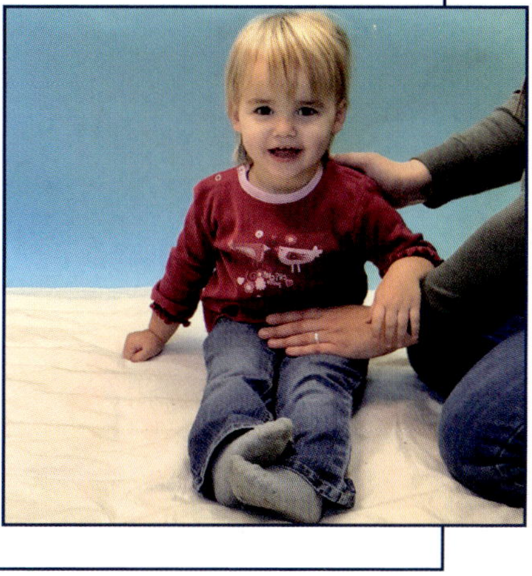

Dies ist auch ein guter Griff bei **Fieber**!

Um das **Fieber** zu senken, können Sie zusätzlich auch die **Waden** halten, das sind sozusagen die Ström-Wadenwickel (S. 127).

Schnupfen:

Bei Schnupfen legen Sie eine Hand auf das **SES 3 und das SES 11** und die andere Hand auf das **SES 15**.

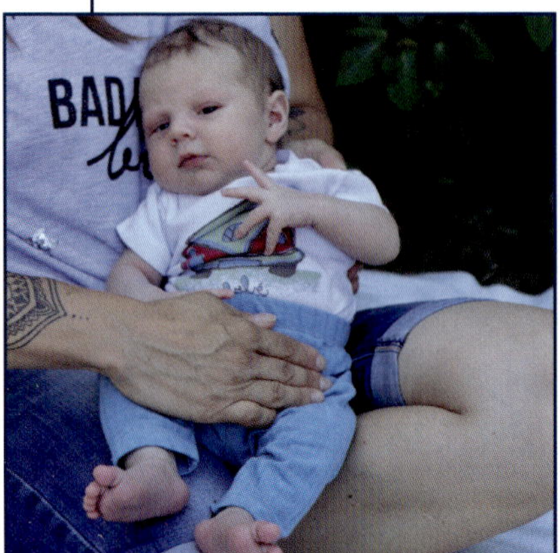

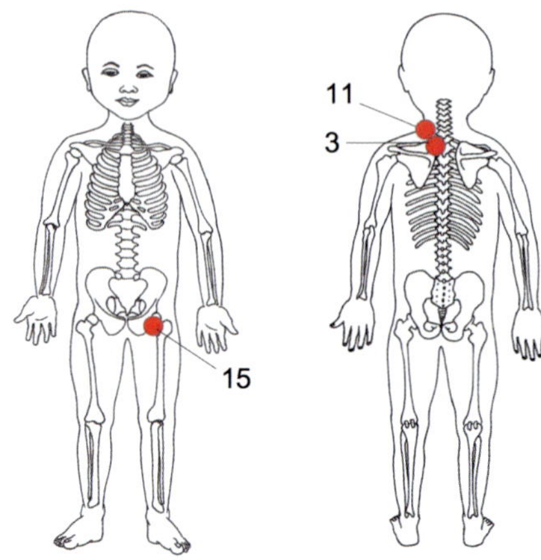

Oder legen Sie eine Hand auf das **SES 21** und halten Sie mit der anderen Hand das **gegenüberliegende Handgelenk** (SES 17).

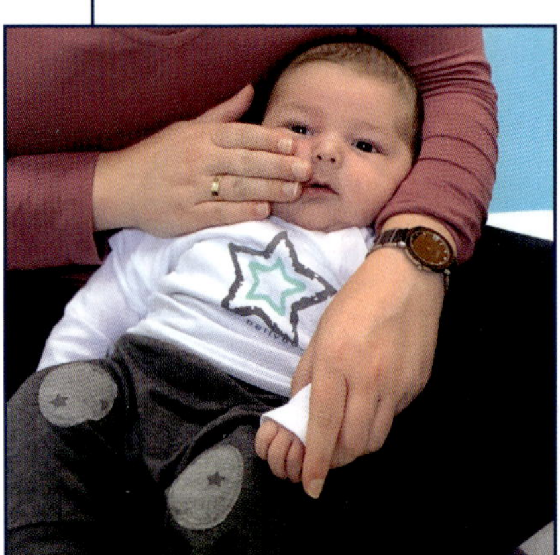

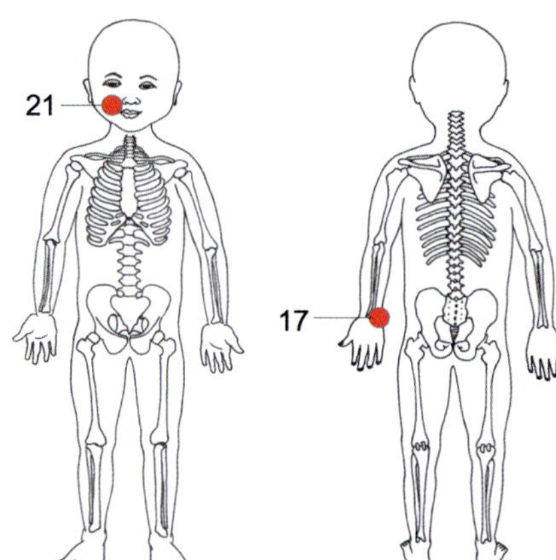

SES 3 und **SES 4** helfen auch bei **verstopfter Nase**.

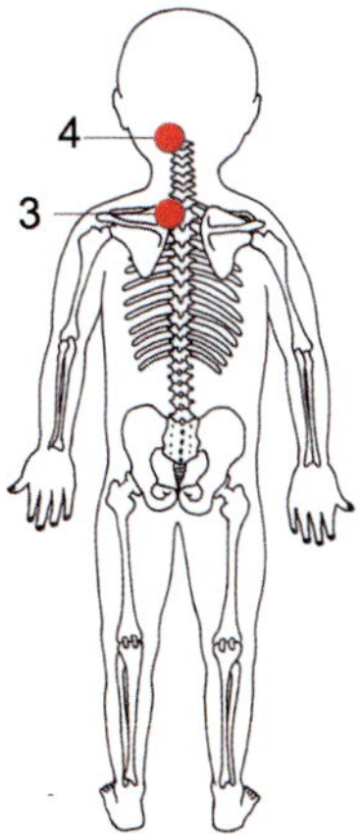

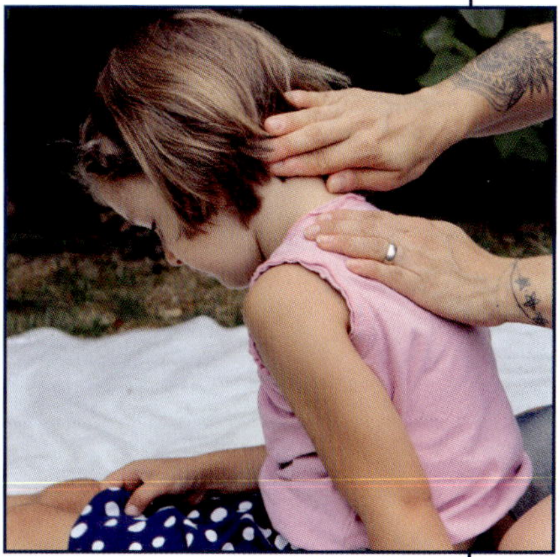

Nebenhöhlenentzündung:

Legen Sie eine Hand auf **SES 21** und die andere Hand auf **SES 22** der betroffenen Körperseite.

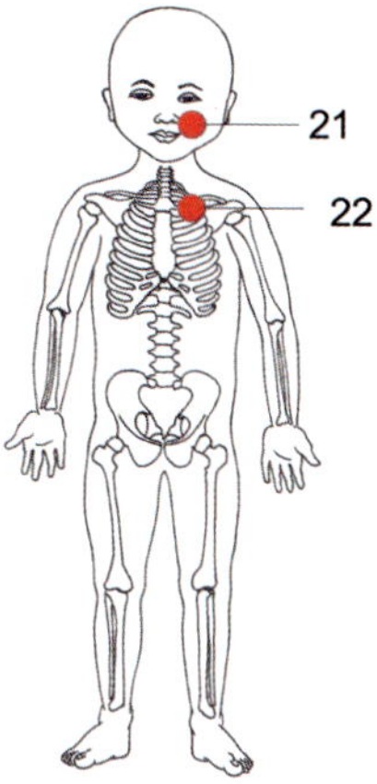

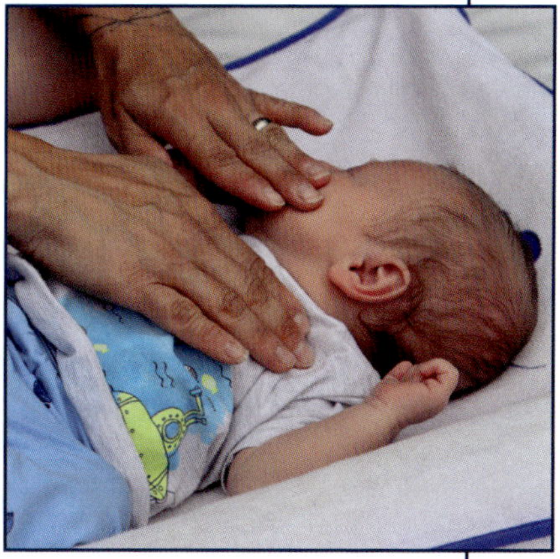

Oder legen Sie eine Hand an die **Schädelbasis** auf beide **SES 4** und die andere Hand auf die **Stirn** auf beide **SES 20**.

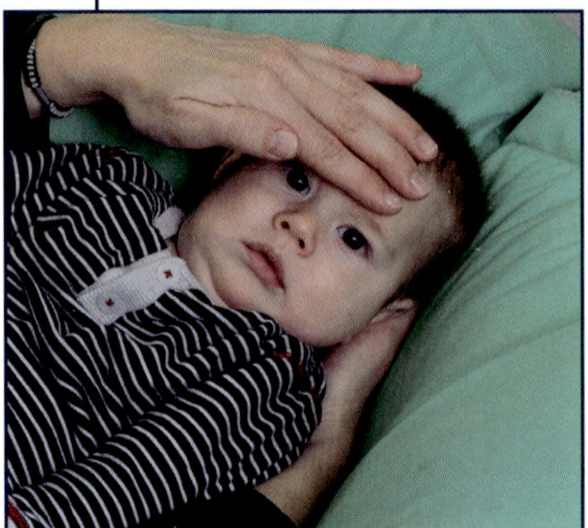

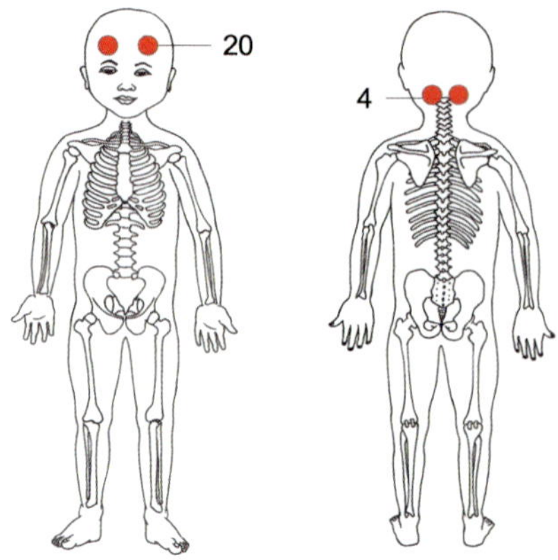

Oder machen Sie den **Magenstrom** (S. 70ff.).

Hals-/Mandelentzündung

Legen Sie eine Hand an das **SES 11** und die andere Hand an das **gegenüberliegende SES 13**.

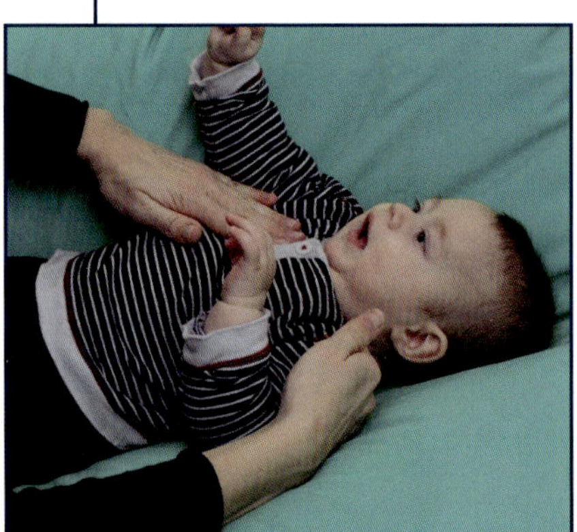

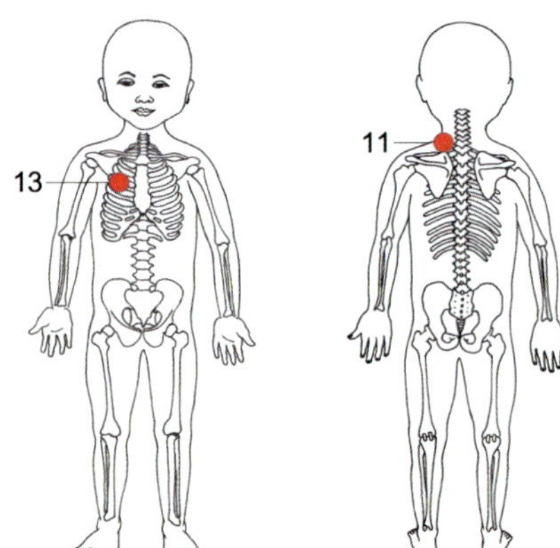

Oder machen Sie den **Magenstrom** oder dessen Kurzgriff (S. 70).

Bei **vergrößerten Mandeln und Polypen** können Sie auch beide **SES 4** halten (S. 36) oder **beide SES 8** (S. 42) oder **SES 4** zusammen mit **SES 8**.

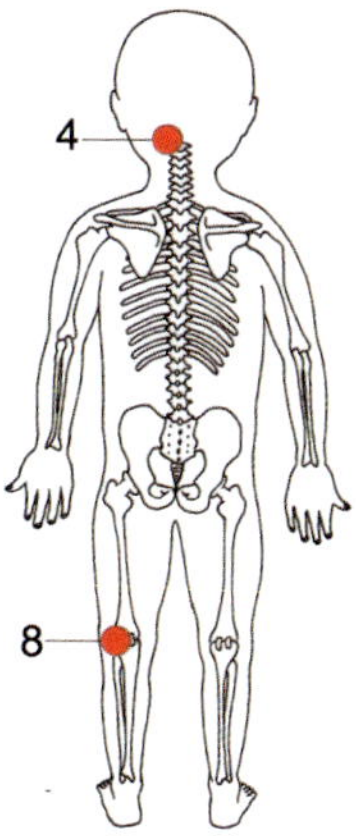

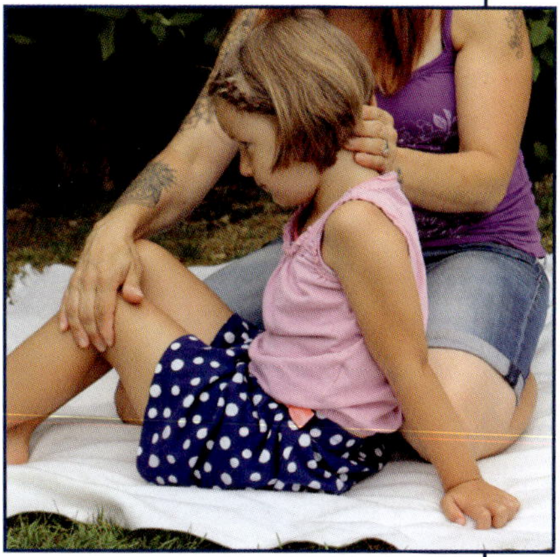

Kehlkopfentzündung

Halten Sie das **SES 10** und die **hohe 19**.

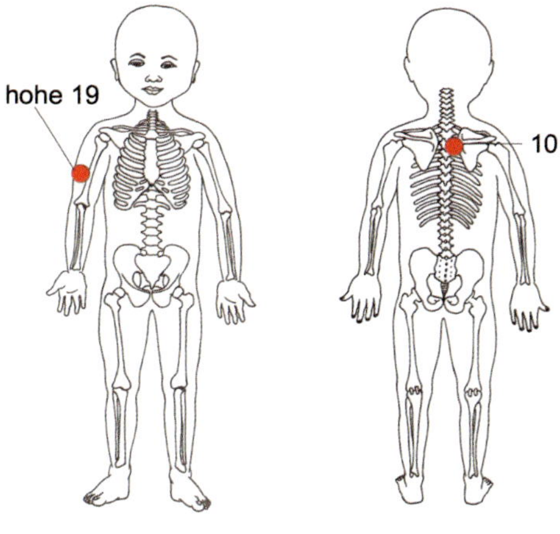

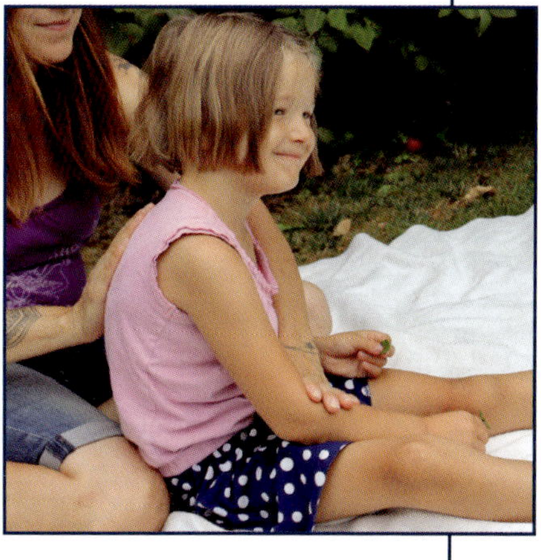

Pseudokrupp

Halten Sie **beide SES 4** und das **Steißbein**

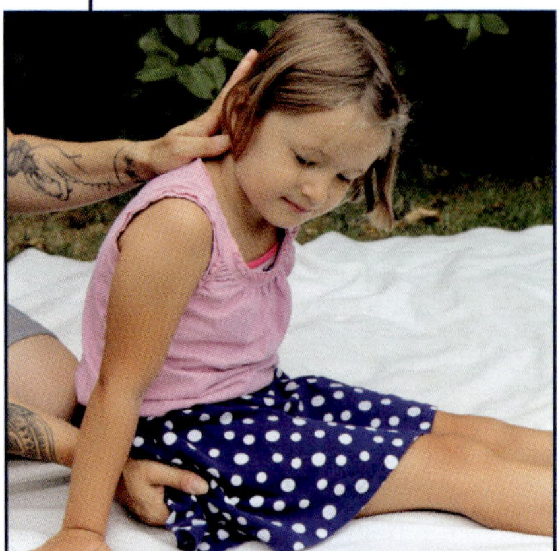

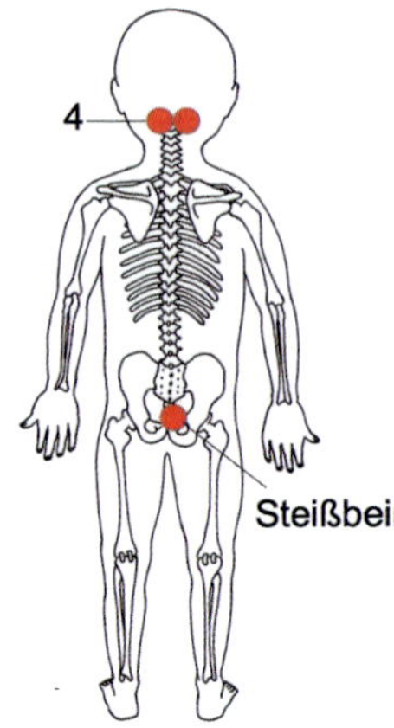

oder **beide SES 10** und das **Steißbein**.

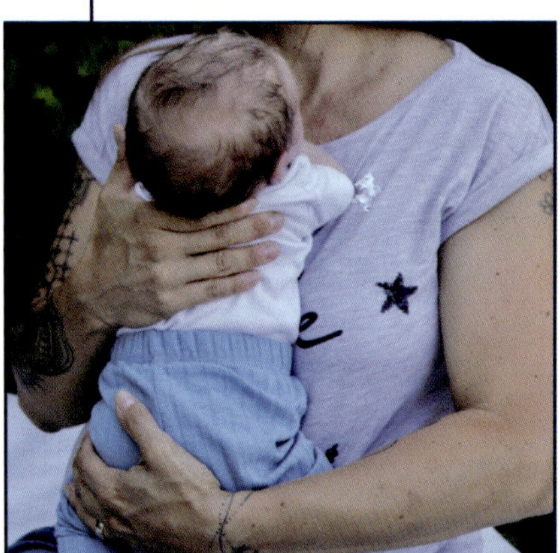

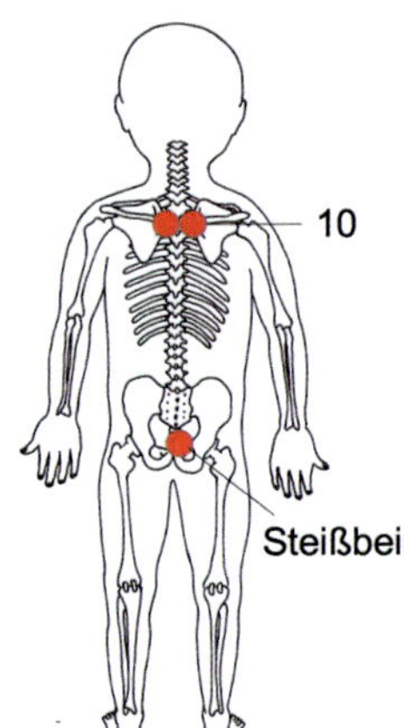

Husten/Bronchitis

Husten und Bronchitis können Sie mit Strömen lindern, indem Sie **SES 22** und **SES 14** zusammen halten.

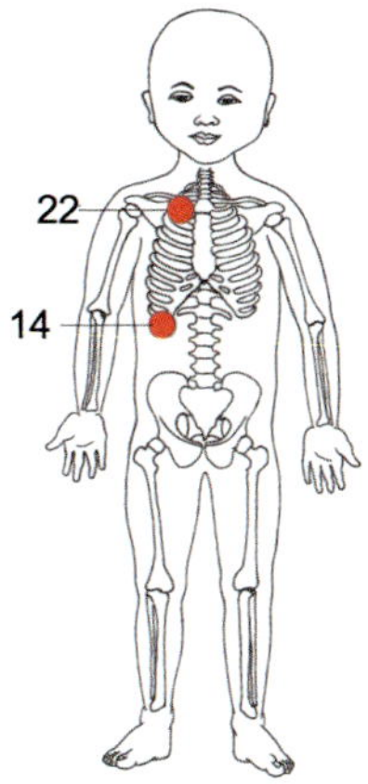

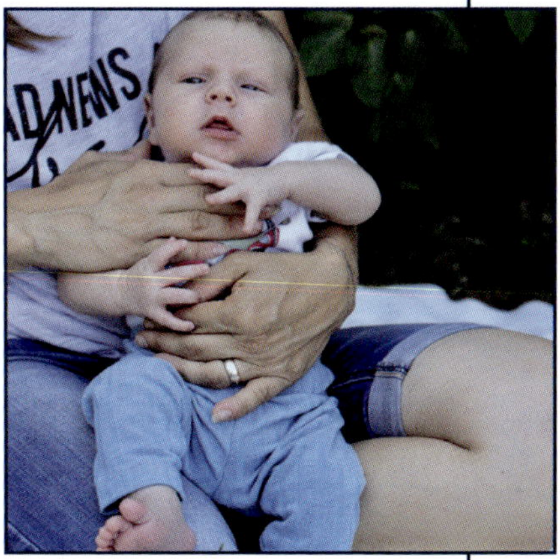

Oder strömen Sie das **SES 9** zusammen mit dem **gegenüberliegenden SES 22**.

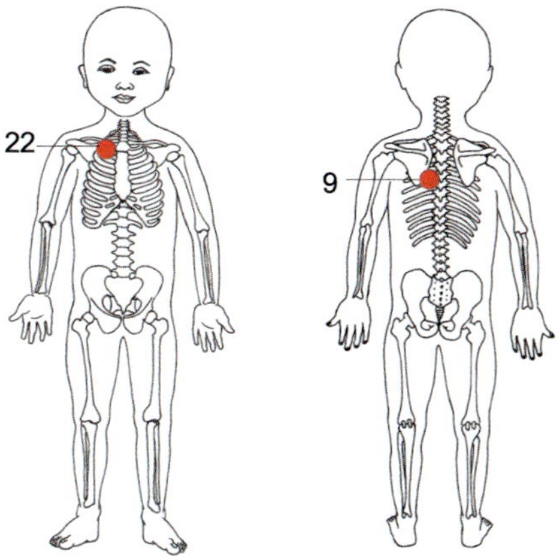

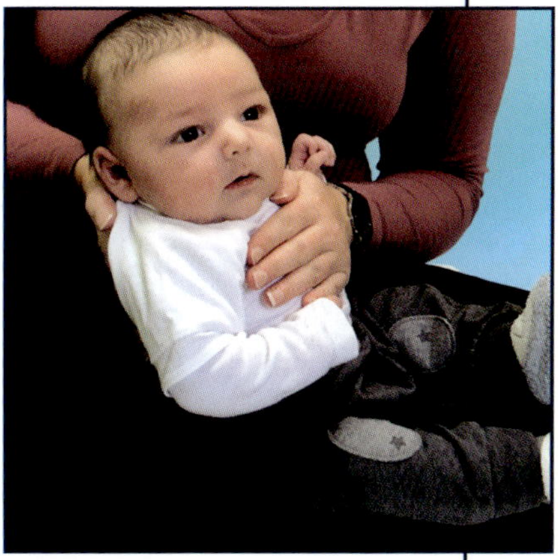

Auch beide **SES 19** können Husten lindern (S. 53).

Oder strömen Sie **SES 10** zusammen mit der **hohen 19**.

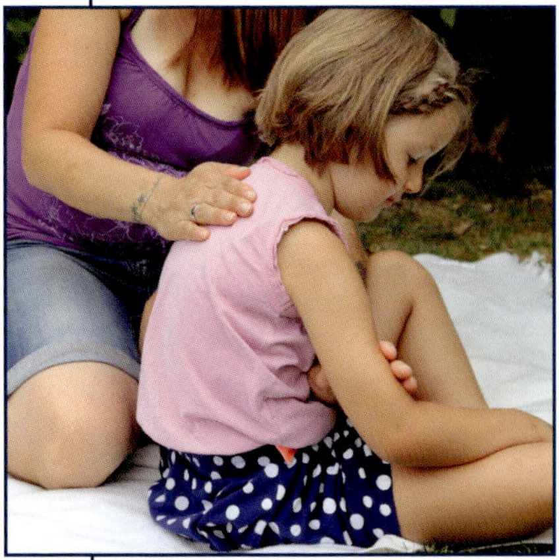

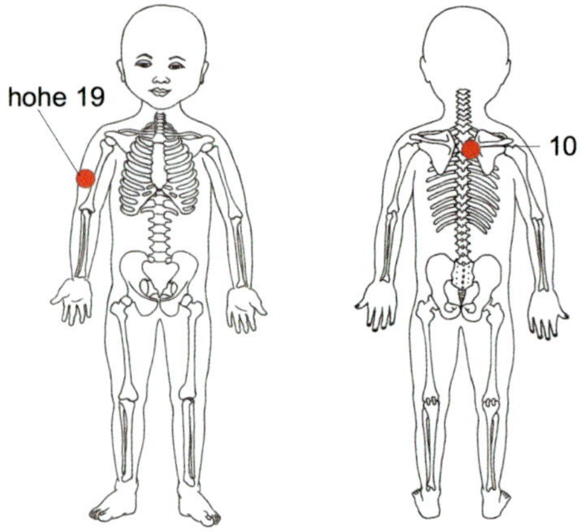

Bei **Reizhusten** halten Sie beide **hohe SES 19 an der Außenseite** der Arme.

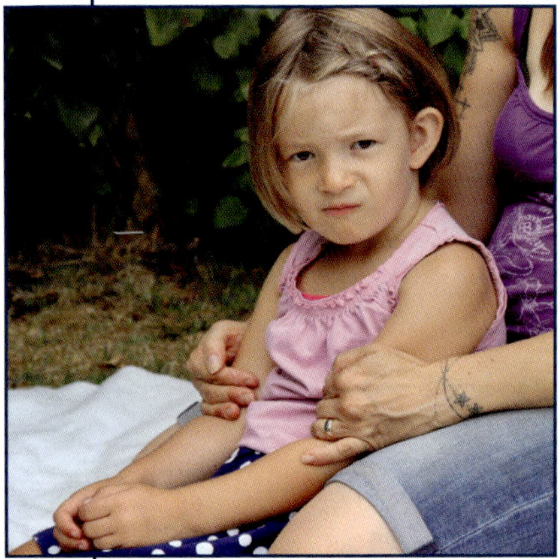

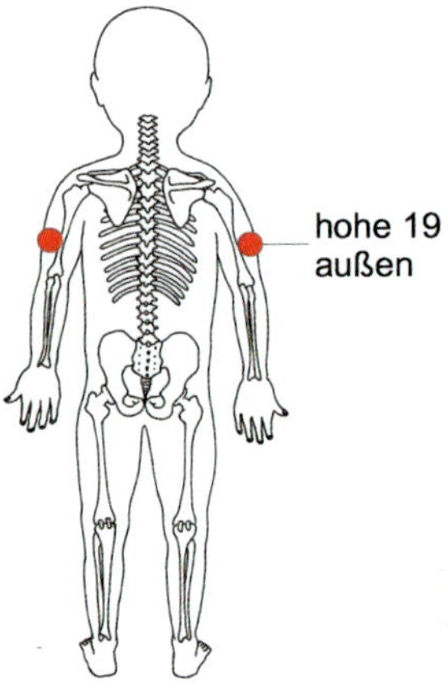

Lungenentzündung

Lungenentzündung gehört natürlich auf jeden Fall in ärztliche Hände! Zusätzlich zur ärztlichen Behandlung können Sie **SES 14** und **SES 22** halten (S. 99), **SES 3** zusammen mit **SES 15** (S. 93), oder legen Sie eine Hand auf beide **SES 10** und die andere Hand auf beide **SES 13**.

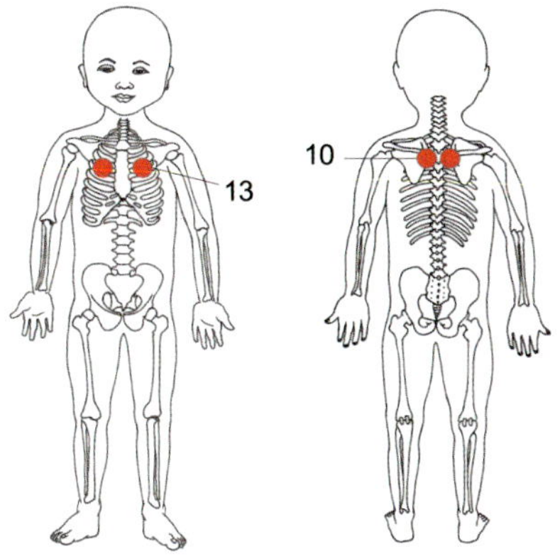

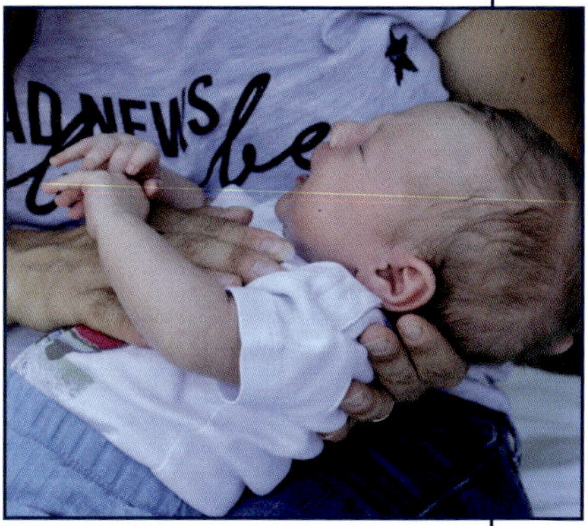

Atemprobleme/Asthma

SES 1 hilft bei allen Atemproblemen (S. 33). Auch **SES 1** zusammen mit **SES 2** gehalten harmonisiert die Aus- und Einatmung.

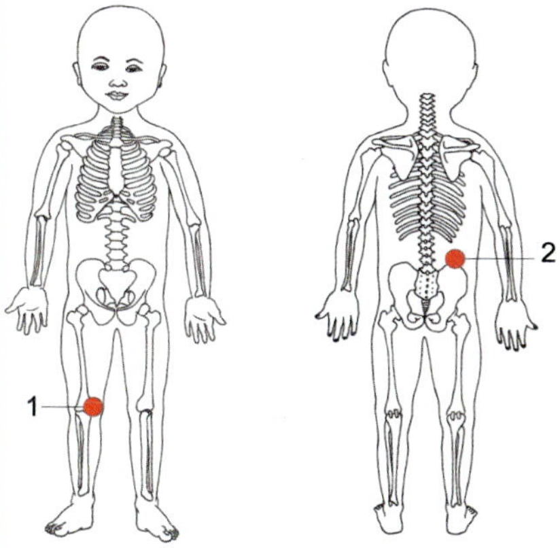

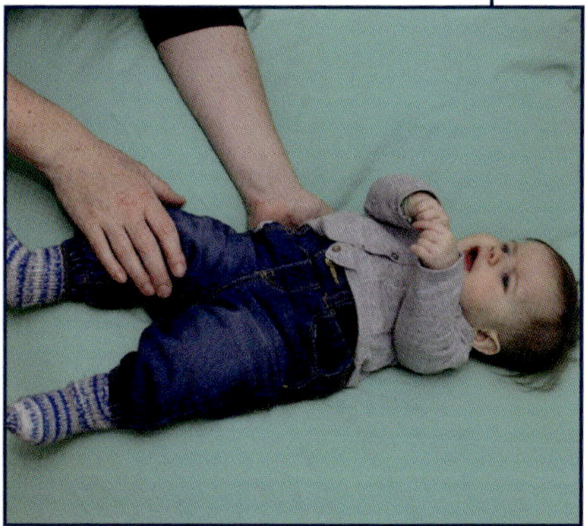

Sie können auch mit einer Hand das **hohe SES 1** halten und mit der anderen Hand die **gegenüberliegende hohe 19**.

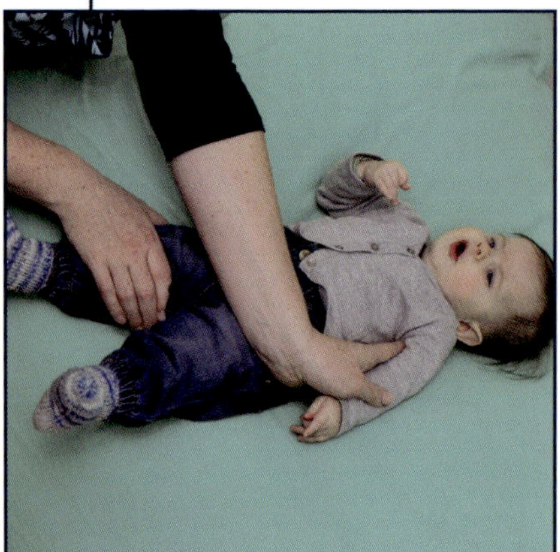

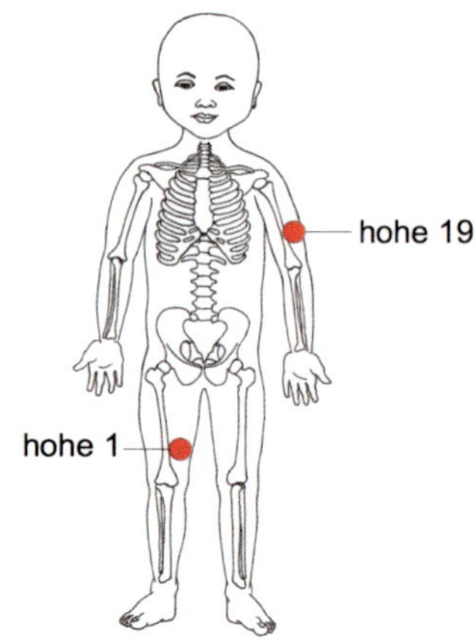

Auch folgende Griffe harmonisieren alle Atemthemen:
Halten Sie mit einer Hand **SES 3** und **SES 11** und mit der anderen Hand **SES 22**.

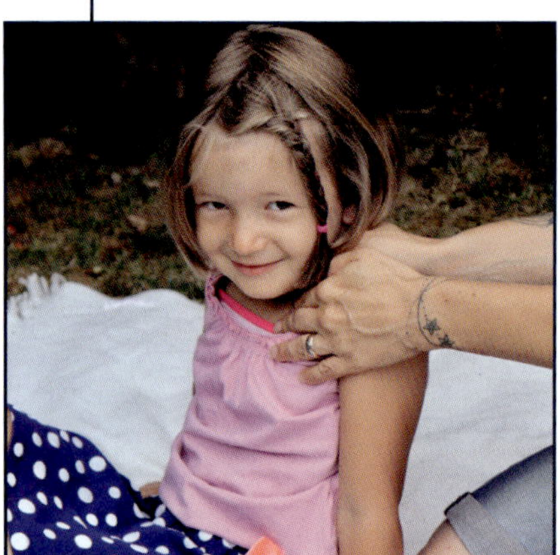

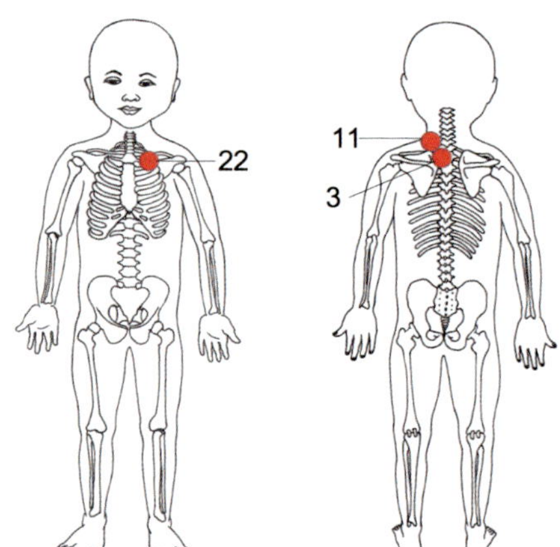

Halten Sie **SES 22** und das **hohe SES 19**.

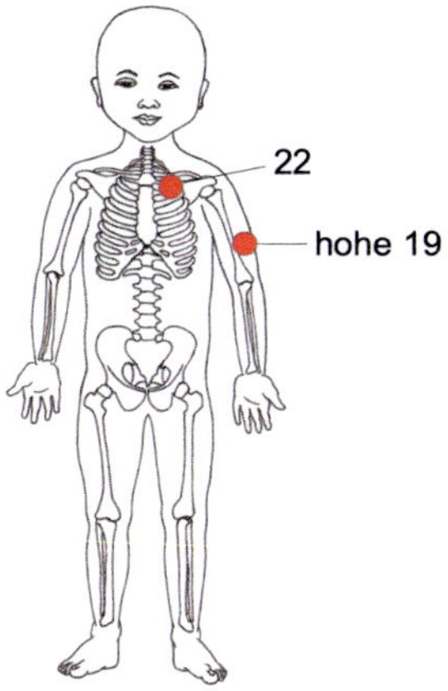

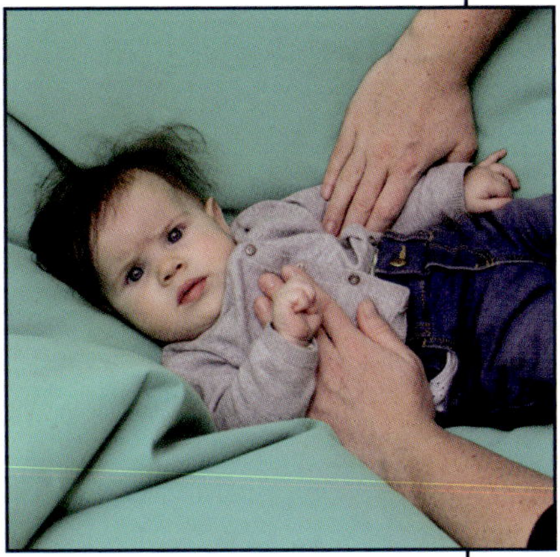

Halten Sie beide **SES 7,** indem Sie einfach die großen Zehen strömen (S. 41).

Plötzliche Atemnot

Legen Sie eine Hand auf das **Brustbein** und die andere Hand auf die **Kopfmitte**.

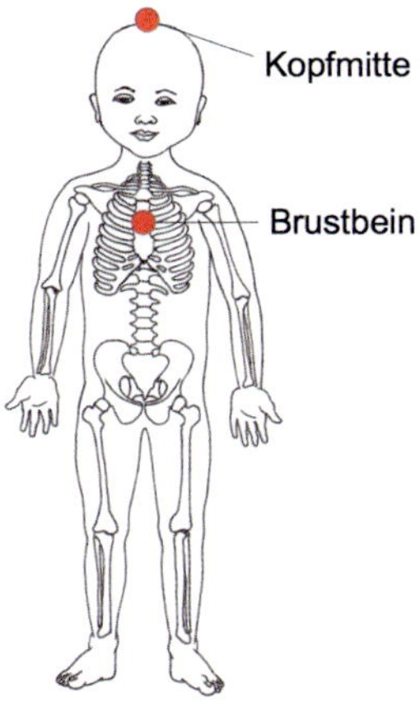

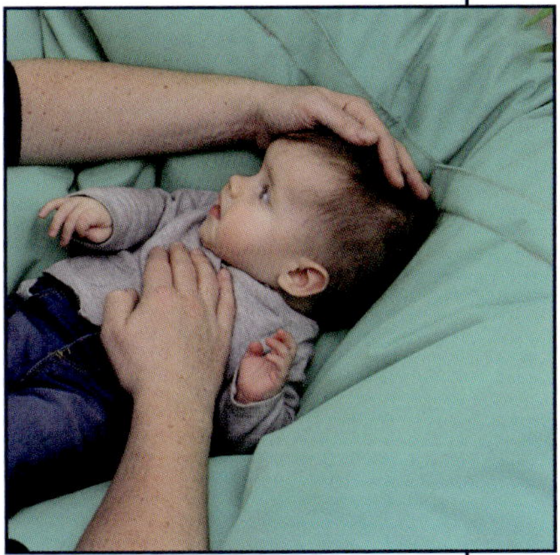

Magen / Darm

3-Monats-Koliken

siehe Seite 88

Refluxkrankheit beim Säugling

Ursache ist bei Säuglingen meistens eine Unreife des Magen-Darm-Traktes. Denken Sie auf jeden Fall an den **Magenstrom** (S. 70)! Auch **SES 14** zusammen mit dem **gegenüberliegenden SES 1** kann helfen,

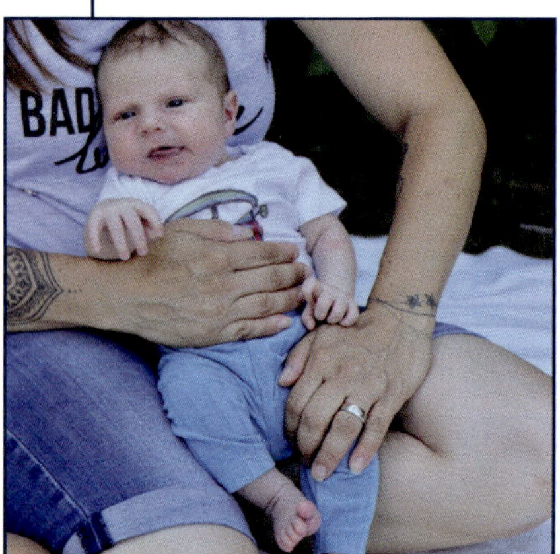

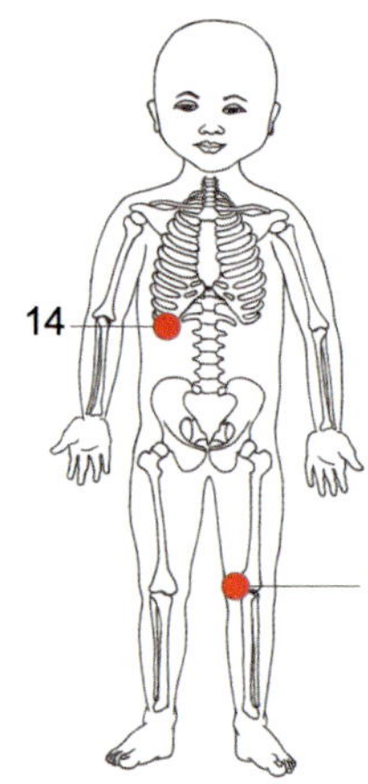

ebenso wie die „**Große Umarmung**“ (S. 82).

Übelkeit und Erbrechen

Um Übelkeit und Erbrechen zu lindern, halten Sie beide **SES 1**

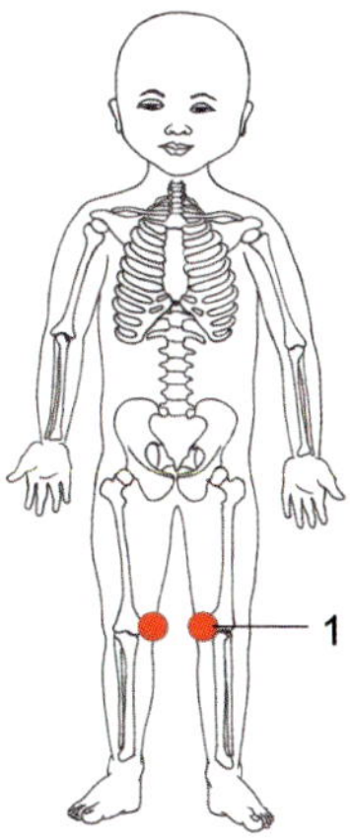

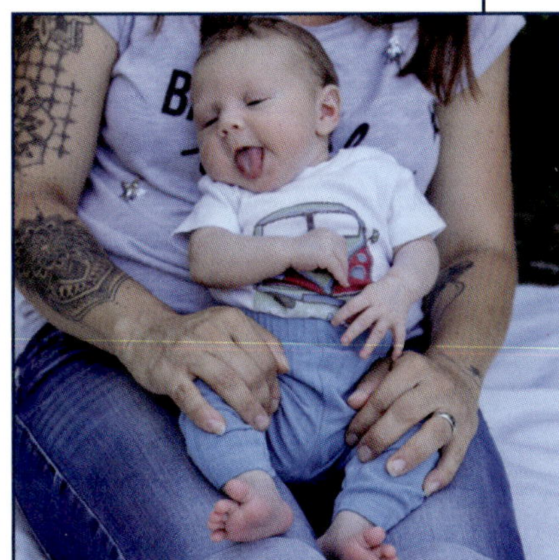

oder **SES 1** zusammen mit dem gegenüberliegenden **SES 14** (S. 104).

Auch **SES 21** und **SES 22** harmonisieren den Magen.

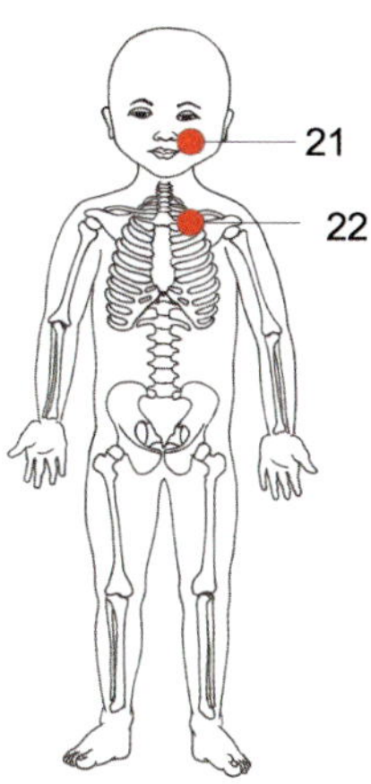

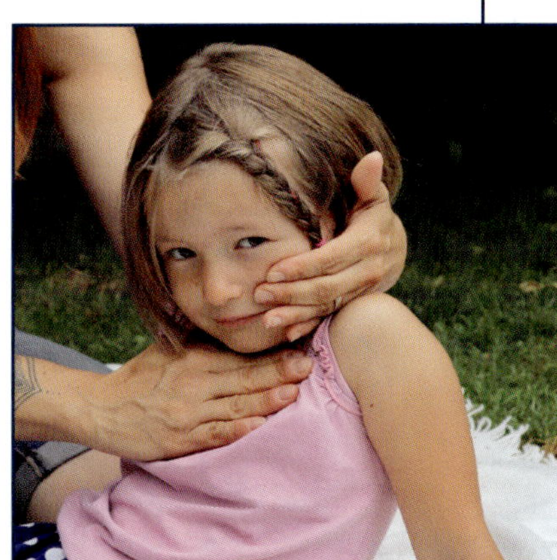

Nabelkoliken

Nabelkoliken treten vor allem im Kindergartenalter auf. Es handelt sich um kolikartige Schmerzen in der Nabelgegend, für die man keine organische Ursache finden kann. Oft treten die Schmerzen aus „heiterem Himmel" auf.

Legen Sie eine Hand auf ein **SES 1** und die andere Hand auf den **Bauch** in den Bereich der Schmerzen.

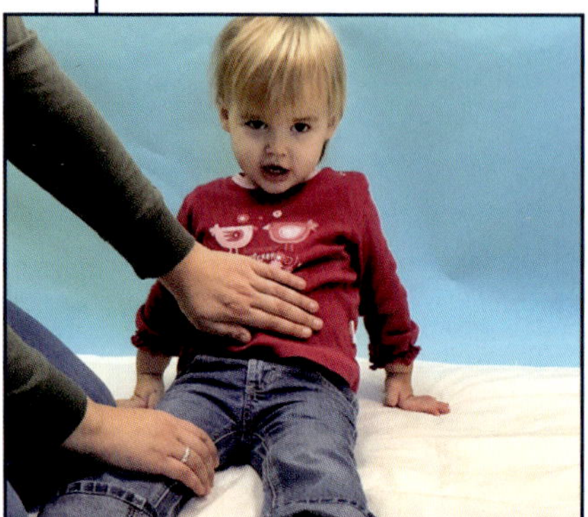

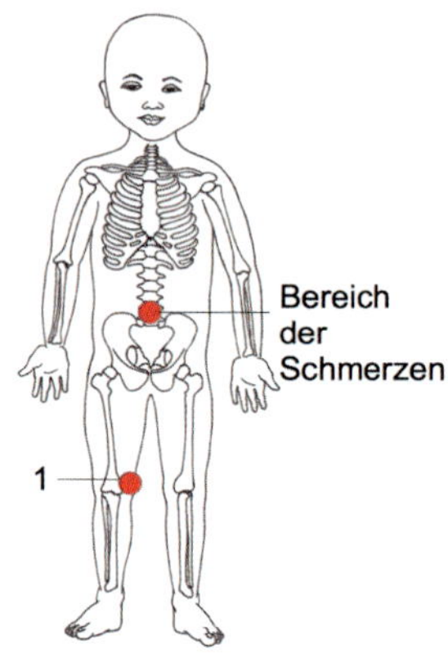

Oder halten Sie das **SES 20** und das **gegenüberliegende SES 19**.

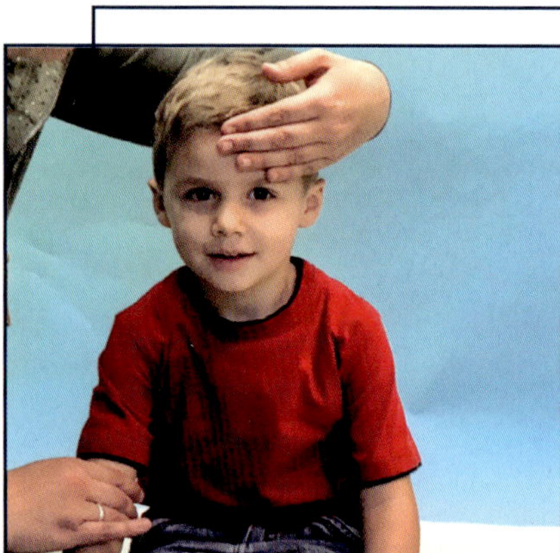

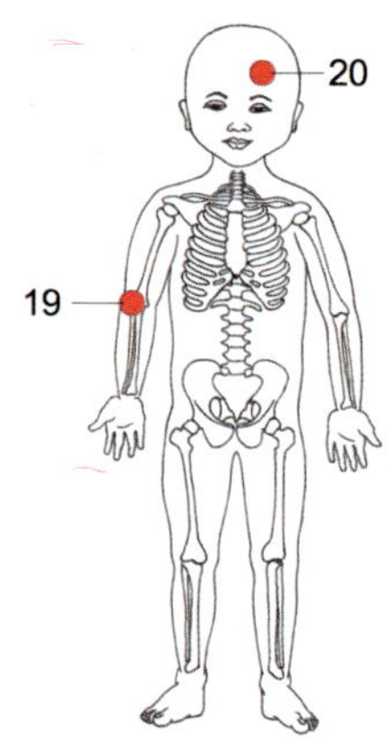

Auch **SES 17** wirkt entkrampfend und lindernd (S. 51).

Durchfall

Länger andauernder Durchfall muss unbedingt ärztlich abgeklärt werden!

Halten Sie beide **SES 8** (S. 42) oder legen Sie eine Hand auf das **rechte hohe SES 1** und die andere Hand auf das **rechte SES 8**.

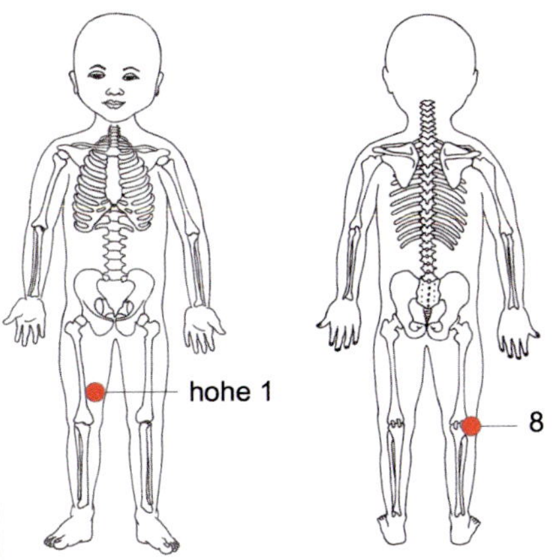

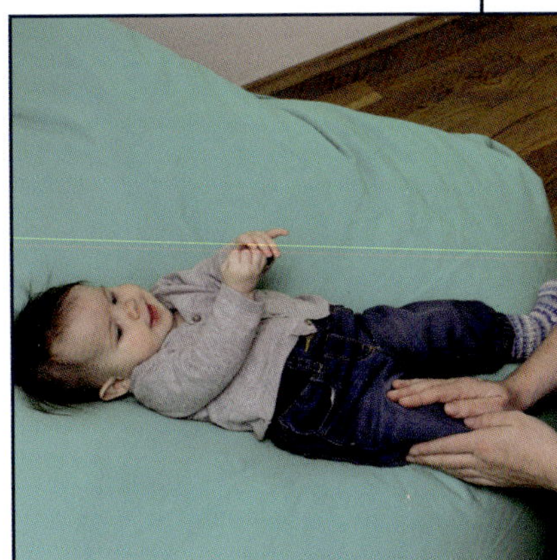

Oder legen Sie eine Hand in eine **Kniekehle**, die andere Hand an das **Steißbein**.

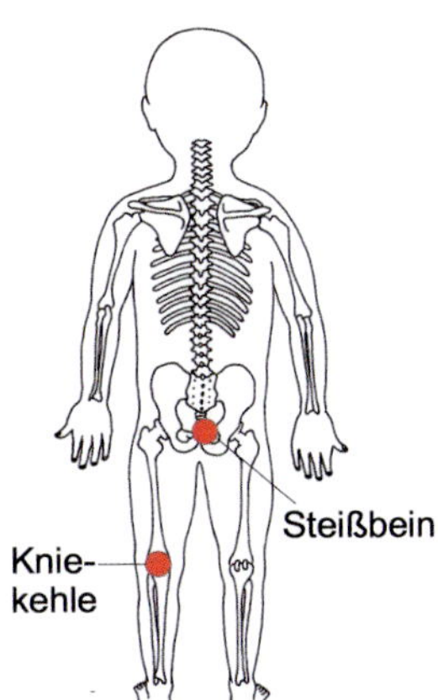

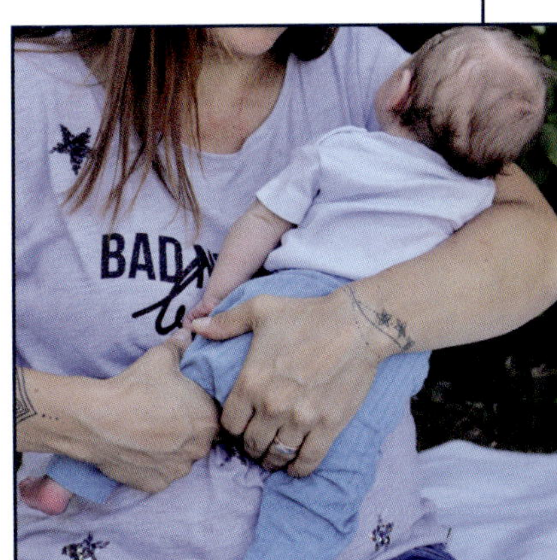

Auch das **hohe SES 1** zusammen mit dem **gegenüberliegenden hohen SES 19** beruhigt den Darm.

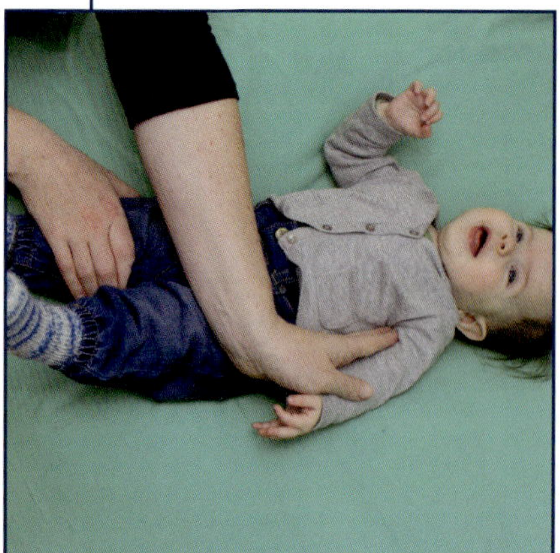

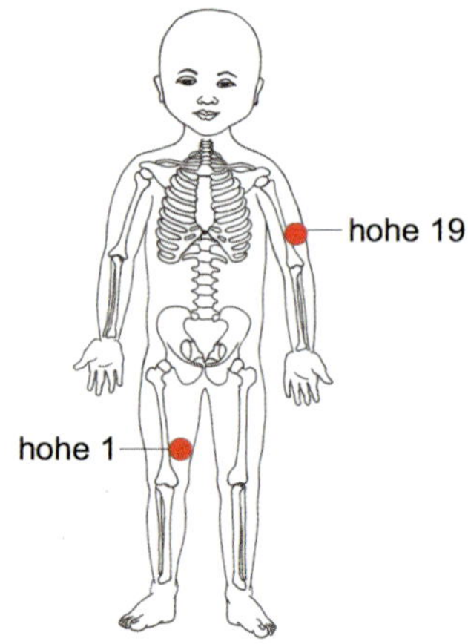

Verstopfung

Bei Verstopfung strömen Sie **beide SES 1** (S. 33).

Oder legen Sie eine Hand auf das **SES 11** und halten Sie mit der anderen Hand den **gegenüberliegenden Zeigefinger**.

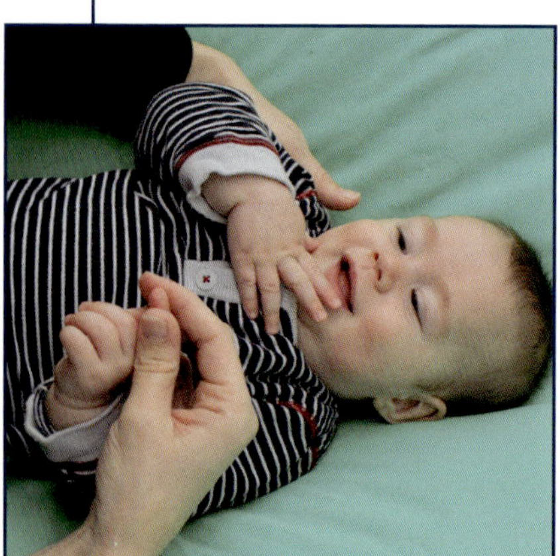

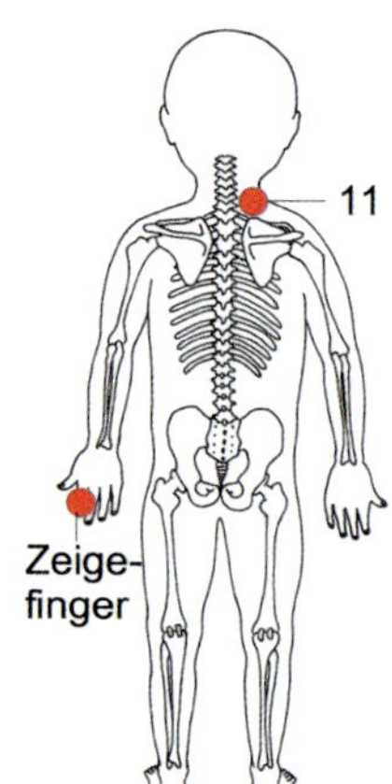

Appetit- und Essstörung

Der **Magenstrom** (S. 70) bringt den Appetit ins Gleichgewicht, harmonisiert ungesunde Gelüste und balanciert das Gewicht aus. Auch der **Milzstrom** (S. 66) harmonisiert den Appetit und das Essverhalten. Es ist auch ein wichtiger Strom bei allen Essstörungen.

Nahrungsmittelunverträglichkeiten

Ein wichtiges Energieschloss bei allen Unverträglichkeiten ist das **SES 22** (S. 56). Und wenn es speziell um Nahrungsmittel geht, ist auch das **SES 14** (S. 48) wesentlich, es hilft, dass wir alles vertragen und verdauen können. Sie können die beiden Energieschlösser auch zusammen halten:

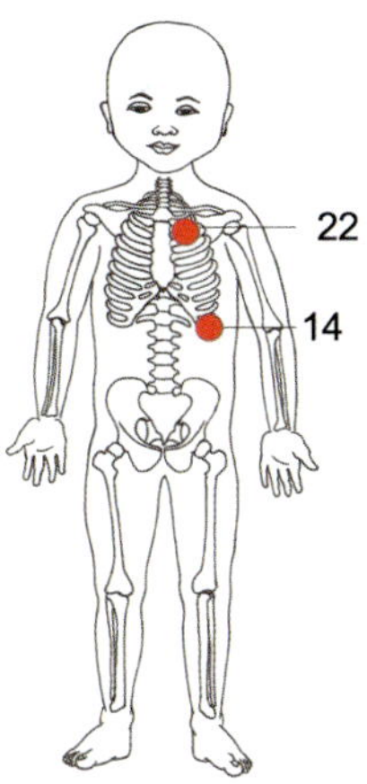

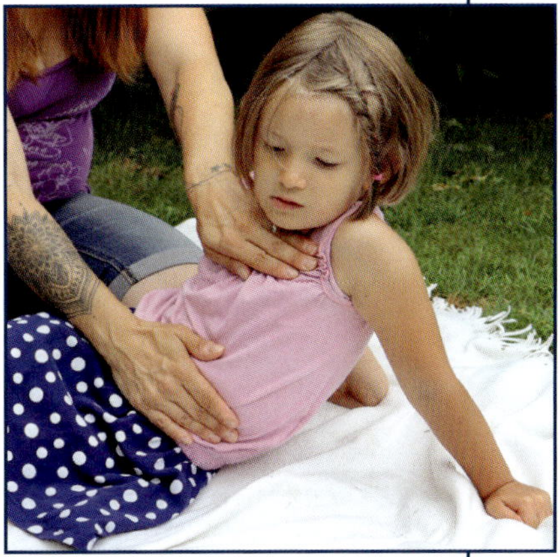

Reiseübelkeit

Halten Sie **beide SES 14** (S. 48) oder **SES 14** zusammen mit **SES 1**.

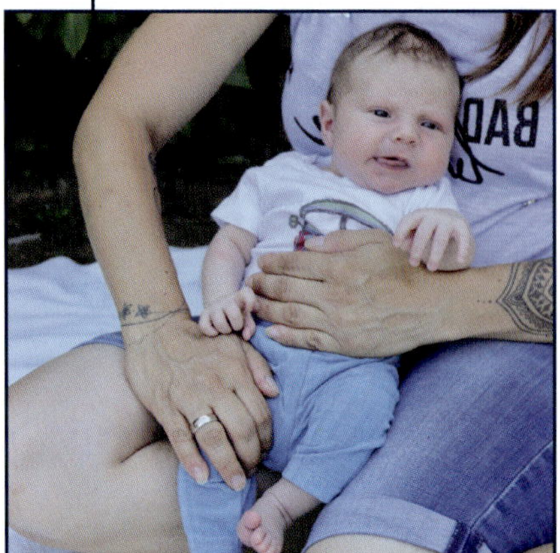

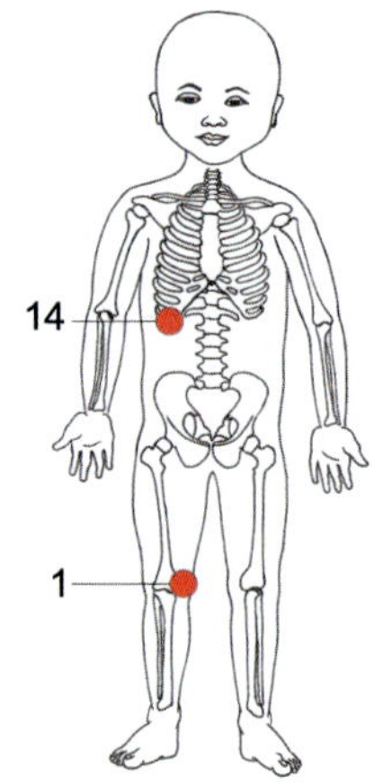

Auch das **SES 22** hilft dem Körper, sich an das Reisen anzupassen (S. 56).

Und auch **SES 17** (am Handgelenk) kann die Übelkeit lösen (S. 51).

Wenn Ihr Kind schon groß genug ist, kann es sich auch während der Fahrt selbst strömen.

Pilzinfektionen und Soor

Zu einer gesunden Darmflora gehören Pilze und Bakterien, aber wichtig ist natürlich ein harmonisches Gleichgewicht. Nehmen Pilze überhand, können Sie Ihr Kind durch Strömen unterstützen. Ein wichtiger Strom bei Pilzen ist der **Milzstrom** (S. 66ff.)!

Und ein recht einfacher und auch wirkungsvoller Griff: Legen Sie eine Hand an das **Steißbein** und halten Sie mit der anderen Hand erst die eine, dann die andere **Ferse**.

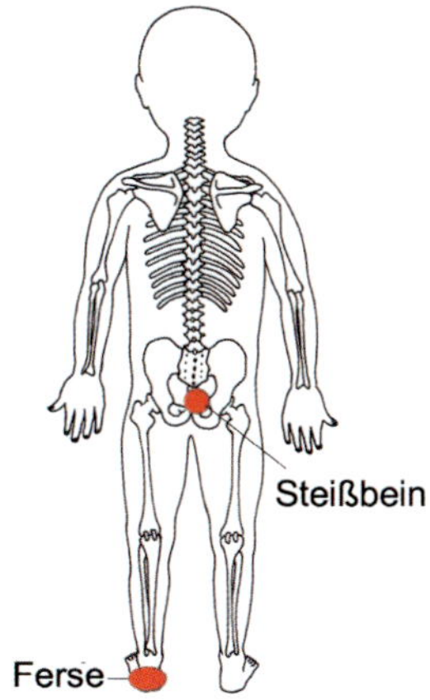

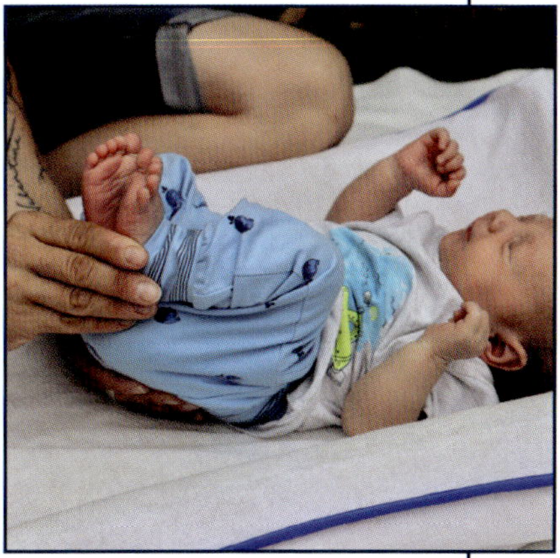

Parasiten

Wenn Ihr Kind öfter mit Parasiten zu tun hat (Würmer, Läuse etc.), strömen Sie so oft wie möglich das **SES 19** (S. 53). Harmonisieren Sie auch das **Immunsystem**! (S. 133)

Chronische Darmerkrankungen

Natürlich gehören chronische Darmerkrankungen in die Hände des Arztes. Sie können aber immer Ihr Kind mit Strömen unterstützen, indem Sie eine Hand an das **SES 11** legen und mit der anderen Hand den **gegenüberliegenden Zeigefinger** halten.

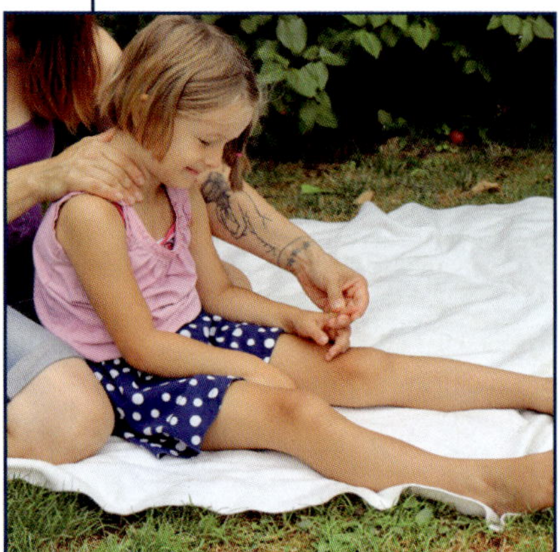

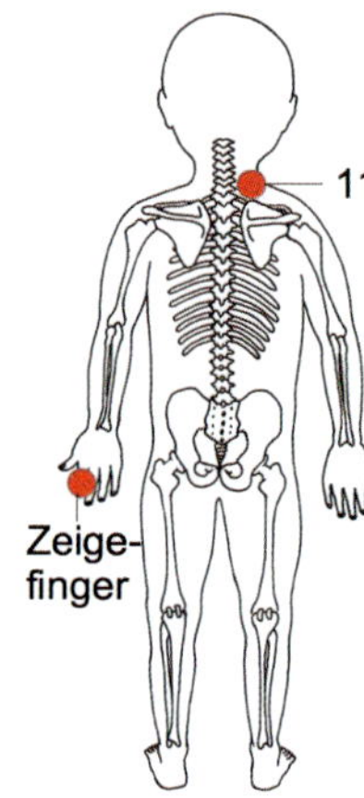

Oder halten Sie das **SES 11** und das **gegenüberliegende SES 13**.

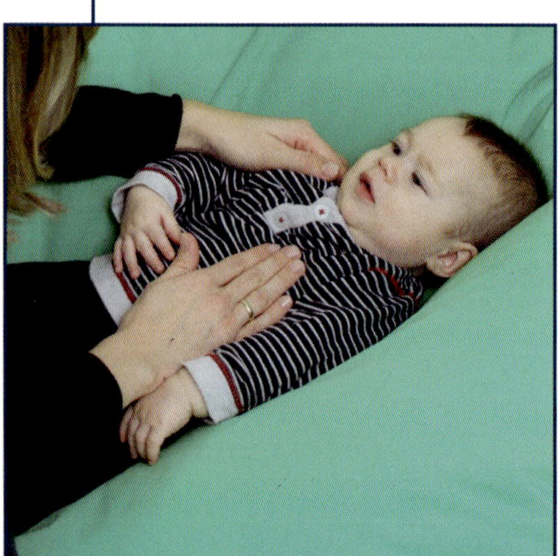

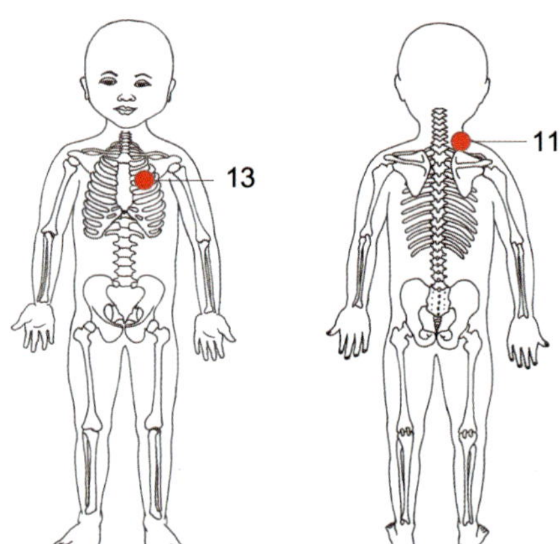

Leistenbruch-/ Nabelbruch

Lassen Sie es zuerst ärztlich abklären.
Halten Sie **SES 11** zusammen mit **SES 15** auf der betroffenen Seite.

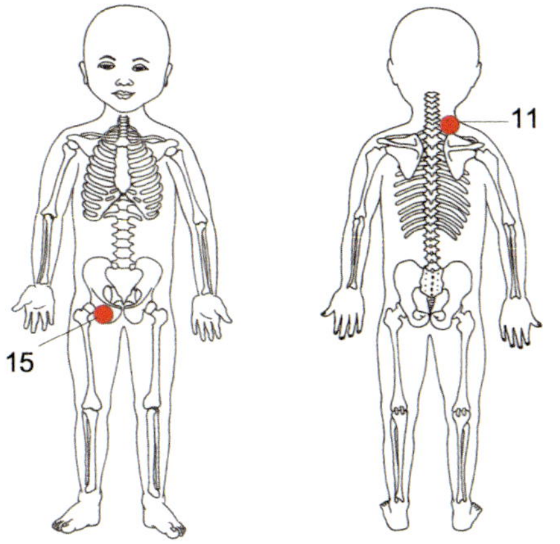

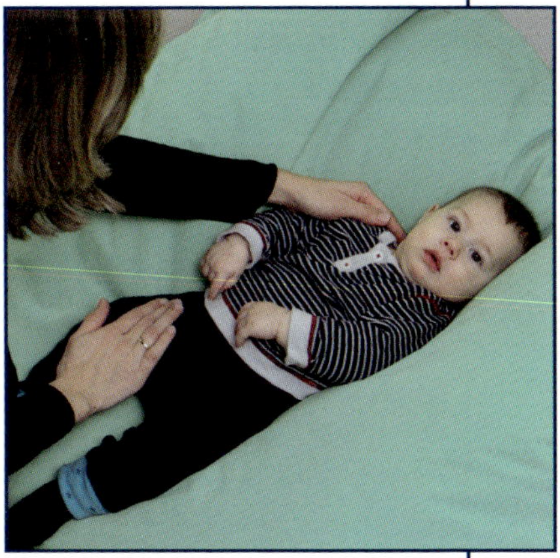

Oder legen Sie eine Hand auf den **Bruch** und die andere Hand auf das **SES 15** der betroffenen Seite.

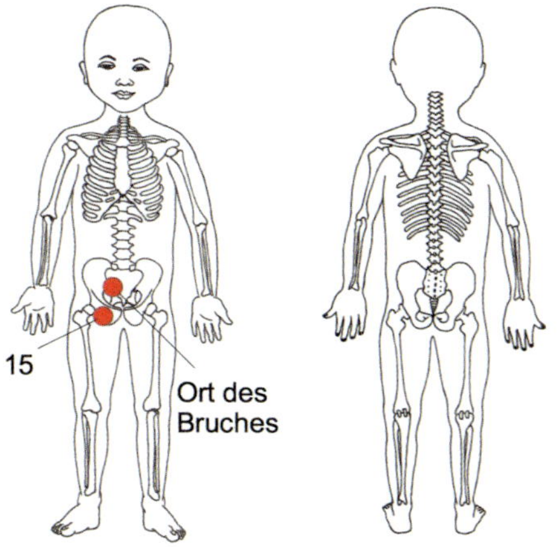

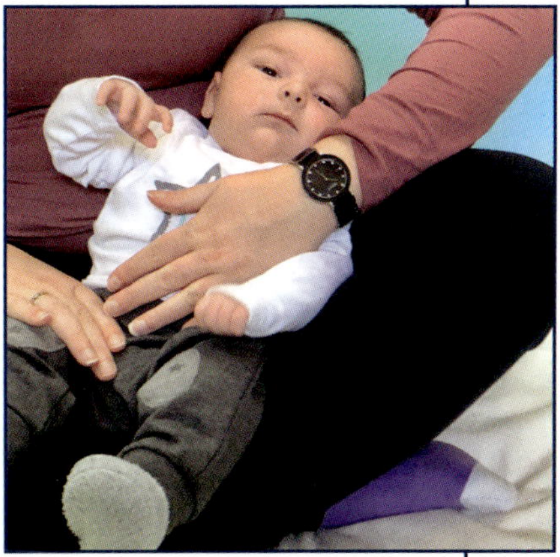

Kopf

Kopfschmerzen/Migräne

Kopfschmerzen und Migräne können unterschiedliche Ursachen haben. Vor allem, wenn sie häufiger auftreten, ist es wichtig, das zugrundeliegende Thema herauszufinden, und dann können Sie immer unterstützend strömen.

Der Ström-Schmerzgriff ist folgender: Halten Sie **SES 16** und **SES 5** – beide Energieschlösser erwischen Sie automatisch, wenn Sie die Fersen halten. Sie können entweder erst die eine Ferse halten und dann die andere, oder Sie nehmen in jede Hand eine Ferse und halten beide gleichzeitig.

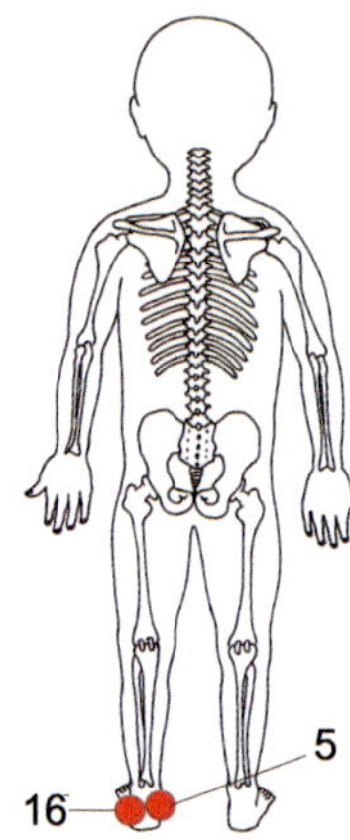

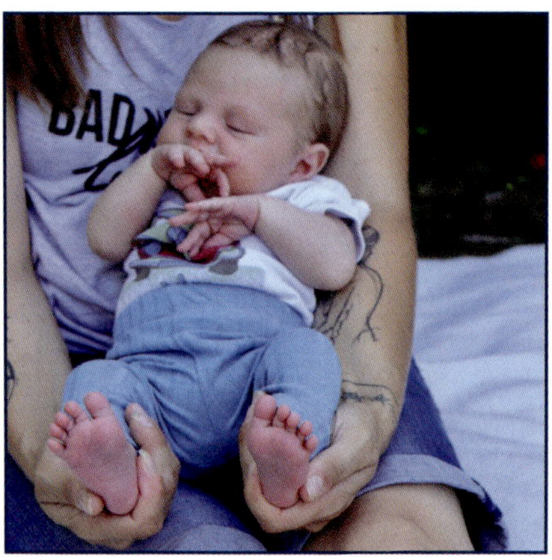

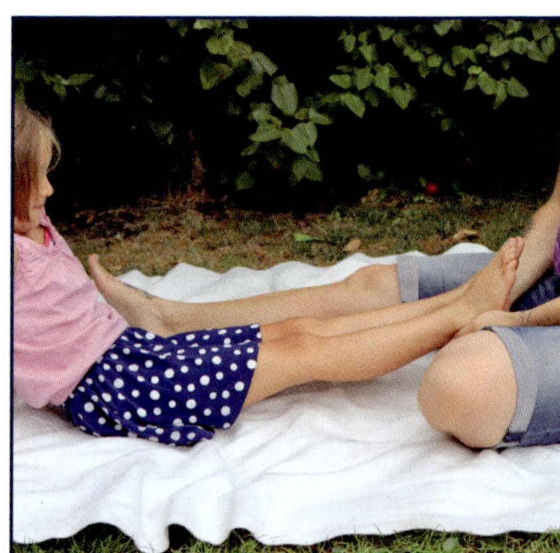

Auch das **SES 1** (S. 33) kann Kopfschmerzen lösen.

Das **SES 7** ist ein sehr kraftvolles Energieschloss bei **Migräne**. Halten Sie einfach die großen Zehen.

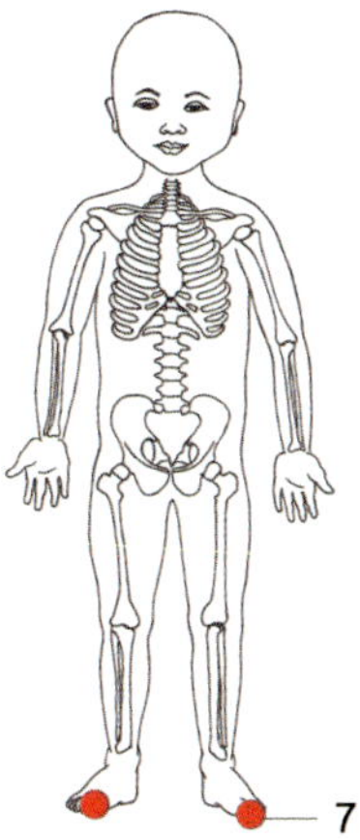

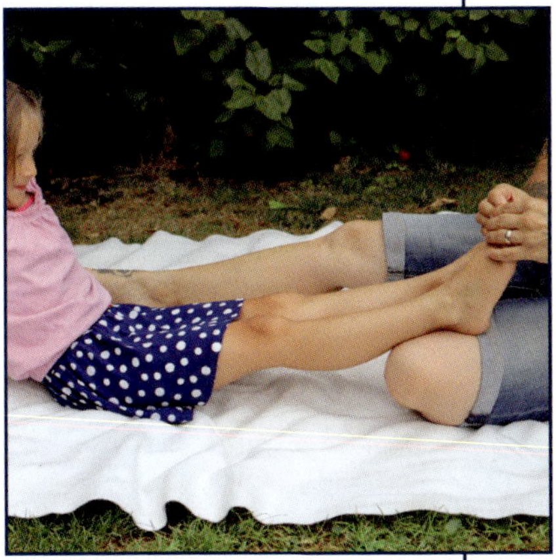

Legen Sie eine Hand auf die **Stirn** und die andere Hand in den **Nacken**.

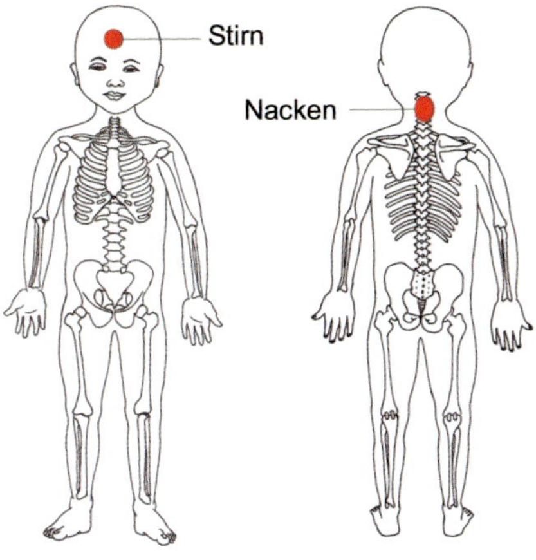

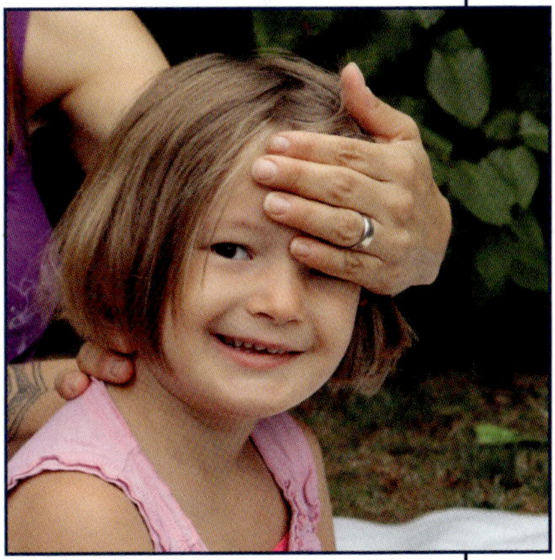

Bei Kopfschmerzen im Hinterkopf machen Sie den **Blasenstrom** oder den Kurzgriff dieses Stromes (S. 75).

Augen

Der Haupt-Strömgriff für die Augen ist folgender:
Legen Sie eine Hand auf das **SES 20** der Körperseite des betroffenen Auges und die andere Hand auf das gegenüberliegende **SES 4**.

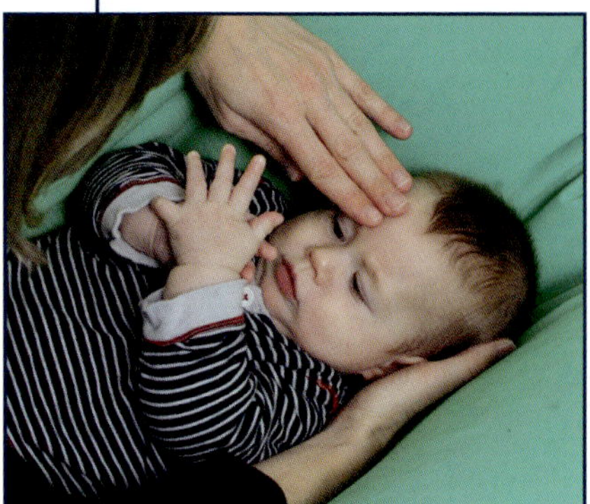

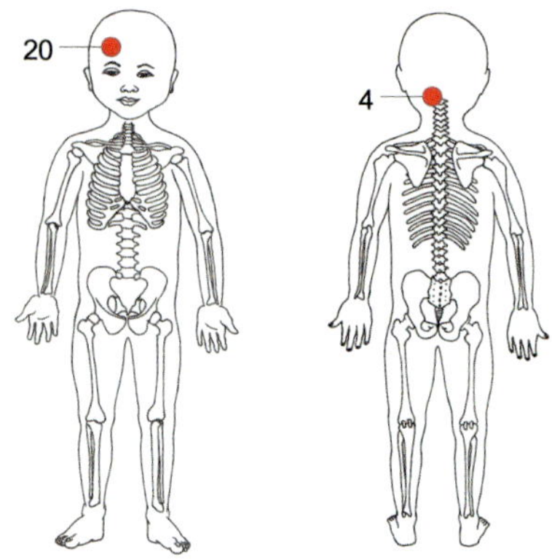

Sie können natürlich auch beide Seiten auf einmal strömen, indem Sie eine Hand auf die **Stirn** auf **beide SES 20** legen und die andere Hand in den **Nacken** auf **beide SES 4**.

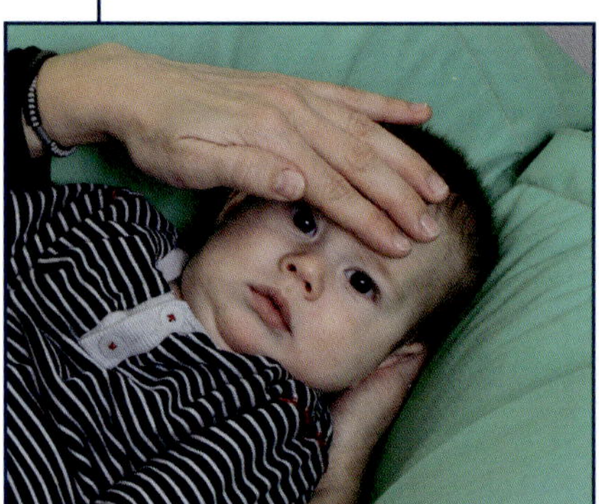

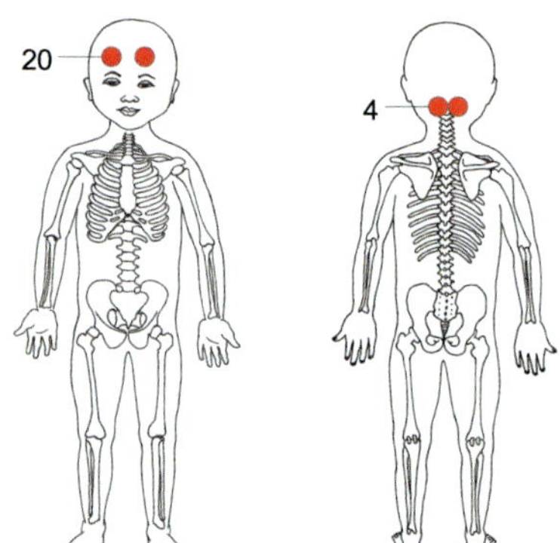

Diese beiden Griffe können Sie bei allen Augenthemen anwenden: Entzündungen, Gerstenkorn, Fehlsichtigkeit oder zur allgemeinen Stärkung der Augen.

Augenentzündungen

Wenden Sie oben genannten Griff an (**SES 20 +gegenüberliegendes SES 4**) oder halten Sie das **SES 22** des betroffenen Auges und das **gegenüberliegende SES 4**.

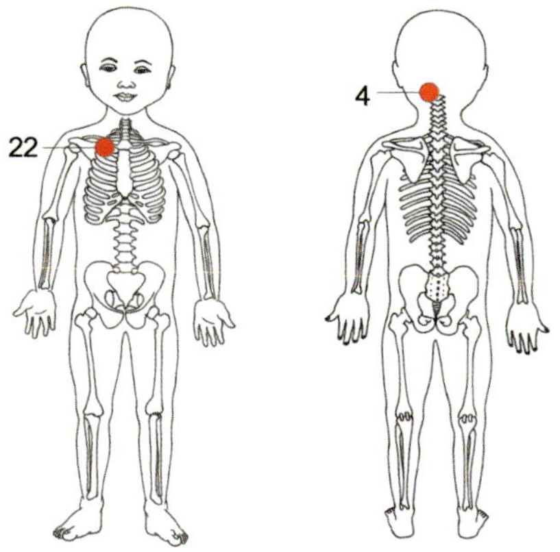

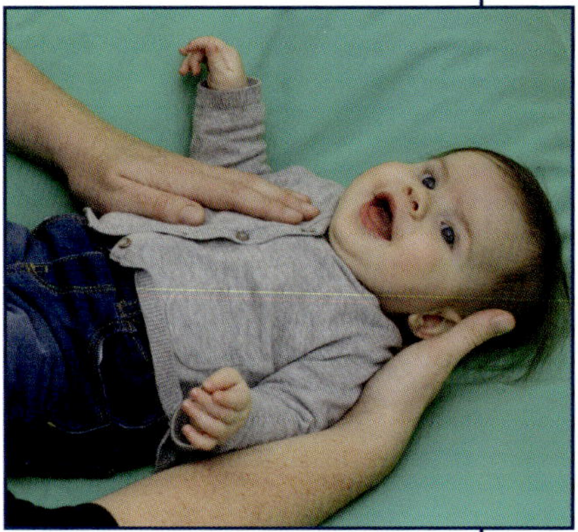

Lidrandentzündung

Halten Sie das **SES 20** oberhalb des betroffenen Auges und das **gegenüberliegende SES 19**.

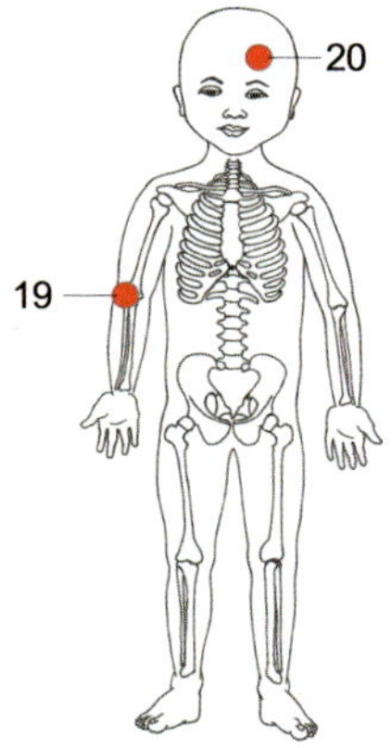

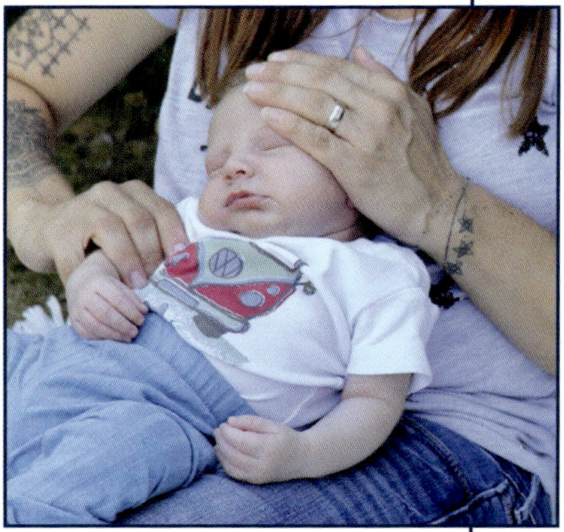

Schielen und andere Fehlsichtigkeiten

Auch da können Sie durch Strömen unterstützen, mit dem oben genannten allgemeinen Griff für die Augen. Zwei weitere sehr harmonisierende und stärkende Griffe sind folgende:

Legen Sie eine Hand in die **Achselhöhle** auf der Seite des betroffenen Auges und die andere Hand an die **gegenüberliegende hohe 19**.

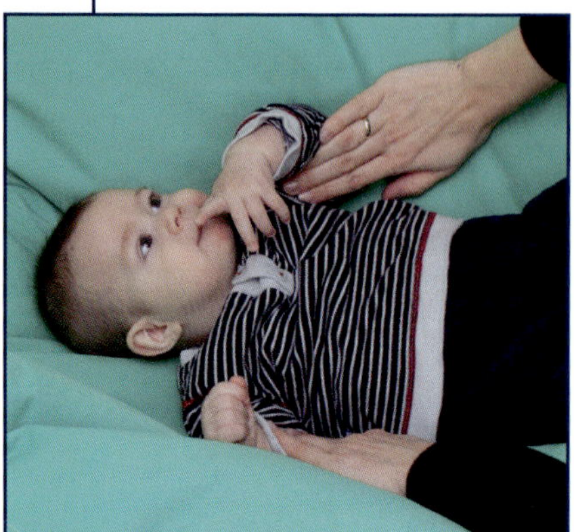

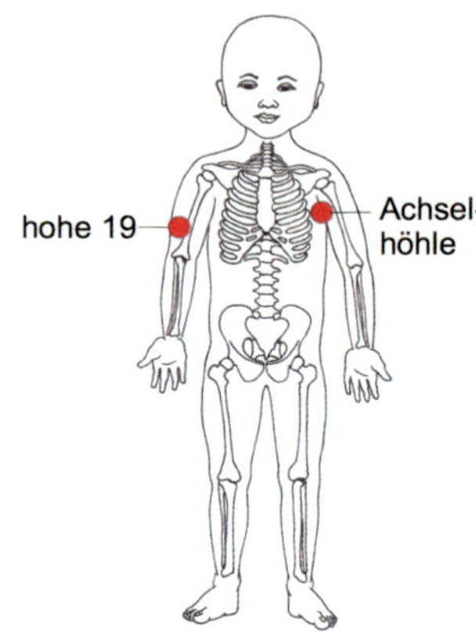

Oder legen Sie eine Hand auf die Brust auf **beide SES 13** und die andere Hand in den Nacken auf **beide SES 4**.

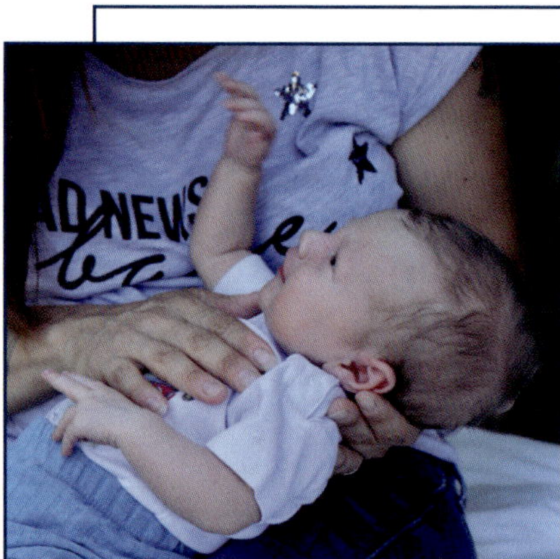

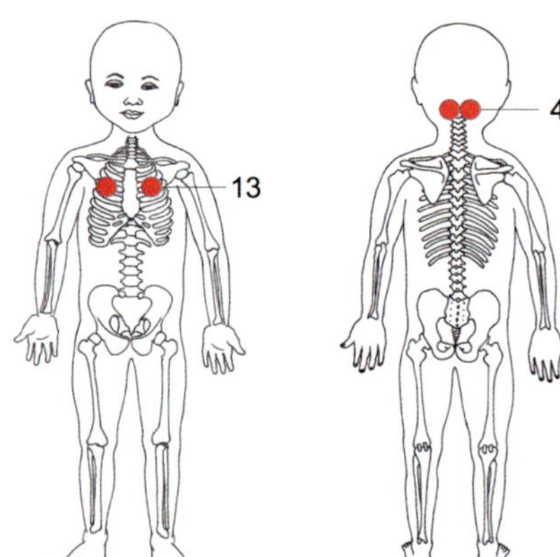

Fremdkörper im Auge

Legen Sie die *linke Hand* locker auf das betroffene **Auge** und die *rechte Hand* auf die **linke Hand**.

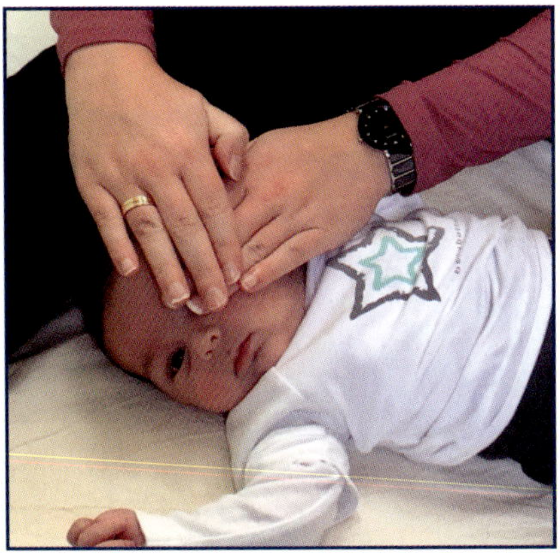

Oder halten Sie beide **SES 1** (S. 33).

Verklebung des Tränenkanals

Das kommt bei Babys öfter vor, dass ein Auge tränt oder manchmal auch beide Augen tränen. Das kann ein Hinweis auf einen verklebten Tränenkanal sein.

Legen Sie eine Hand in den Nacken auf **beide SES 12** und die andere Hand an das **Steißbein**.

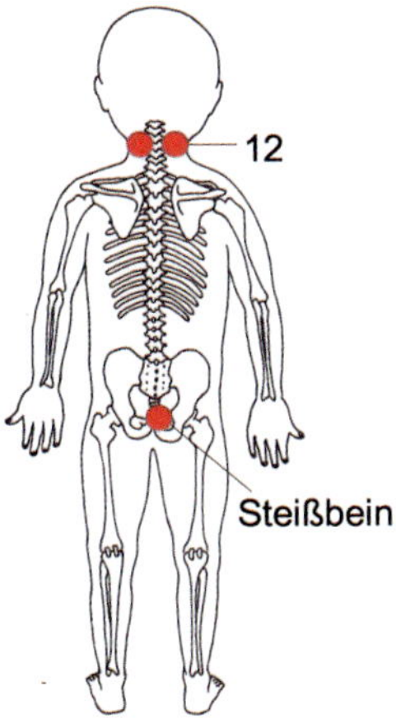

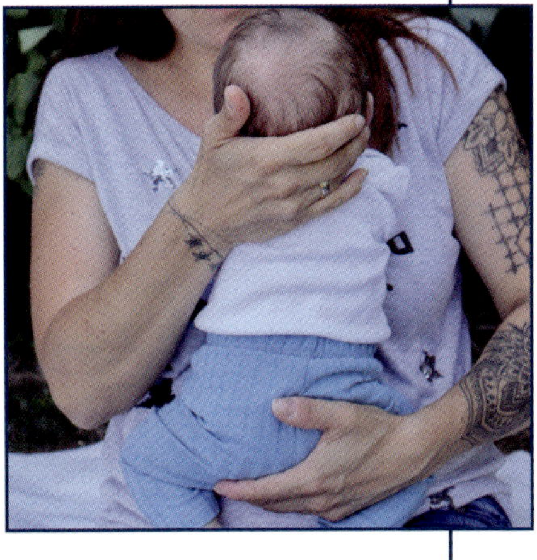

Ohren

Der **Blasenstrom** harmonisiert alles, was mit den Ohren und dem Hören zu tun hat (S. 75).

Ohrenentzündung

Legen Sie eine Hand in den Nacken auf **beide SES 4** und die andere Hand auf die **Stirn** (**SES 20**).

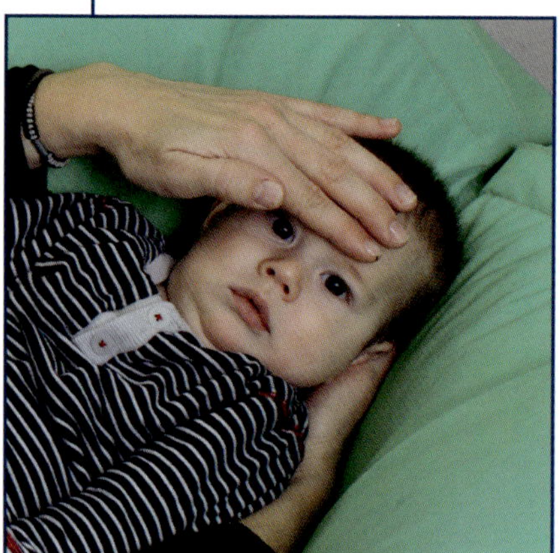

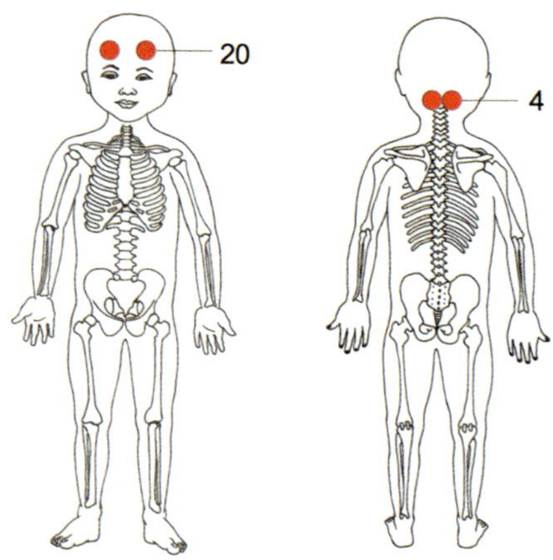

Oder legen Sie eine Hand in den **Nacken** auf **beide SES 4** und die andere Hand auf die **Brust** auf beide **SES 13** (S. 118).

Um die Schmerzen zu lindern, halten Sie die **Fersen**, entweder erst die eine (SES 5 und SES 16) und dann die andere, oder beide zugleich (S. 114). **SES 5** ist auch ein **wichtiges Energieschloss für die Ohren** (S. 38).

Um die Heilung der Entzündung zu unterstützen, halten Sie **SES 3** zusammen mit **SES 15**.

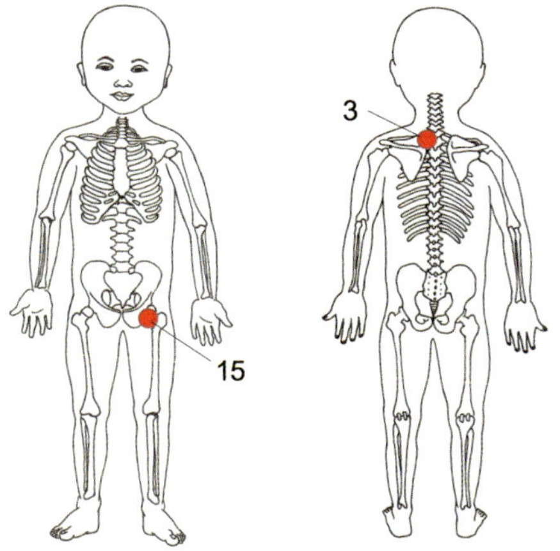

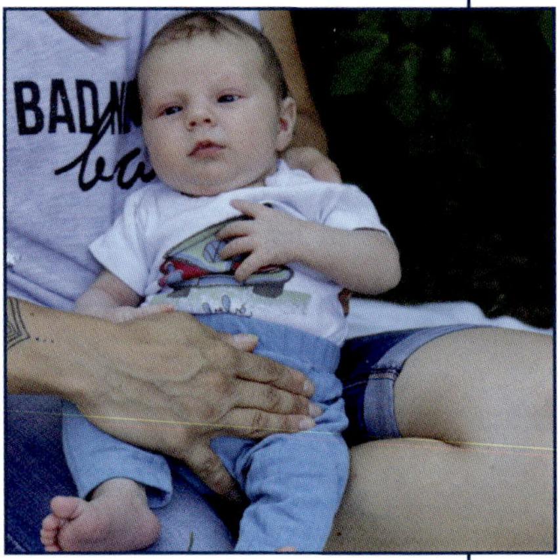

Oder legen Sie eine Hand auf das **SES 13** und die andere Hand auf das **SES 25** auf der Körperseite des betroffenen Ohres.

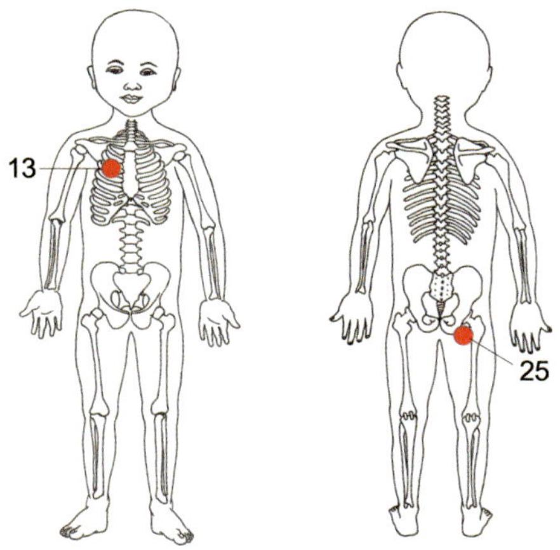

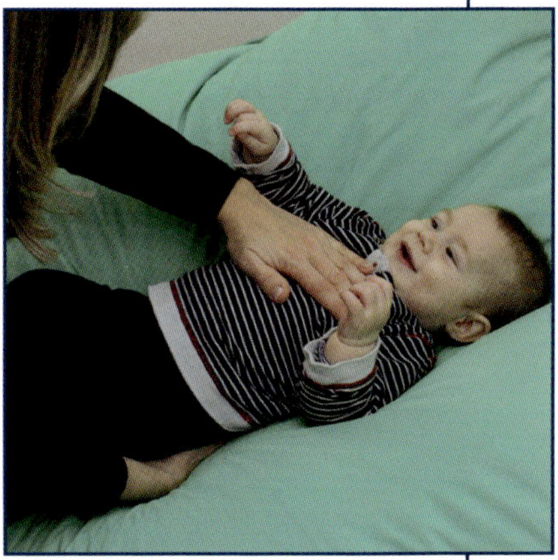

Gehör

Bei Beeinträchtigungen des Gehörs können Sie folgende Griffe strömen:
Legen Sie eine Hand auf das **SES 11** und die andere Hand auf das **gegenüberliegende SES 13**,

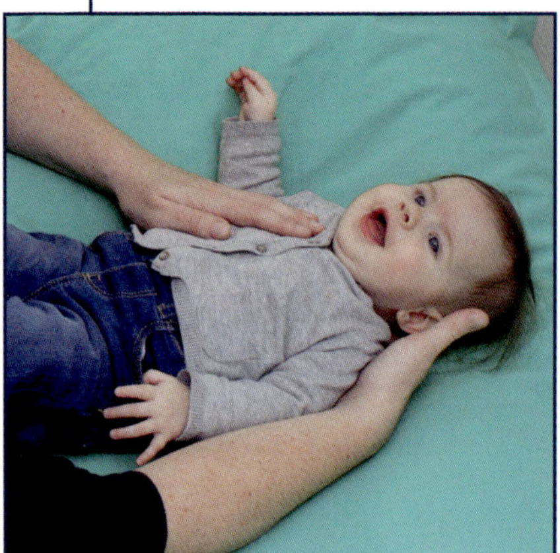

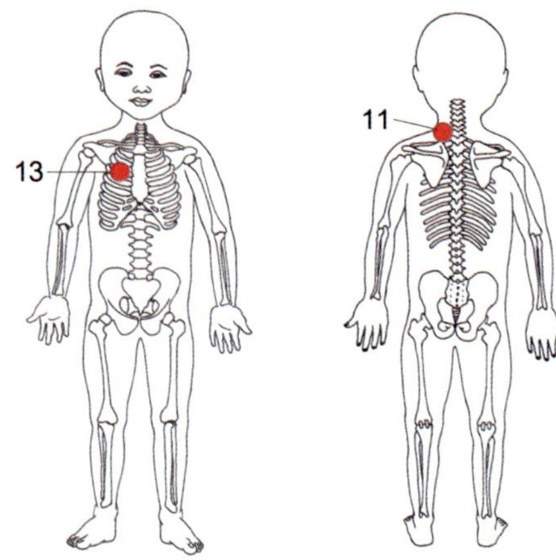

oder legen Sie eine Hand an das **Schambein** und halten Sie mit der anderen Hand den **kleinen Zeh** auf der Seite des betroffenen Ohres.

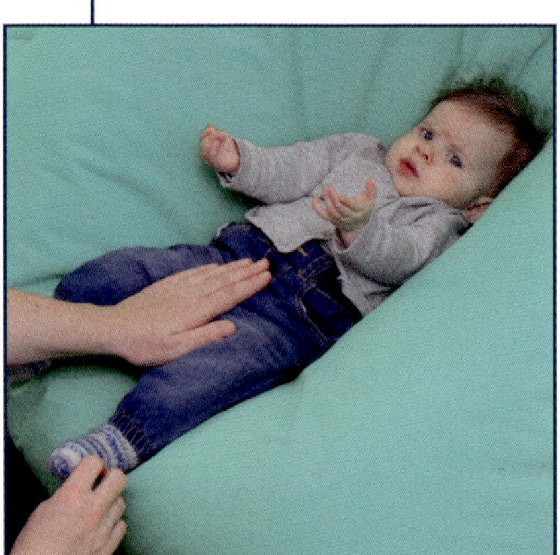

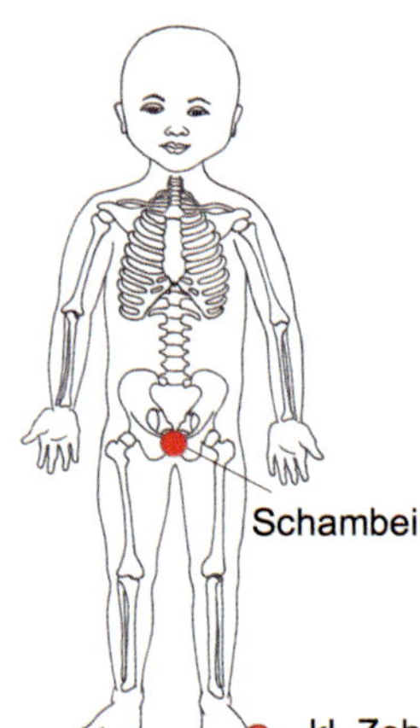

Mund und Zähne

Der **Magenstrom** ist der Strom für alles, was mit Mund, Zähnen, Zahnfleisch und Kiefer zu tun hat! (S. 70)

Zahnungsbeschwerden

Um Zahnungsbeschwerden zu lindern, halten Sie mit einer Hand die **Ferse** (SES 5+SES 16) und die **Wade** (Bereich des tiefen SES 8) zur gleichen Zeit.

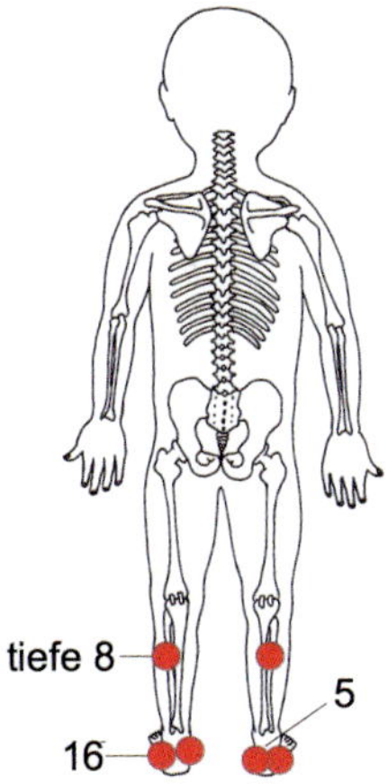

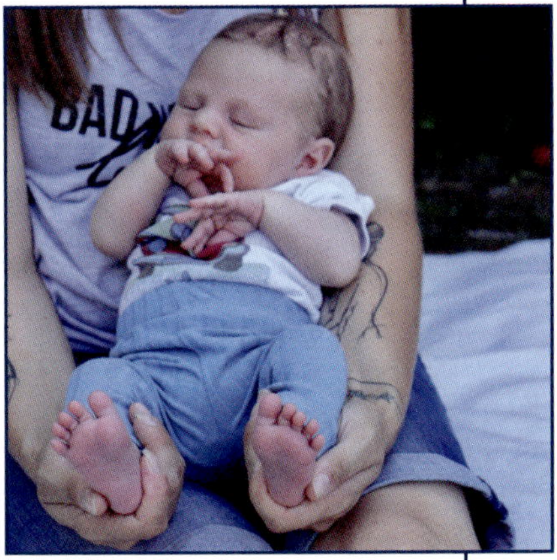

Natürlich können Sie auch zuerst mit einer Hand die **Ferse** halten und mit der anderen Hand die **Wade**, erst des einen und dann des anderen Beines.

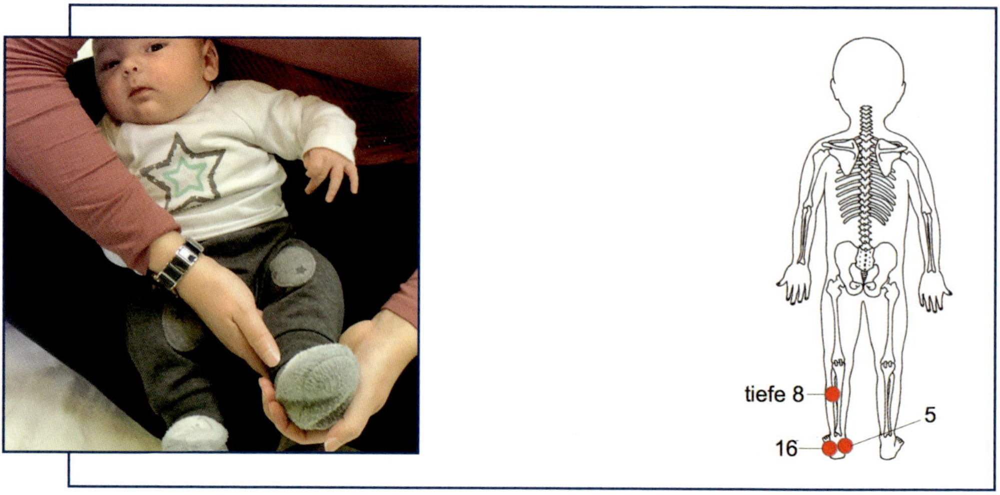

Oder halten Sie **SES 21** und **SES 22.**

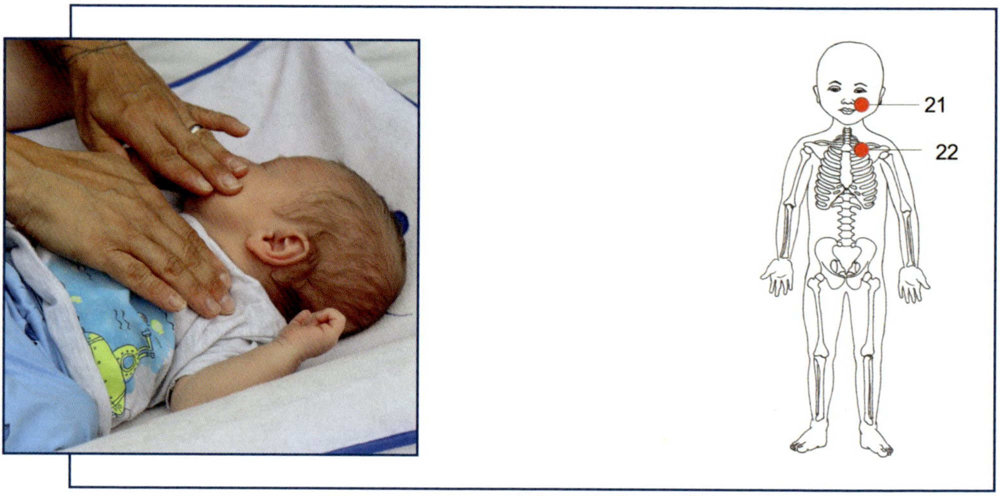

Karies (vorbeugen)

Um Karies vorzubeugen machen Sie den **Magenstrom** (S. 70) oder legen Sie eine Hand an das **Schambein** und die andere Hand zuerst an den einen und dann an den anderen **kleinen Zeh**.

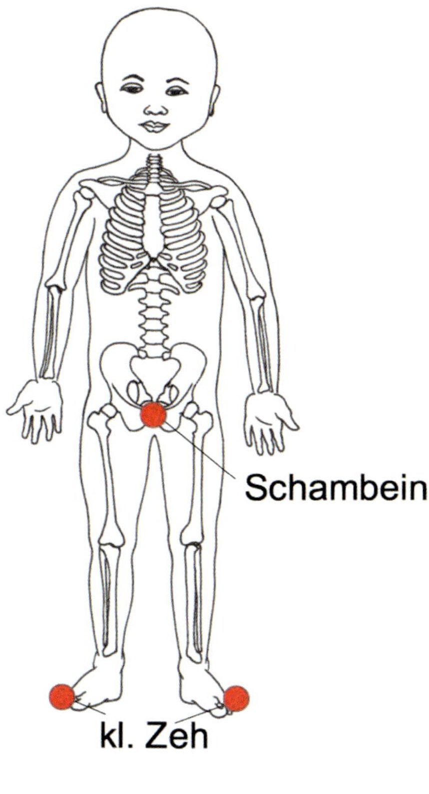

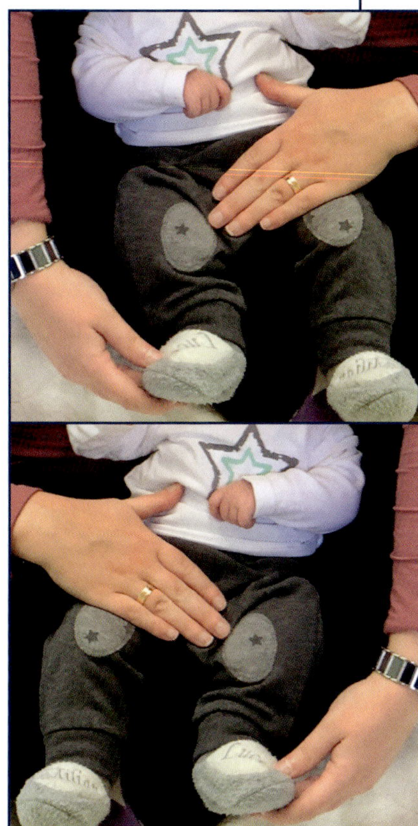

Zähneknirschen

Strömen Sie **beide SES 14** (S. 48) oder halten Sie **SES 14** zusammen mit **SES 12**.

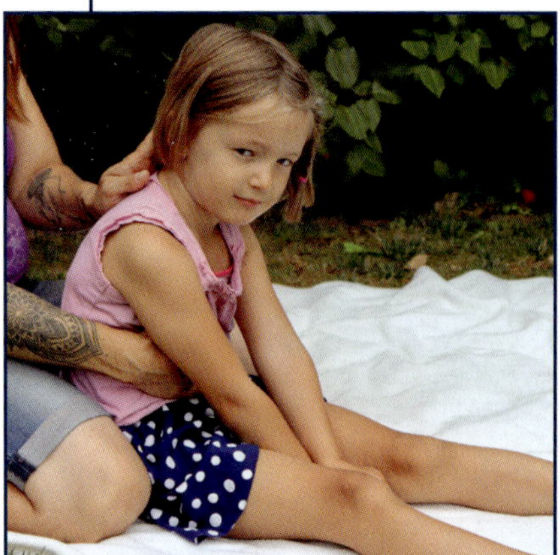

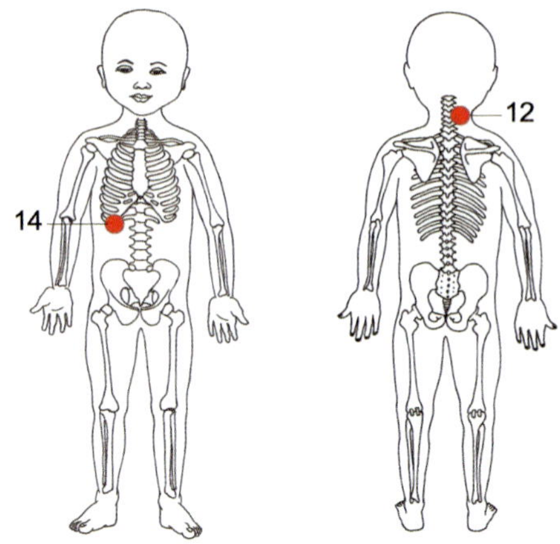

Oder legen Sie eine Hand an das **Schambein** und die andere Hand zuerst an den einen und dann an den anderen **kleinen Zeh** (S. 125).

Mundsoor

Machen Sie den **Milzstrom** (S. 66)!
Halten Sie beide **SES 19** (S. 53).

Mundfäule

Die sogenannte Mundfäule wird ausgelöst durch Herpes-Viren. Strömen Sie **SES 3** zusammen mit **SES 15** (S. 35).

Zusätzlich machen Sie den **Milzstrom** (S. 66) oder dessen Kurzgriff.

Und halten Sie die **Waden**!

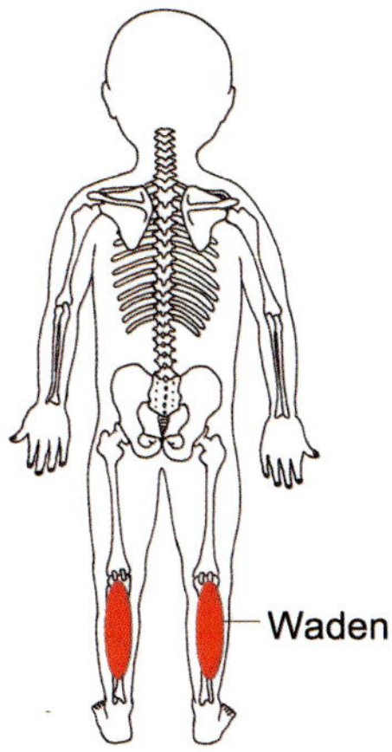

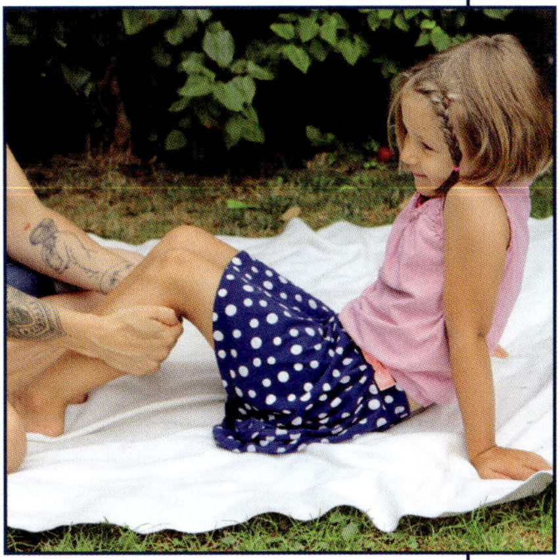

Haut

Hautprobleme sind ein sehr vielschichtiges Thema, da die Haut sozusagen ein übergeordnetes Organ ist. Sie ist die Projektionsfläche der Organe, über die Haut spiegeln sich unsere Emotionen und die Haut ist sowohl ein Atmungs- als auch ein Entgiftungsorgan. Von daher müssen Probleme mit der Haut auch ganzheitlich behandelt werden. Wichtig ist eine allgemeine Harmonisierung des ganzen Wesens, zum Beispiel mit dem **Zentralstrom** (S. 61) oder den **Betreuerströmen** (S. 65).

Allgemeine Strömgriffe für die Haut

Es gibt zwei sogenannte Ström-Hautspezialisten: den **Magenstrom** (S. 70) und den **Milzstrom** (S. 66). Die können Sie entweder in der langen Fassung oder als Kurzgriff bei allen Hautthemen strömen.

Auch die **Waden** harmonisieren alle Hautthemen. Bei Babys und Kleinkindern halten Sie einfach die Waden großflächig.

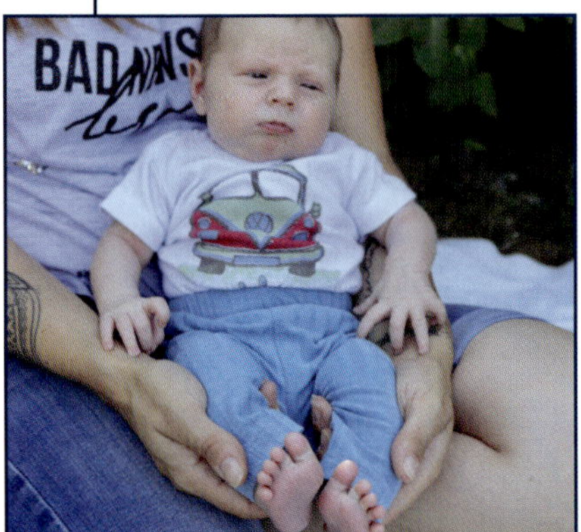

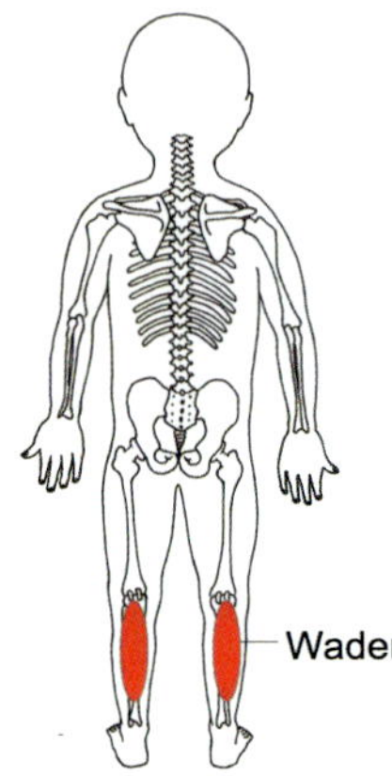

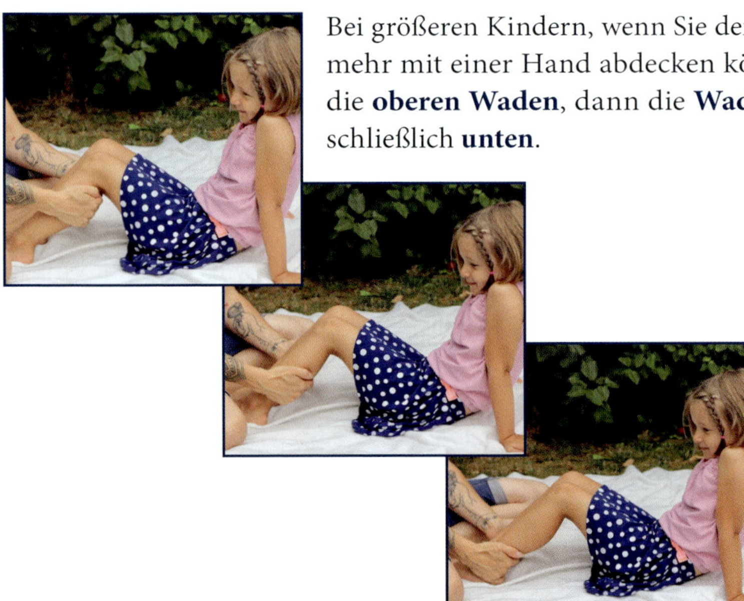

Bei größeren Kindern, wenn Sie den Wadenbereich nicht mehr mit einer Hand abdecken können, halten Sie erst die **oberen Waden**, dann die **Waden in der Mitte** und schließlich **unten**.

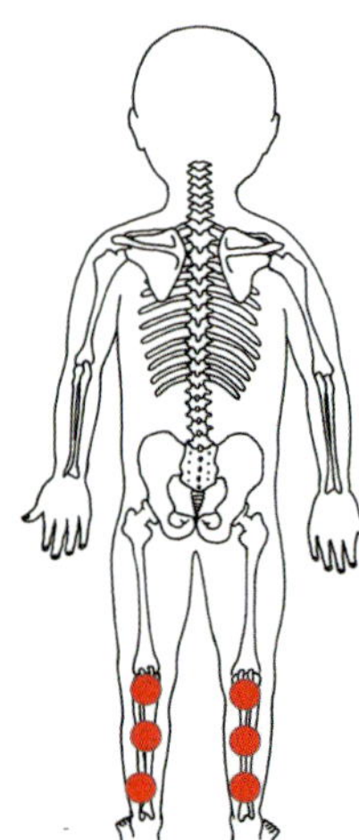

Ekzeme

Denken Sie auch an die oben genannten allgemeinen Strömgriffe für die Haut. Sie können auch **SES 22** zusammen mit **SES 14** halten (S. 99) oder **SES 3** zusammen mit dem gegenüberliegenden **SES 19**.

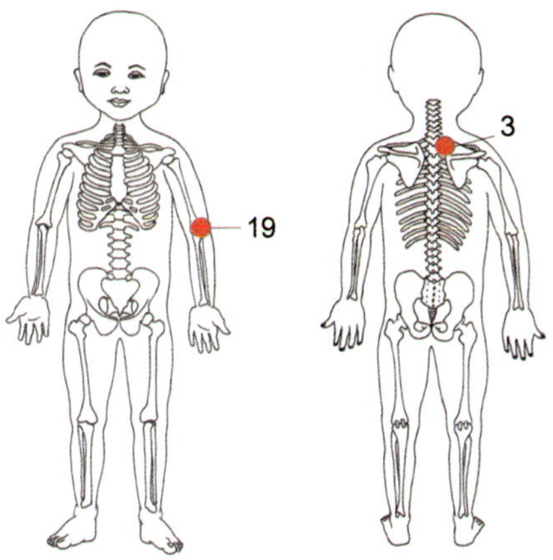

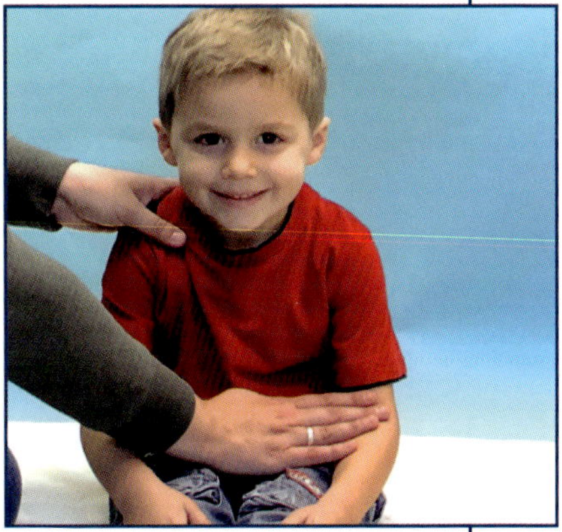

Juckreiz

SES 3 zusammen mit **SES 4** gehalten lindert Juckreiz.

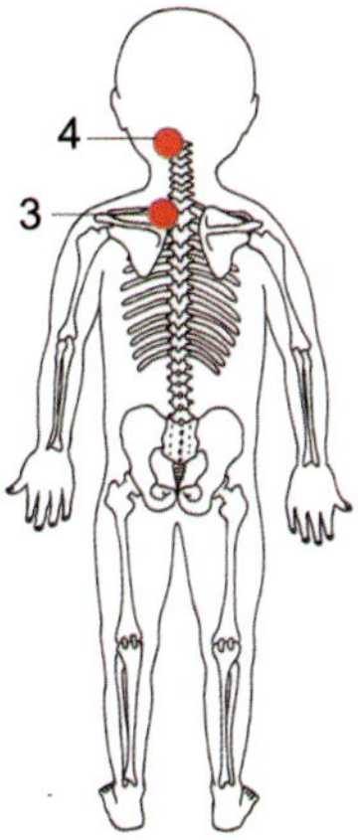

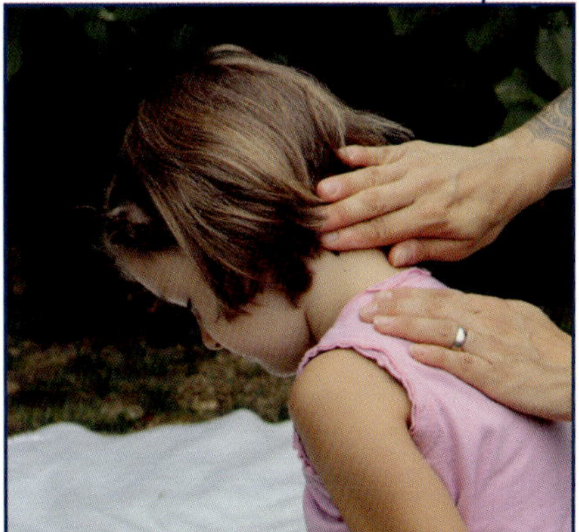

Windeldermaditis

Halten Sie die **Waden** (S. 128).

Warzen

Wenn Ihr Kind unter Warzen leidet, stabilisieren Sie am besten das ganze **Immunsystem** (S. 133). Um einzelne Warzen „wegzuschmelzen", legen Sie die *linke Hand* auf die **Warze** und die *rechte Hand* auf die **linke Hand** (S. 178).

Abszesse und Furunkel

Legen Sie die *linke Hand* auf die **betroffene Stelle** und die *rechte Hand* auf die **linke Hand** (S. 178).

Schuppenflechte

Halten Sie außer den bereits oben genannten Griffen beide **SES 1** (S. 33) und **SES 13** (S. 47). Sie können die beiden Energieschlösser auch zusammen halten:

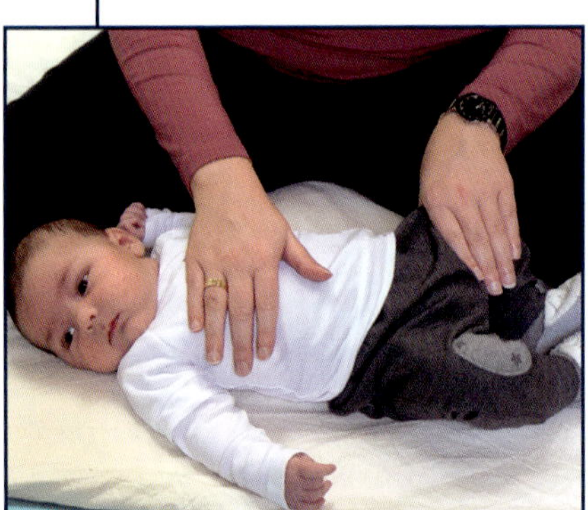

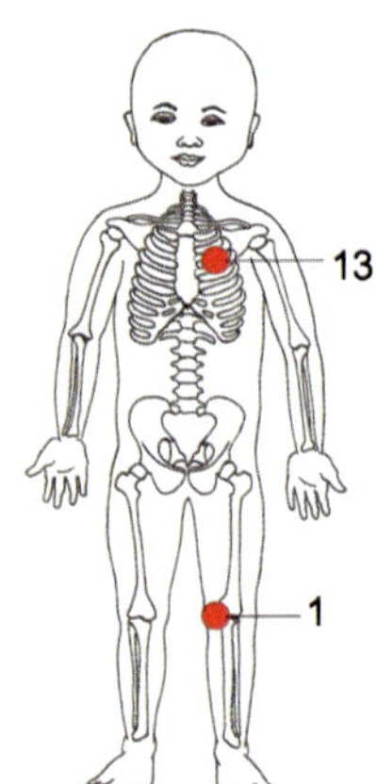

Oder halten Sie **SES 23** zusammen mit **SES 21**.

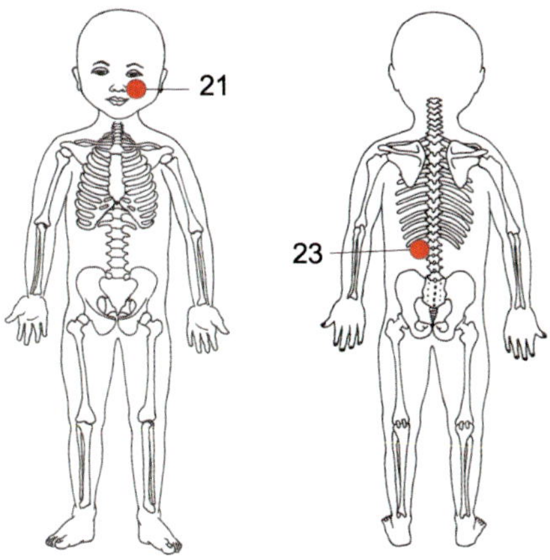

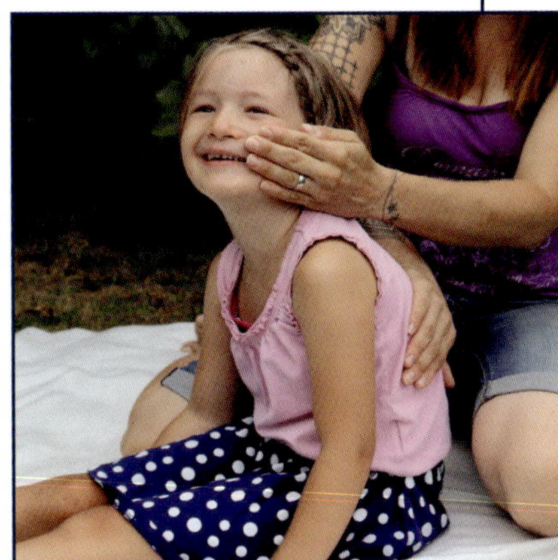

Auch können Sie **SES 11** und den **gegenüberliegenden Zeigefinger** halten (S. 108).

Herpesinfektionen

Legen Sie eine Hand an das **Schambein** und die andere Hand an das **Steißbein**.

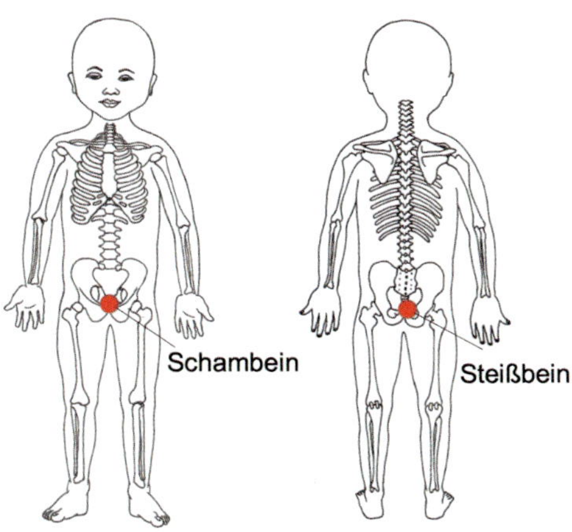

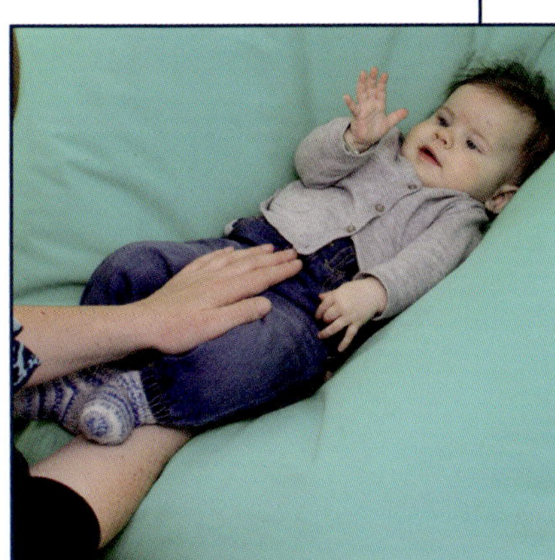

Halten Sie **SES 23** und **SES 25**.

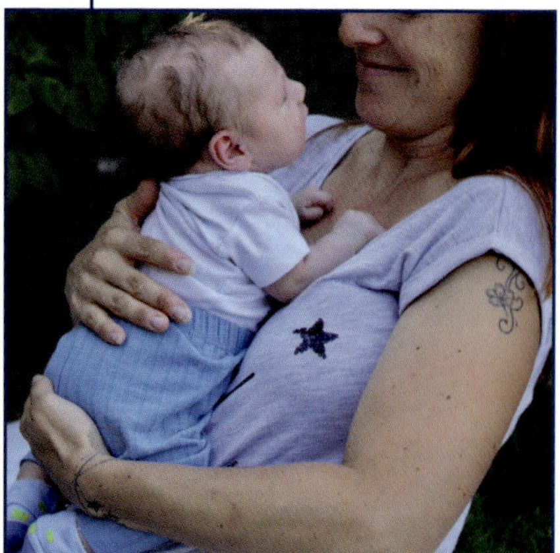

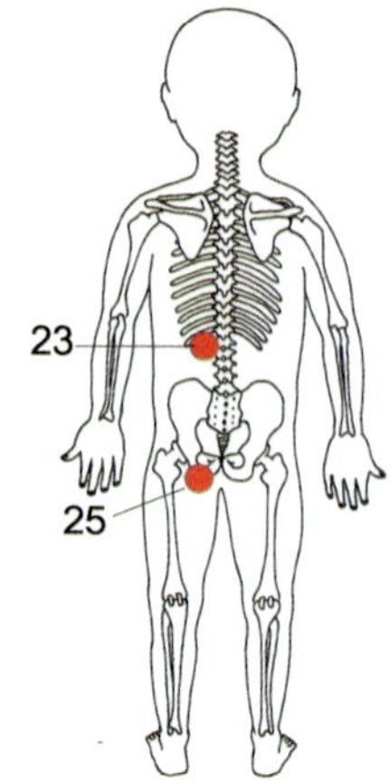

Und denken Sie auch an die Stärkung des **Immunsystems**, indem Sie z.B. **SES 3** und **SES 15** halten (S. 133) oder den **Milzstrom** strömen (S. 66).

Haut-/ Nagelpilz

Machen Sie den **Milzstrom** oder den Kurzgriff davon (S. 66).

Insektenstiche

Bei Insektenstichen können Sie die *linke Hand* auf den **Stich** legen, und die *rechte Hand* auf die **linke Hand** legen (S. 178). Wenn Ihr Kind ständig gestochen wird, halten Sie ihm regelmäßig **beide SES 19** (S. 53) oder das **SES 22** zusammen mit dem **SES 14** (S. 99).

Sonnenbrand

Um Sonnenbrand mit Strömen zu lindern, halten Sie die **Waden** (S. 128).

Immunsystem

Sobald Sie Ihr Kind strömen, stärken Sie automatisch sein Immunsystem und die Selbstheilungskräfte. Das wichtigste Energieschloss für ein intaktes Immunsystem ist **SES 3**. Denn ist SES 3 frei von Blockaden, kann die Energie ungehindert hindurchfließen, und damit können Viren und Bakterien, die immer vorhanden sind, wieder aus dem Körper heraus und müssen sich nicht festsetzen und Krankheiten auslösen. Da ein harmonisches **SES 15** Voraussetzung für das „Öffnen" von SES 3 ist, strömt man die beiden Energieschlösser gerne zusammen.

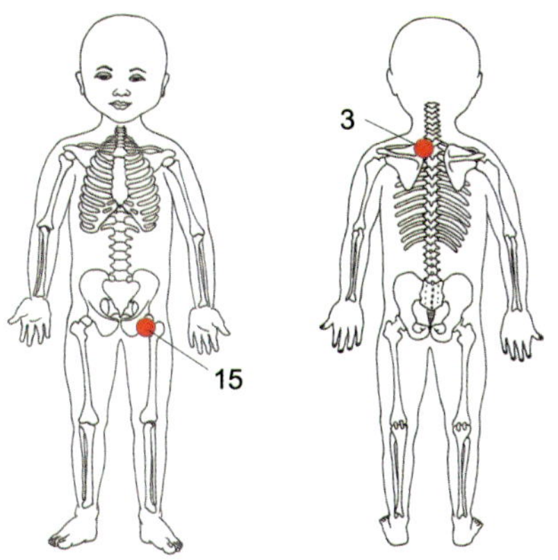

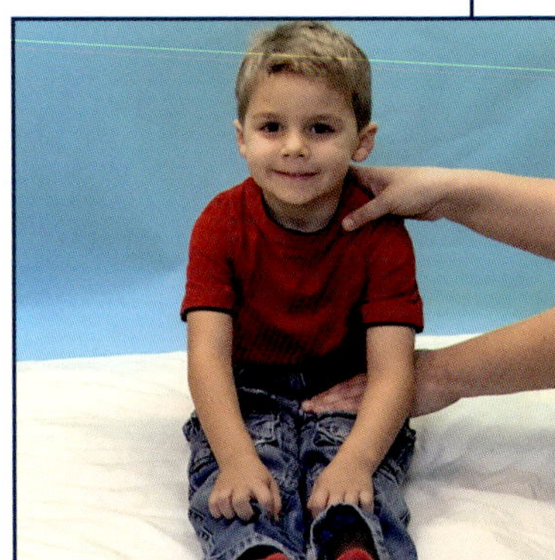

Ein weiteres wichtiges Energieschloss für das Immunsystem ist **SES 13** (S. 47). Und ein weiterer sehr kraftvoller Griff: Halten Sie das **SES 19** zusammen mit dem **SES 10**.

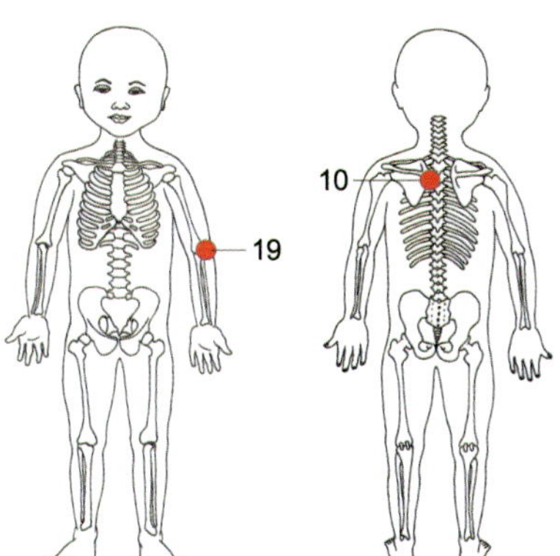

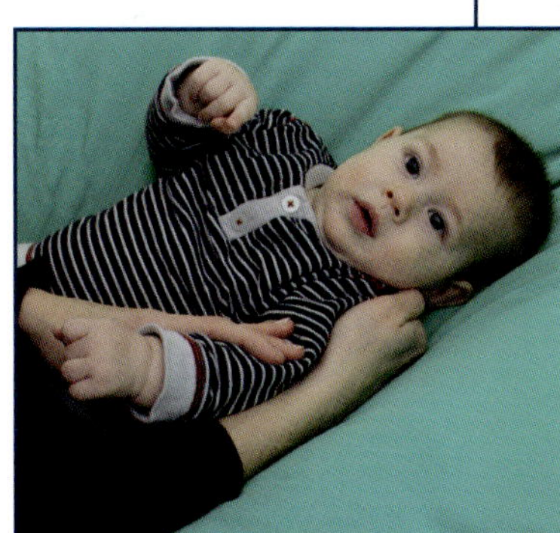

Auch der **Zentralstrom** (S. 61), die **Betreuerströme** (S. 65) und der **Milzstrom** (S. 66) harmonisieren und stärken das Immunsystem.

Allergien

Allergien sind heutzutage leider schon bereits bei Babys und Kleinkindern ein weit verbreitetes Thema. Oft können wir die Ursache einer Allergie nur vermuten – wenn überhaupt – weil doch sehr viele unterschiedliche Faktoren mit hineinspielen können.

Aber Sie können Ihr Kind immer mit Strömen unterstützen. Im Grunde geht es auch hier um ein intaktes und gesundes Immunsystem, denn eine Allergie ist sozusagen eine Art Überreaktion des Immunsystems – dieses bekämpft Stoffe (z.B. Pollen, Hausstaub oder auch bestimmte Lebensmittel), die es eigentlich nicht bekämpfen, sondern ganz natürlich integrieren sollte. Von daher wenden Sie die Srömgriffe an, die auch das **Immunsystem** harmonisieren (S. 133).

Und halten Sie **SES 9** zusammen mit **SES 10**.

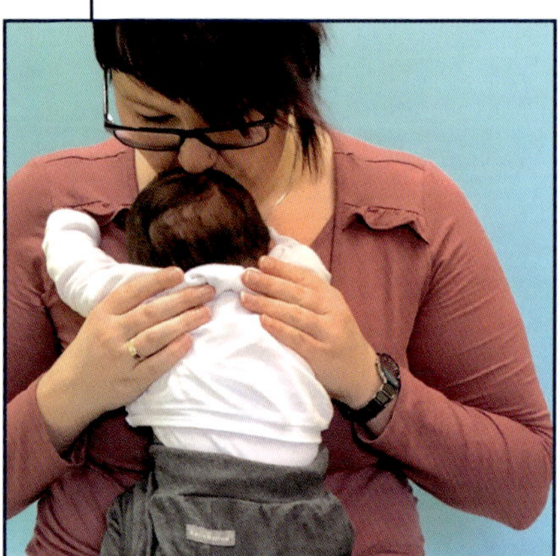

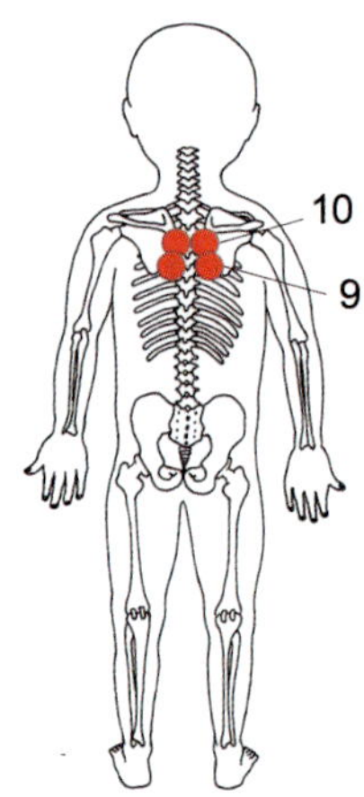

Allergischer Schnupfen/Heuschnupfen

Bei allergischem Schnupfen strömen Sie den **Milzstrom** (S. 66)!

Hautallergien

Bei allem, was mit der Haut zu tun hat, denken Sie an **SES 1** (S. 33). Und auch an den **Milzstrom** (S. 66) und den **Magenstrom** (S. 70). Schauen Sie einfach in der Beschreibung, was am besten für Ihr Kind passen würde. Strömen ist gerade bei chronischen Themen sehr individuell.

Auch folgender Griff ist hilfreich bei Hautallergien: Legen Sie eine Hand auf **SES 26** und **SES 9** und die andere Hand auf **SES 2**.

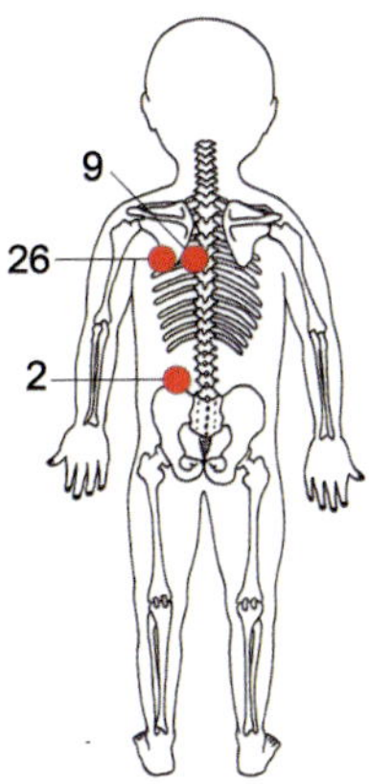

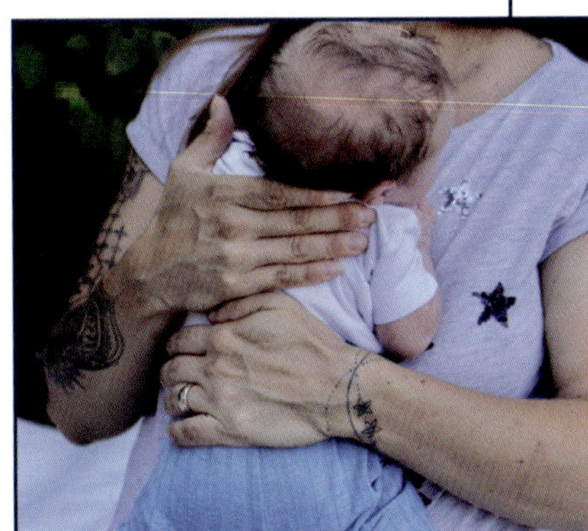

Oder legen Sie eine Hand in die **Mitte der Fußsohle** und halten Sie mit der anderen Hand den **kleinen Zeh** auf der gleichen Körperseite.

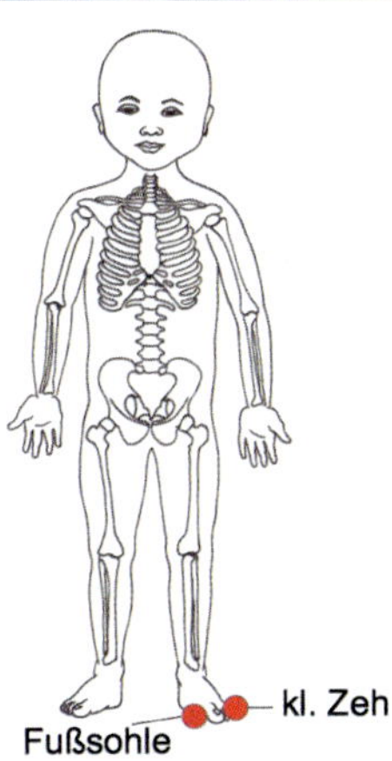

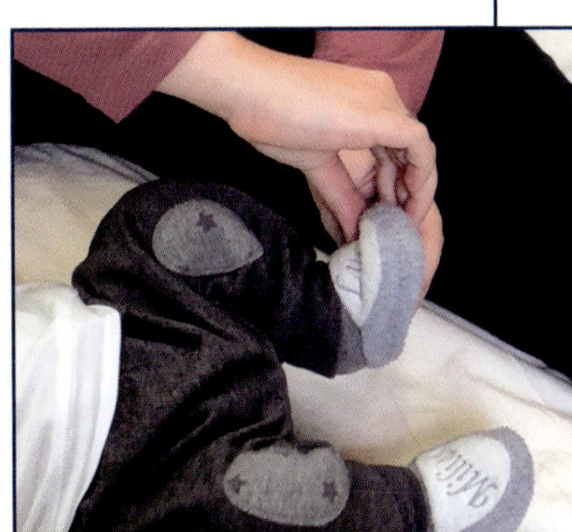

Asthma (siehe S. 101)

Klassische Kinderkrankheiten

Da die klassischen Kinderkrankheiten in der Regel mit Fieber und/oder stärkerem Krankheitsgefühl einhergehen, lassen Sie auch hier das Ganze ärztlich abklären.

Halten Sie immer **SES 3** und **SES 15** (S. 133). Dies ist der wichtigste Strömgriff bei allem, was mit Viren und Bakterien zu tun hat!

Dreitagefieber

Halten Sie außer **SES 3** und **SES 15** noch die **Waden.**

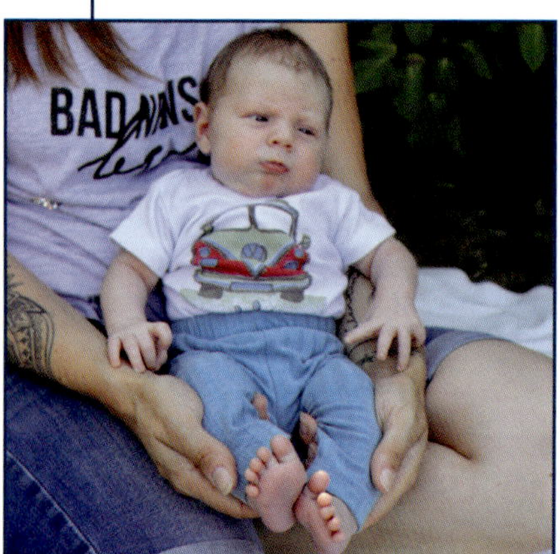

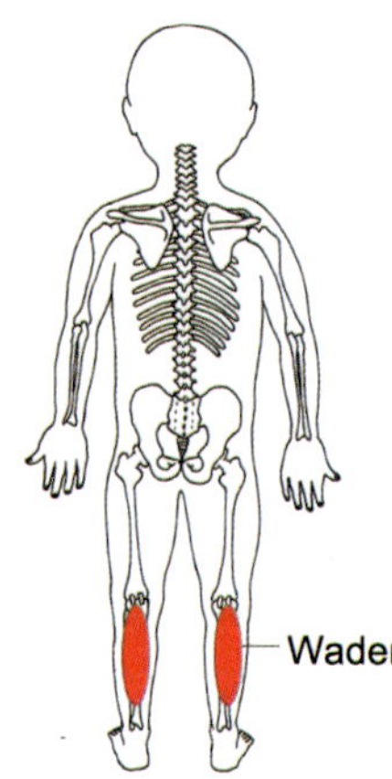

Auslöser des Dreitagefiebers ist ein Herpes-Virus. Halten Sie auch das **Schambein** zusammen mit dem **Steißbein**

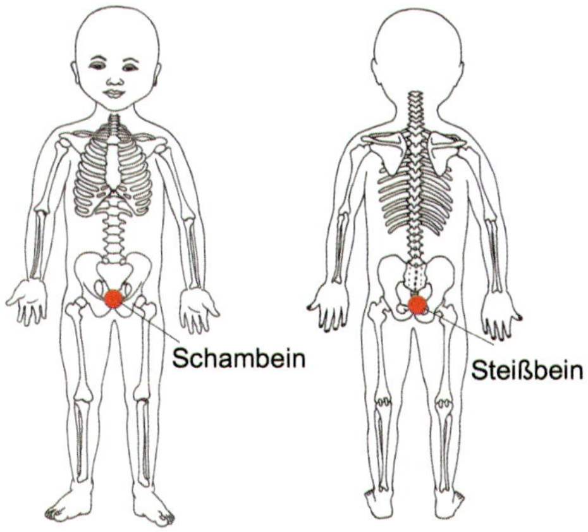

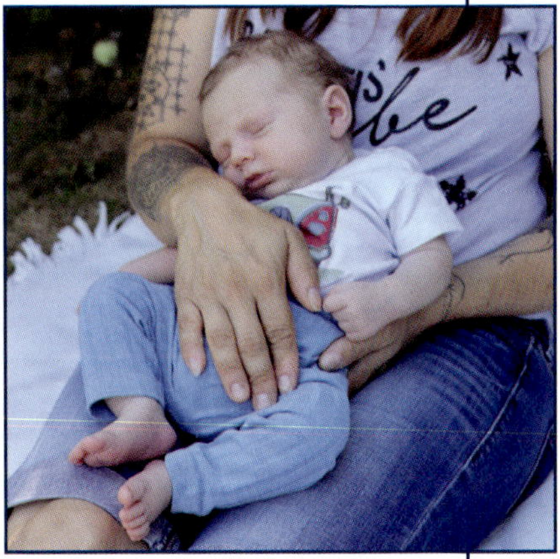

oder **SES 23** zusammen mit **SES 25**.

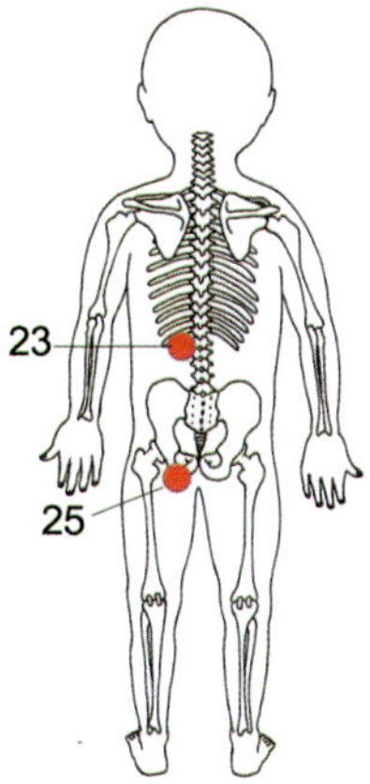

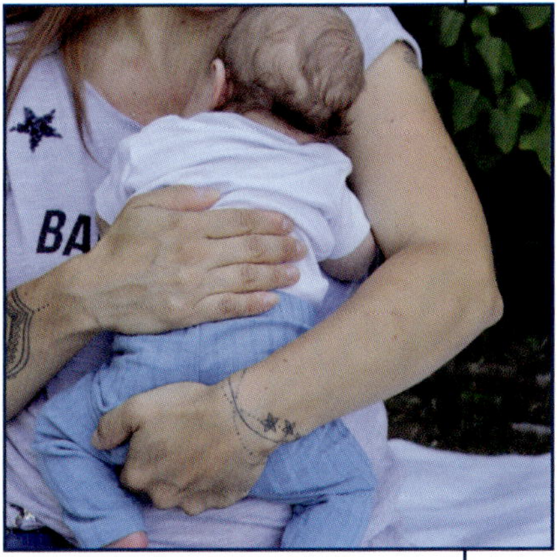

Masern

Strömen Sie, wie oben erwähnt, **SES 3** und **SES 15** (S. 133). Dann halten Sie je nach Symptomen die jeweiligen Strömgriffe: z.B. Augenentzündung (S. 117), Husten (S. 99), Kopfschmerzen (S. 114), Hautausschlag (S. 129).

Scharlach

Auch hier stehen **SES 3** und **SES 15** an erster Stelle. Für Hals und Mandeln strömen Sie die auf S. 96 angegebenen Griffe. Bei stark vergrößerten Lymphknoten denken Sie auch an den **Milzstrom** (S. 66).

Mumps

Halten Sie auch hier **SES 3** und **SES 15** (S. 133). und bei hohem Fieber die **Waden** (S. 128).

Bei *Erbrechen* halten Sie **SES 1** (S. 33) oder **SES 1** und das **gegenüberliegende SES 14**.

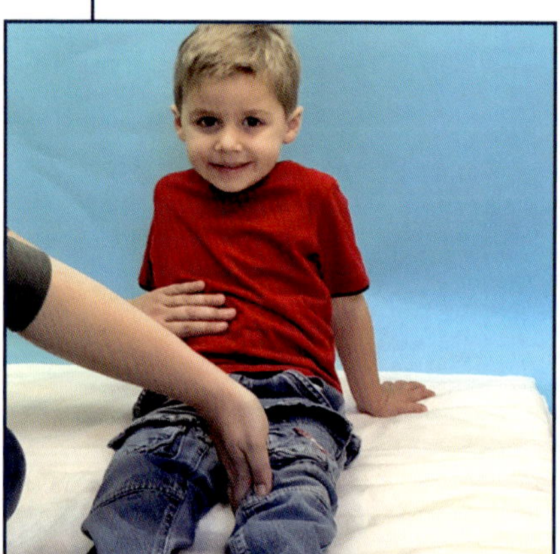

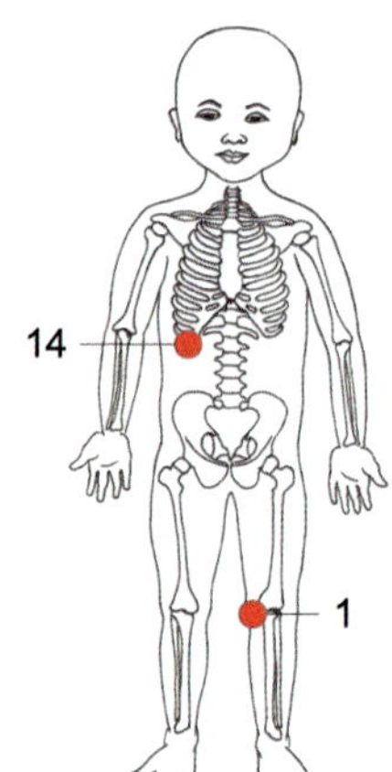

Beim Auftreten von *Fettstühlen* legen Sie eine Hand auf **SES 12** und die andere Hand auf das **gegenüberliegende SES 20**.

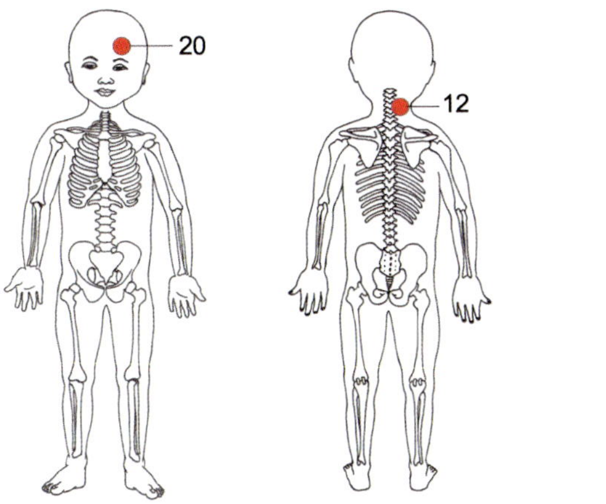

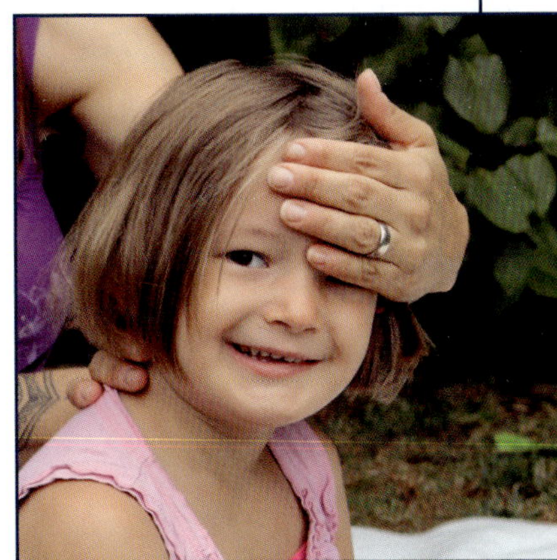

Bei *Kopfschmerzen mit Nackensteife* halten Sie beide **große Zehen** (SES 7, S. 41).

In der Regel geht Mumps mit einer starken Schwellung der *Ohrspeicheldrüse* einher. Um diese zu lindern, legen Sie eine Hand in den Nacken und die andere Hand an das **Steißbein** (S. 78). Oder halten Sie **SES 23** zusammen mit **SES 25** (S. 132) oder mit **SES 15**.

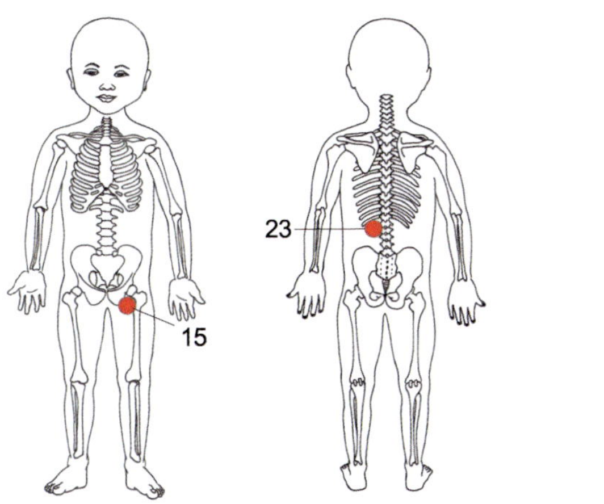

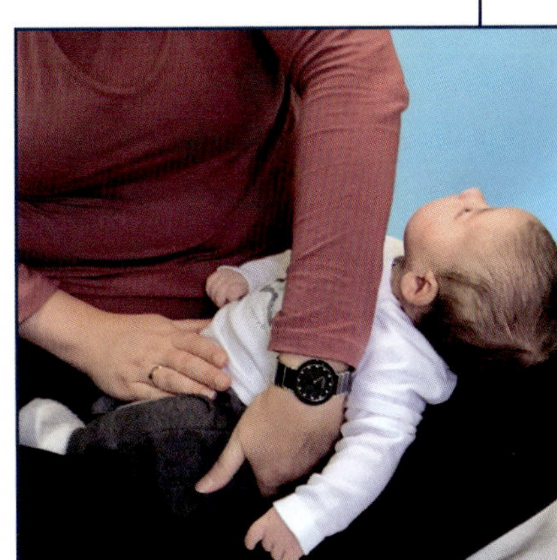

Röteln

Bei Schmerzhaftigkeit der *Lymphknotenschwellung* machen Sie den **Milzstrom** (S. 66) oder halten Sie **SES 23** und **SES 15** (S. 139).

Windpocken

Um den Juckreiz zu lindern, halten Sie **SES 3** und **SES 4**.

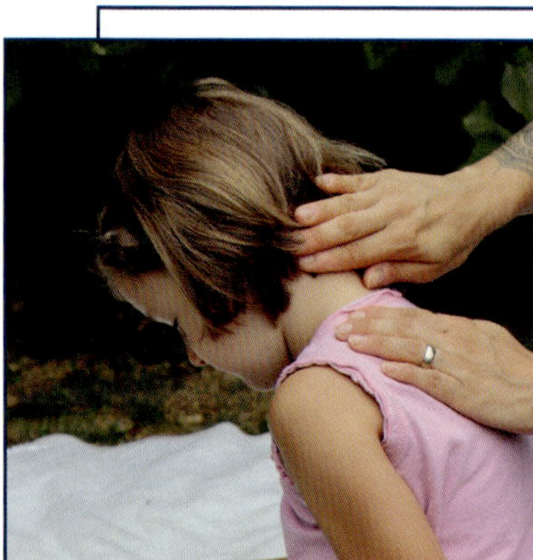

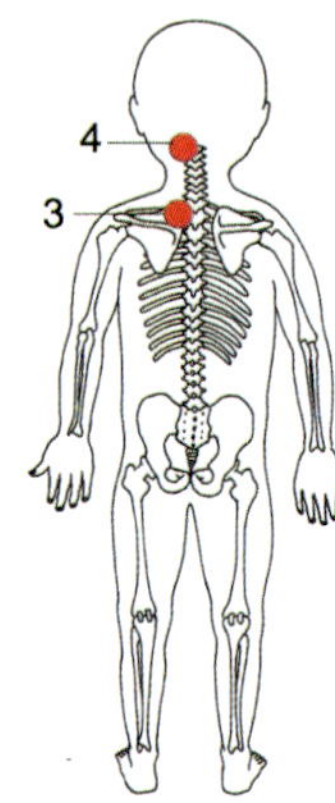

Ist die Mundschleimhaut mit betroffen, halten Sie auch **SES 21** und **SES 22** (S. 124) oder **SES 16** mit dem **tiefen SES 8**.

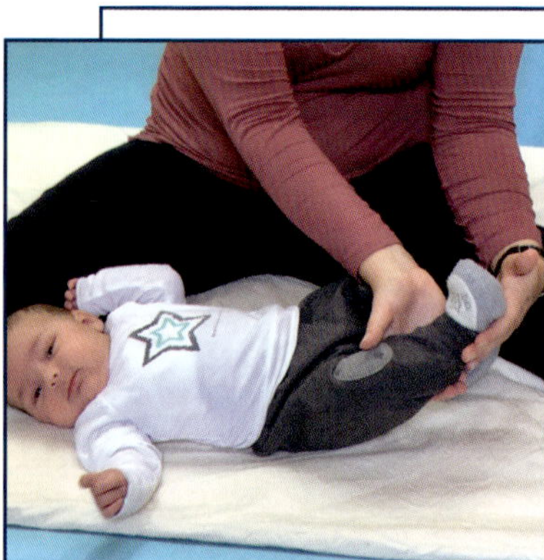

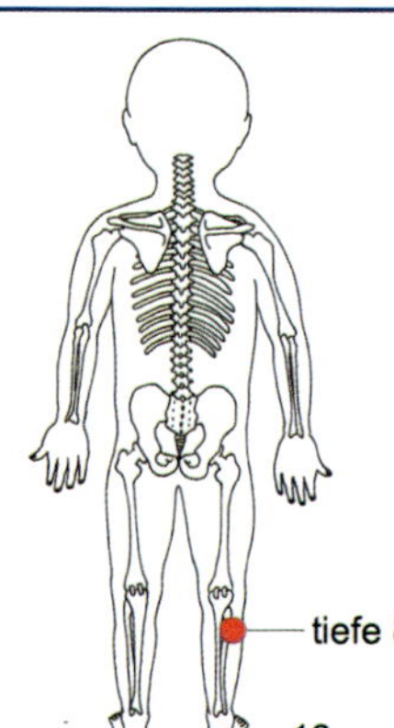

Ringelröteln

Halten Sie bei Juckreiz **SES 3** und **SES 4** (S. 140). Falls Gelenk- und Muskelschmerzen auftreten, wenden Sie folgende Strömgriffe an: Legen Sie eine Hand an das **SES 3** und halten Sie mit der anderen Hand **SES 5** und **SES 16** zusammen.

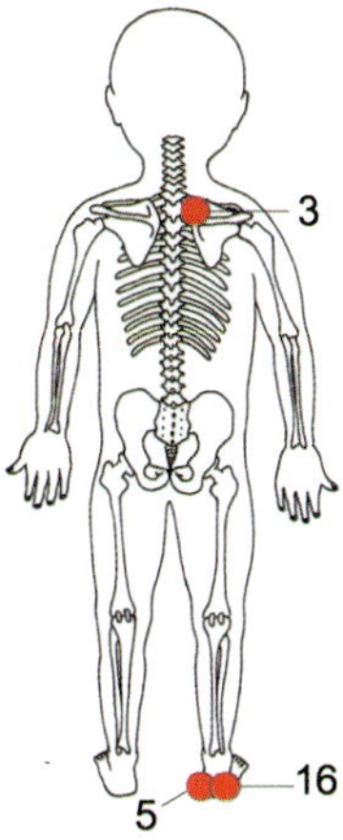

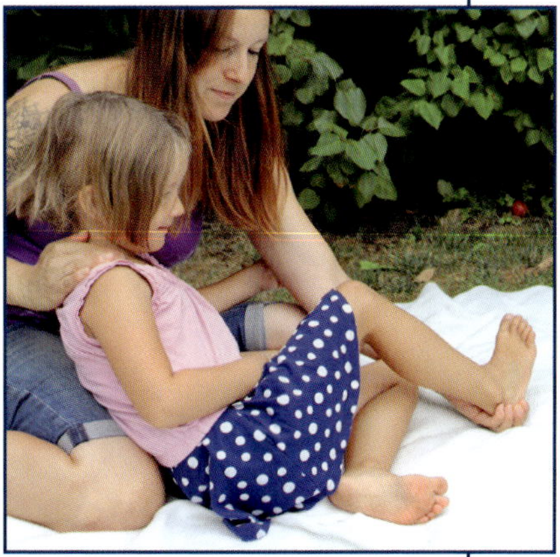

Strömen Sie **SES 20** zusammen mit dem **gegenüberliegenden SES 19**.

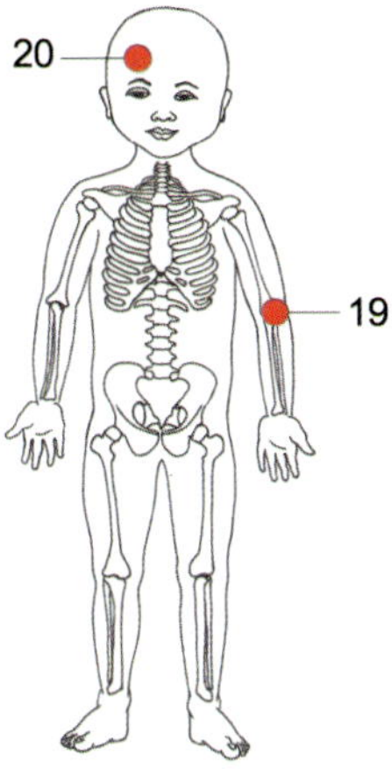

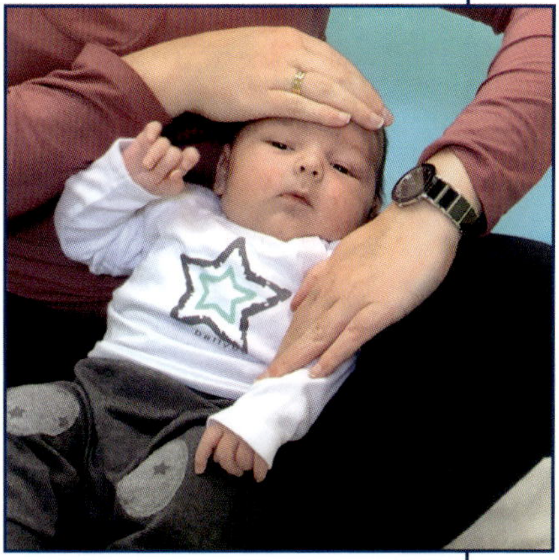

Keuchhusten

siehe *Husten* (S. 99).
Halten Sie zur Beruhigung immer wieder **SES 17** (S. 51) oder **SES 17** zusammen mit **SES 10**

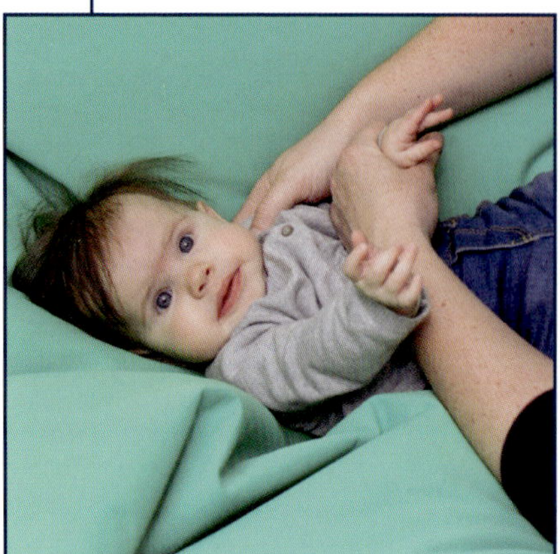

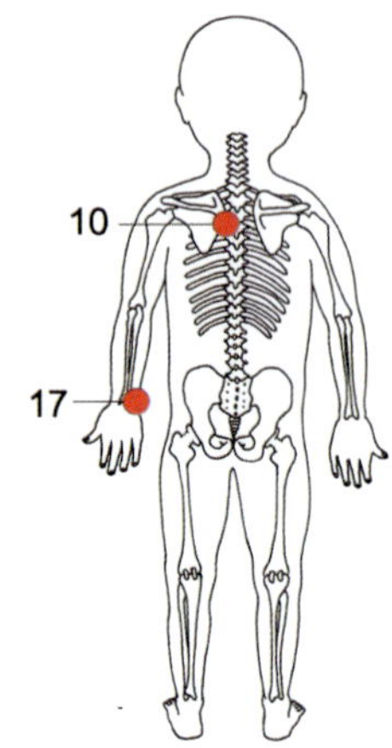

Halten Sie **SES 9** und **SES 10** zusammen mit einer Hand, und mit der anderen Hand das **hohe SES 19** an der **Rückseite** des Armes.

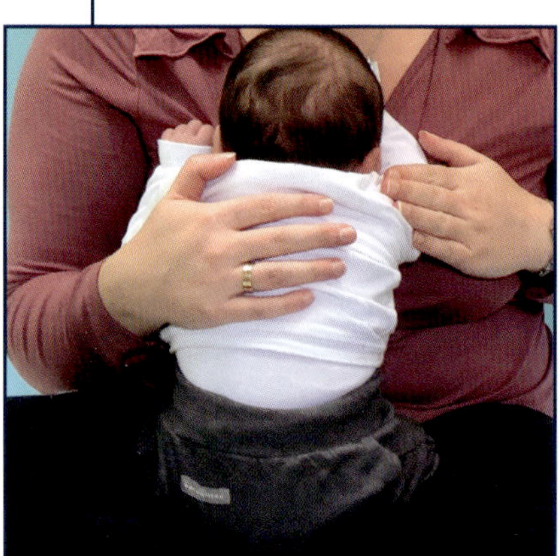

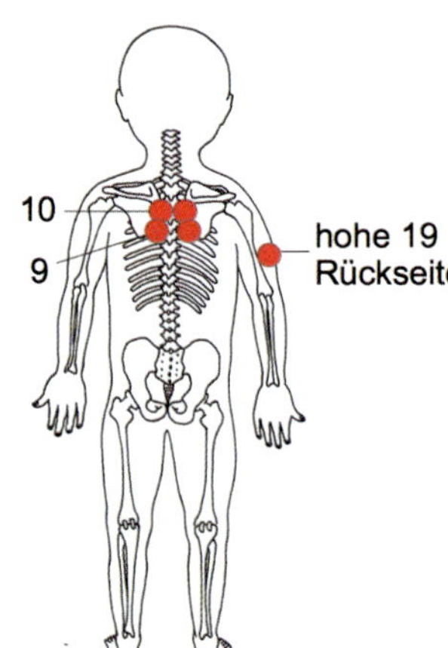

Sonstige Infektionskrankheiten

Mundfäule

Machen Sie den **Magenstrom** (S. 70) oder den zugehörigen Kurzgriff. Halten Sie das **SES 16** und die **Waden**.

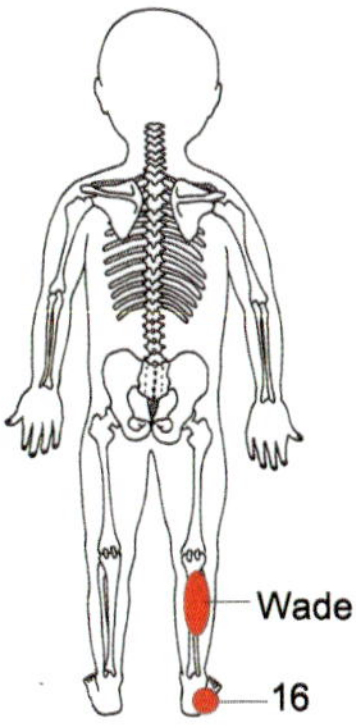

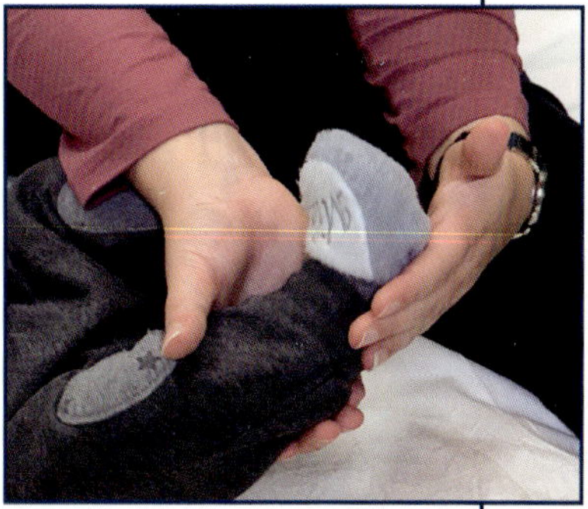

Hirnhautentzündung

Hier können Sie zusätzlich zur ärztlichen Behandlung Ihr Kind mit folgenden Strömgriffen unterstützen: Halten Sie zuerst mit der einen Hand die **Ferse** (**SES 5** und **SES 16**) und mit der anderen Hand den **großen Zeh** (**SES 7**).

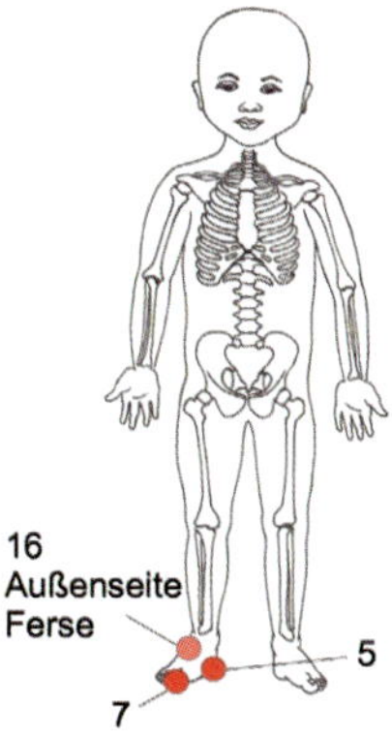

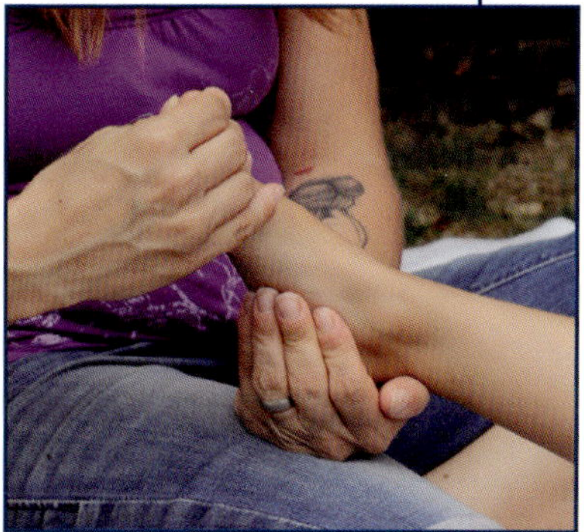

Dann lassen Sie die Hand an der **Ferse** und die andere Hand legen Sie auf **SES 3** der gleichen Körperseite.

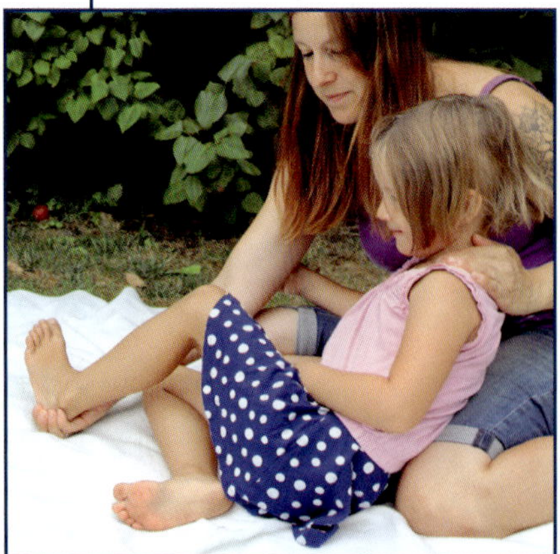

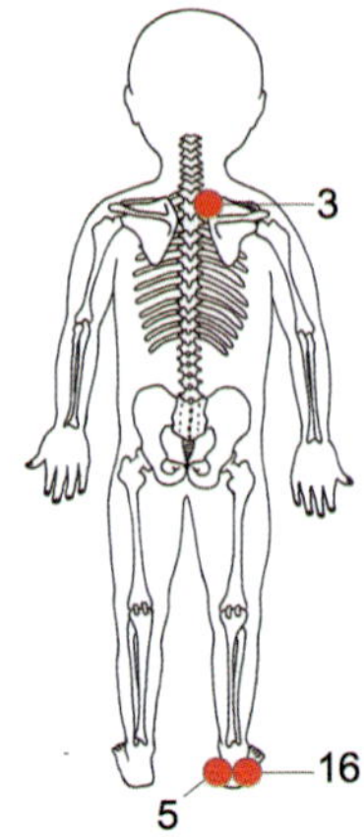

Sie können zusätzlich beide **SES 4** im Nacken zusammen mit **SES 7** halten.

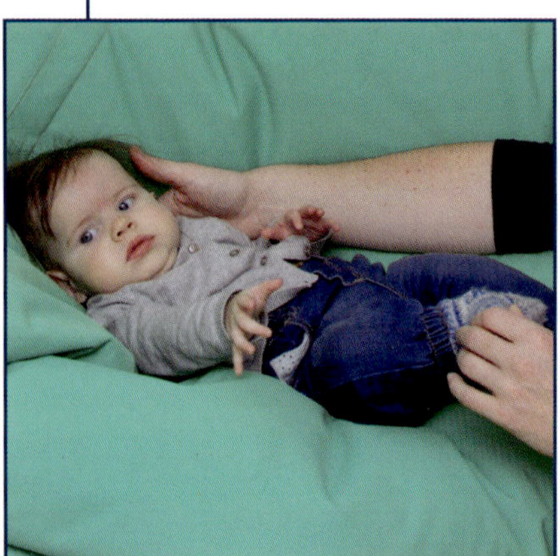

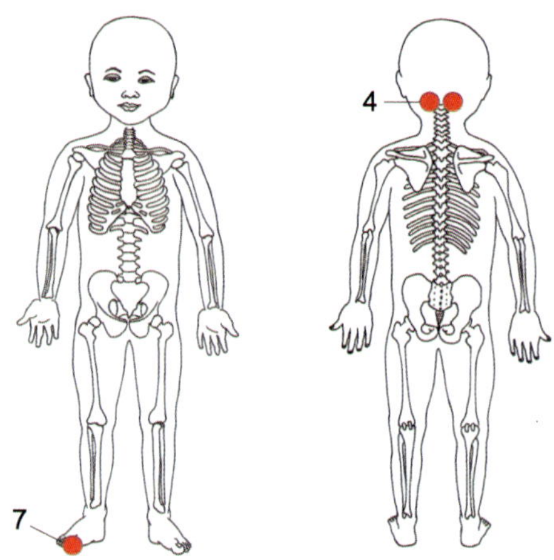

Borreliose

Strömen Sie viel **SES 3** und **SES 15** (S. 133).
Wenden Sie folgende Strömfolge an:
Halten Sie **SES 13** und **SES 26**.

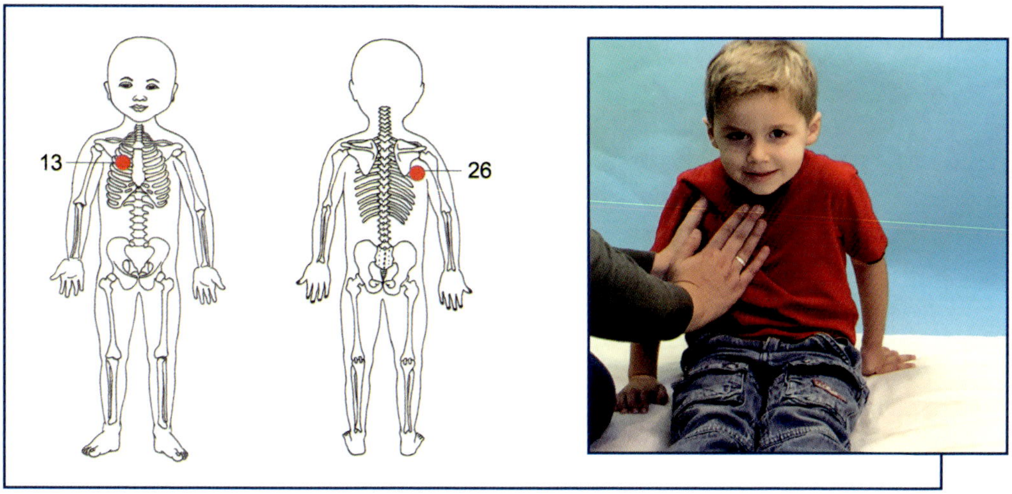

Dann lassen Sie die Hand auf **SES 13** liegen und gehen Sie mit der anderen Hand auf das **SES 19**.

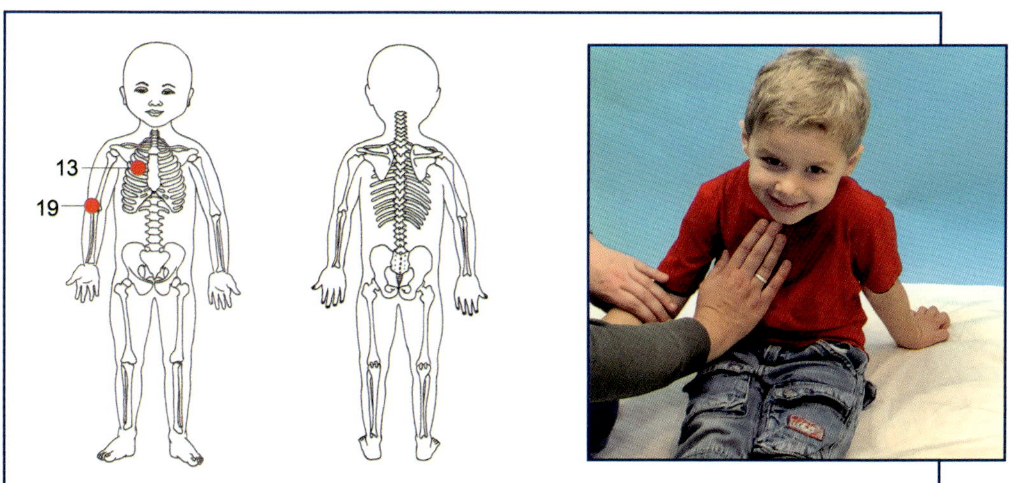

Nun lassen Sie die Hand auf dem **SES 19** liegen und legen Sie die andere Hand auf **SES 23**.

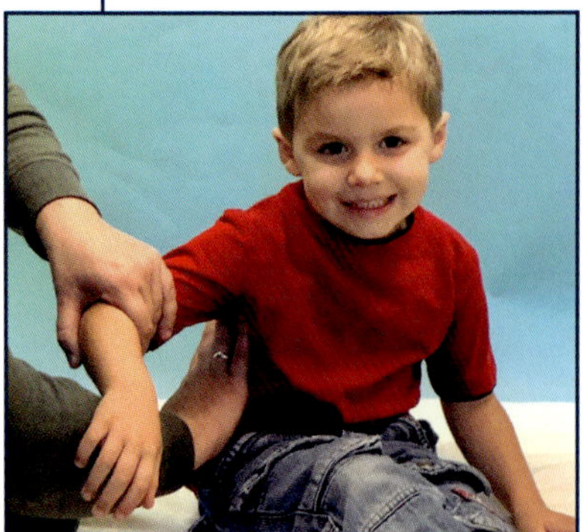

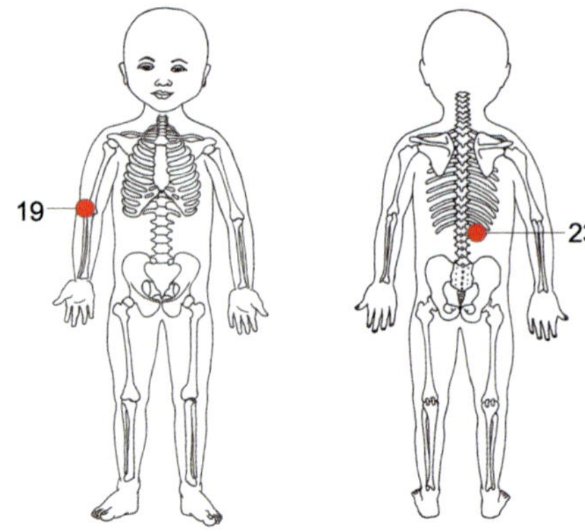

Innere Erkrankungen

Herzprobleme

Wenn Ihr Baby mit einem Herzfehler auf die Welt kommt, denken Sie auch an die Strömgriffe auf S. 83 (Probleme/Behinderungen).

Bei allem, was mit dem **Herzen** zu tun hat, können Sie zusätzlich zur ärztlichen Begleitung Folgendes strömen: Halten Sie das **SES 17** zusammen mit dem **gegenüberliegenden SES 11**.

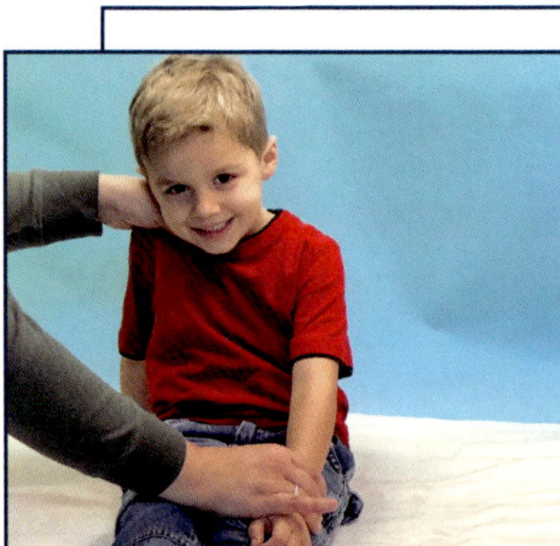

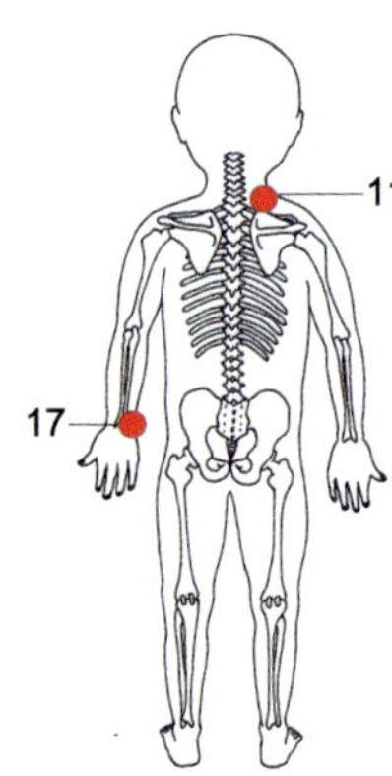

Strömen Sie die **Betreuerströme** (S. 65).
Legen Sie eine Hand auf das **SES 15** und die andere Hand auf das **SES 6**.

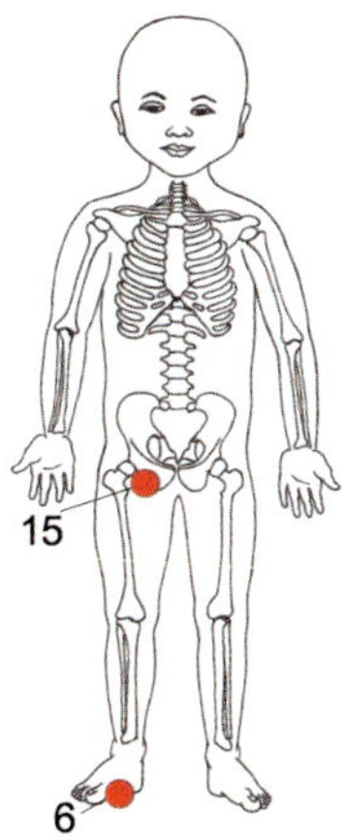

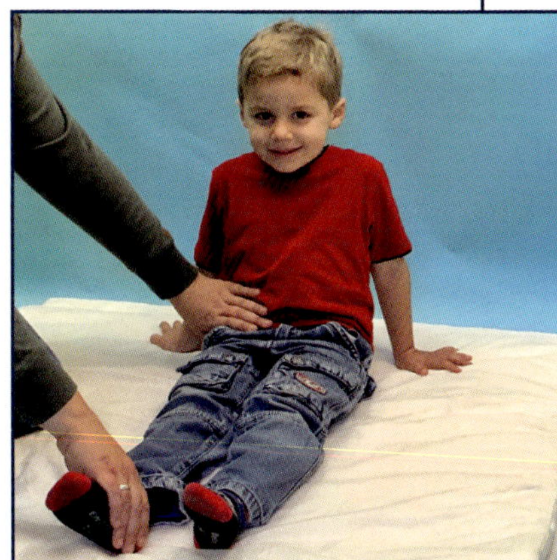

Sie können auch **SES 17** zusammen mit **SES 15** halten, beide Energieschlösser wirken harmonisierend auf alles, was mit dem Herzen zu tun hat.

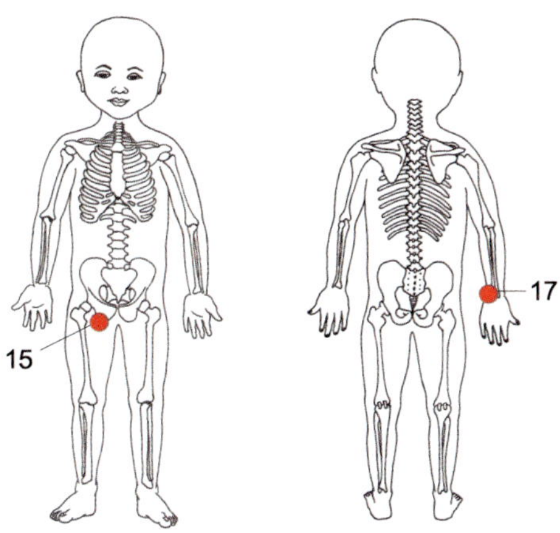

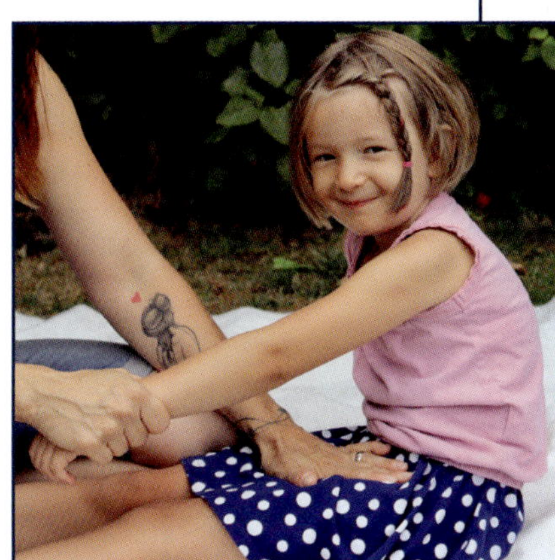

Um den *Herzrhythmus* und die *Herzfrequenz* zu harmonisieren, halten Sie das **SES 14** zusammen mit der **gegenüberliegenden hohen 19**.

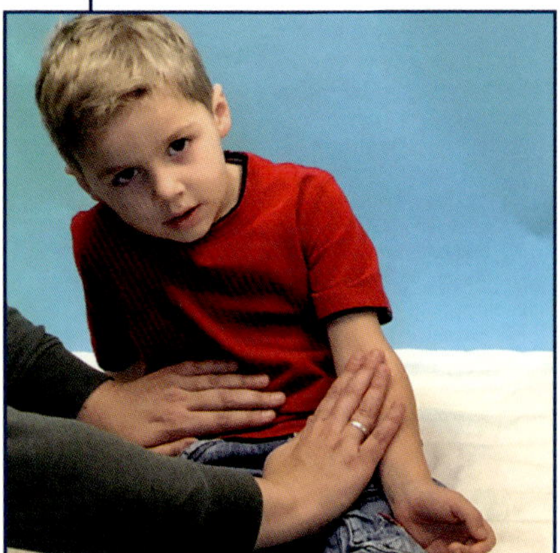

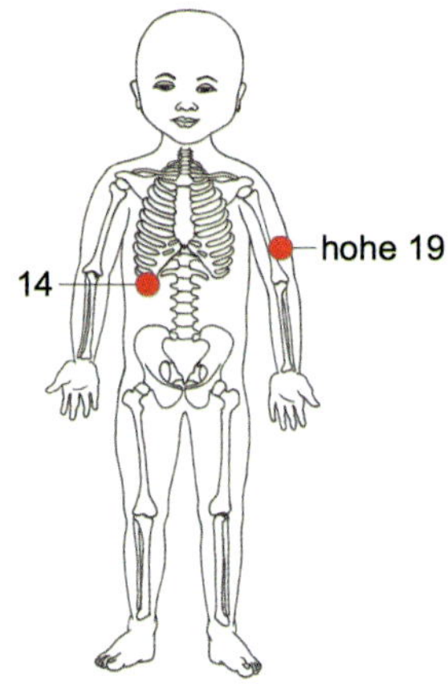

Blutarmut

Machen Sie den **Milzstrom** (S. 66) und halten Sie beide **SES 23** (S. 57) oder **SES 23** zusammen mit der **Kniekehle**.

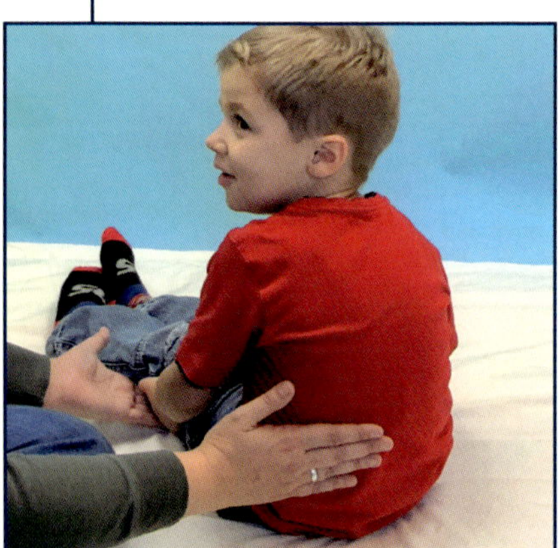

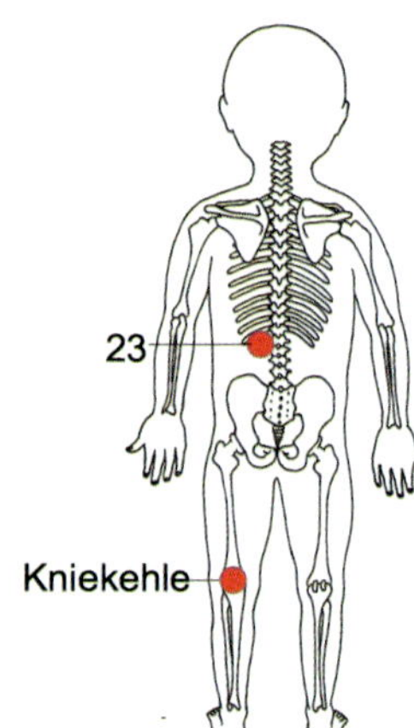

Blutdruck

Zur Harmonisierung des Blutdruckes (zu hoch oder zu niedrig) halten Sie das **SES 10** und das **hohe SES 19**.

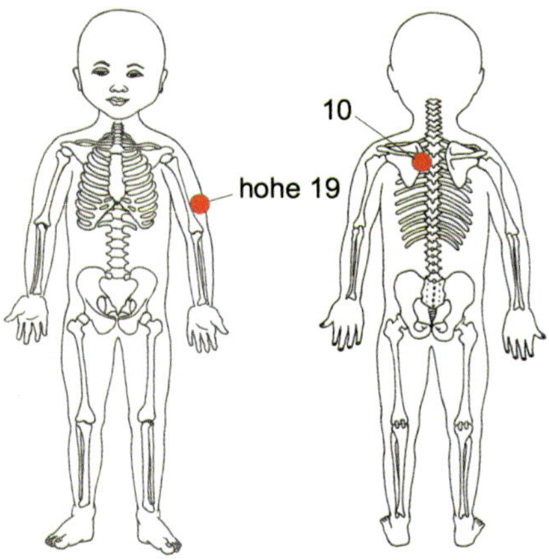

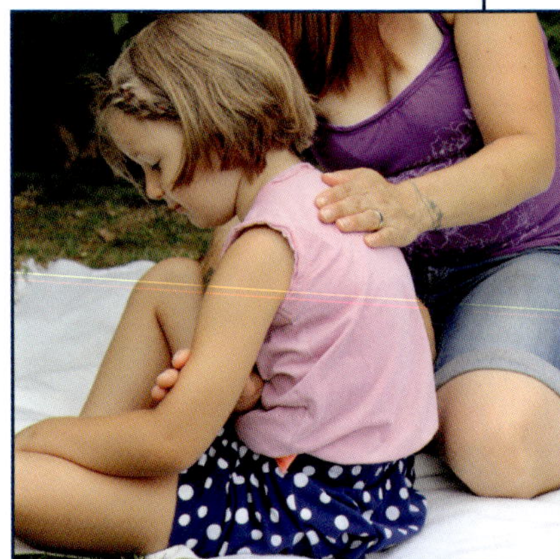

Oder legen Sie eine Hand auf das **SES 10** und die andere Hand auf das **SES 2**.

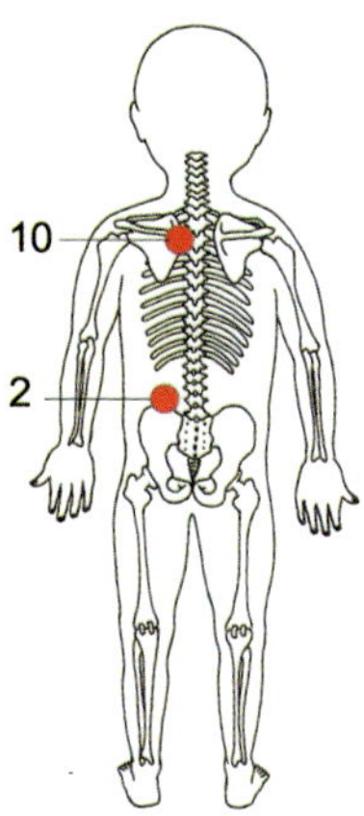

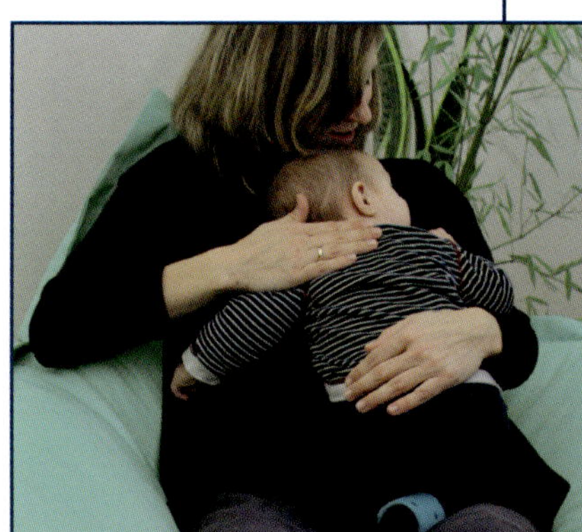

Oder legen Sie eine Hand in den **Nacken** und die andere Hand an das **Steißbein** (S. 78).

Diabetes

Auch hier können Sie die Behandlung Ihres Kindes unterstützen, indem Sie es strömen. Dafür gibt es folgende Strömfolge:

1. Legen Sie eine Hand an **SES 23** und die andere Hand an **SES 14**.

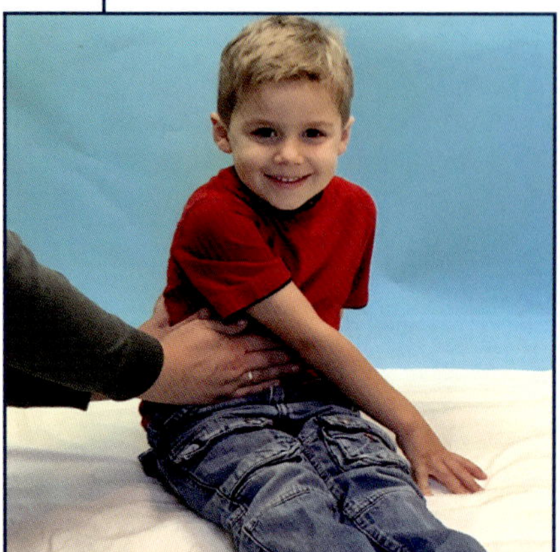

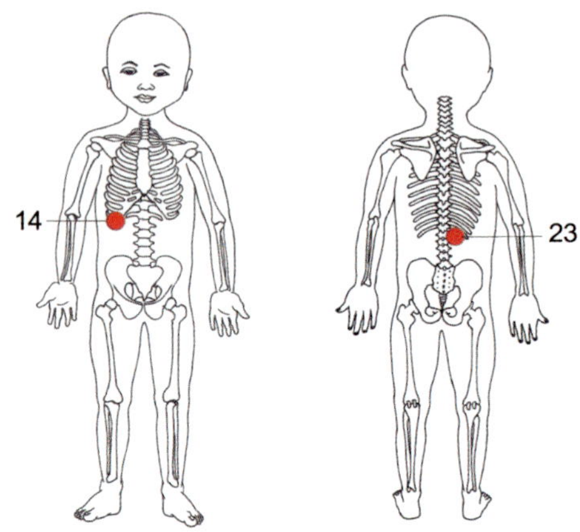

2. Die eine Hand bleibt auf **SES 23** liegen, während die andere Hand auf **SES 21** geht.

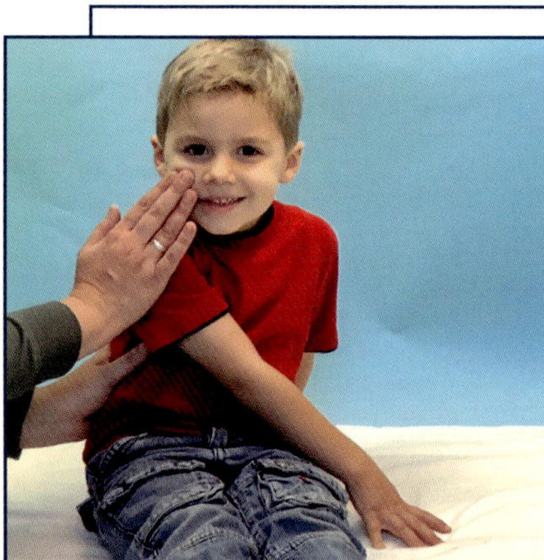

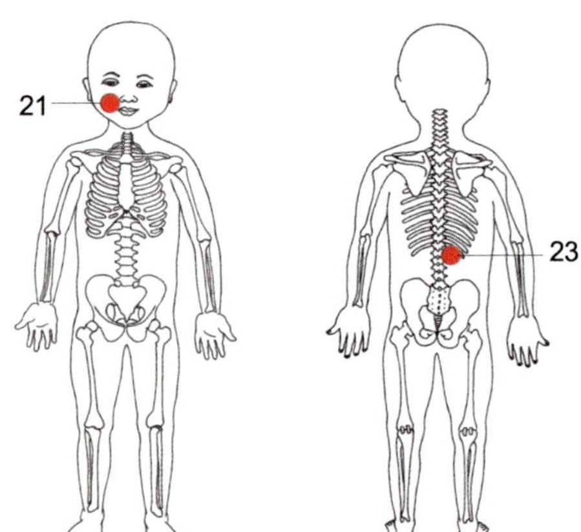

3. Die eine Hand bleibt weiterhin auf **SES 23** und die andere Hand strömt nun **SES 25**.

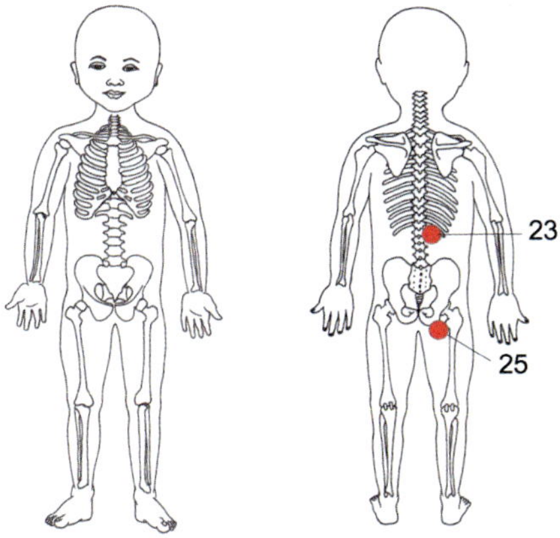

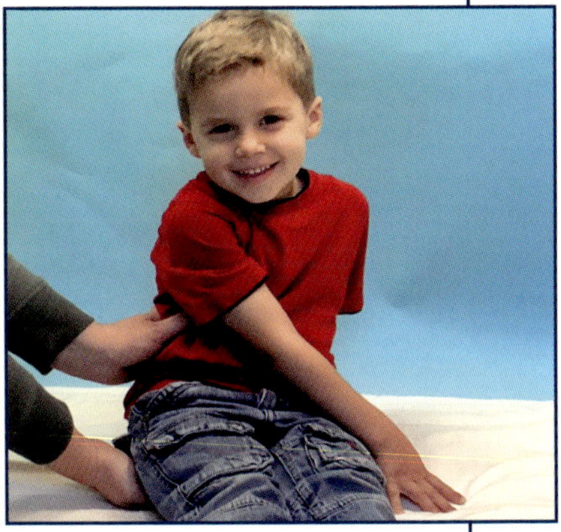

Auch der **Milzstrom** (S. 66) harmonisiert und stärkt bei diesem Thema.

Schilddrüse

Um die Schilddrüse zu unterstützen und zu harmonisieren, denken Sie zuerst an den **Milzstrom** (S. 66). Strömen Sie auch **SES 11** und **SES 22**.

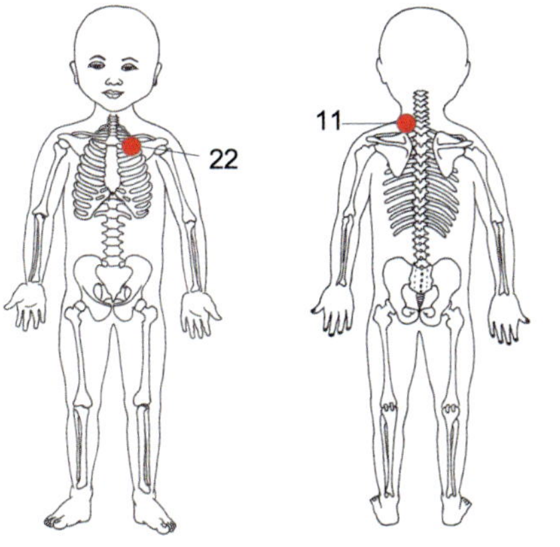

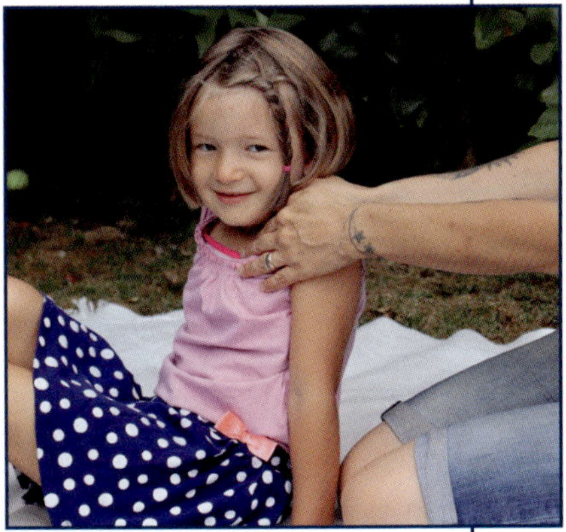

und/oder **SES 3** zusammen mit **SES 4** (S. 95).

Ein sehr kraftvoller Griff für die Schilddrüse ist auch folgender: Legen Sie eine Hand auf **SES 26** und die andere Hand oberhalb des Schlüsselbeines, auf die sogenannte „**hohe 22**“.

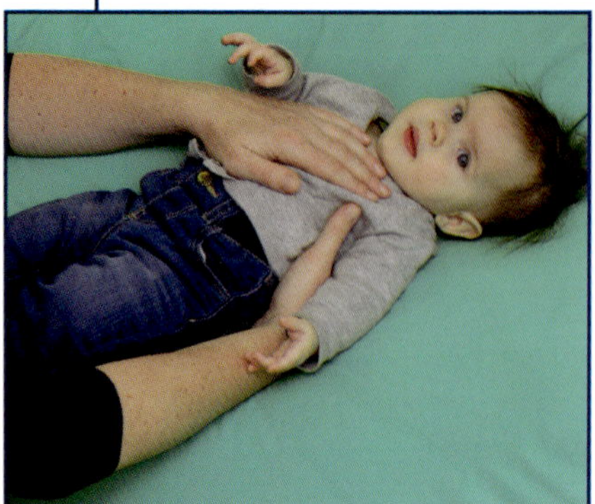

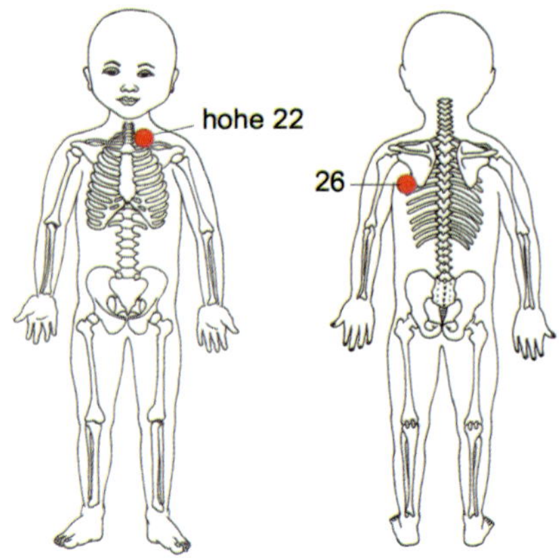

Harnwege

Blase

Bei allen Beschwerden, die mit der Blase zu tun haben, wie Entzündung, häufiges Urinieren, Bettnässen etc., machen Sie den **Blasenstrom** (S. 75) oder legen Sie eine Hand in den Nacken auf beide **SES 12** und die andere Hand in eine der Kniekehlen.

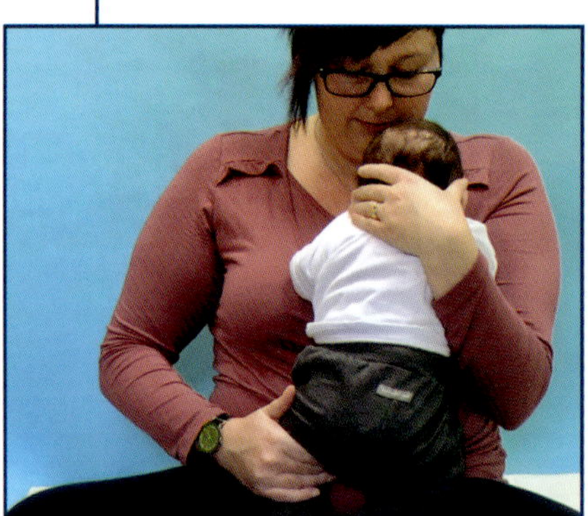

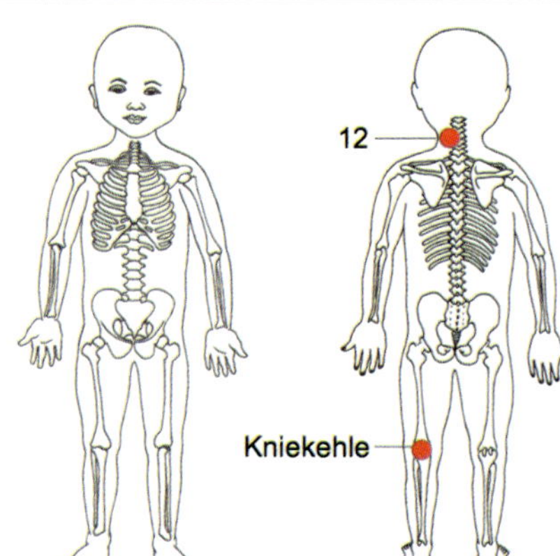

Ein sehr kraftvoller Kurzgriff ist auch, wenn Sie eine Hand in den **Nacken** legen und die andere Hand an das **Steißbein**.

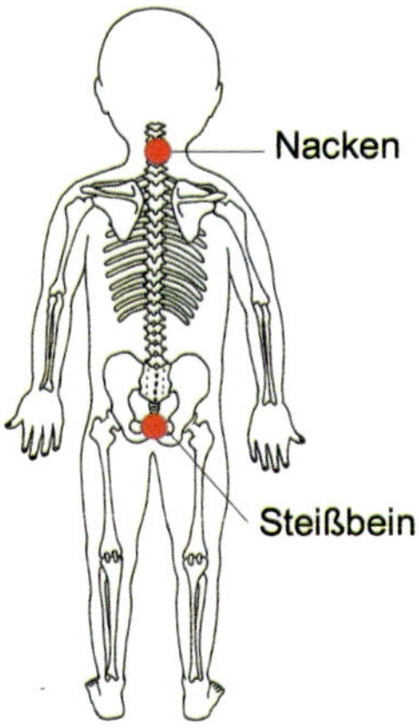

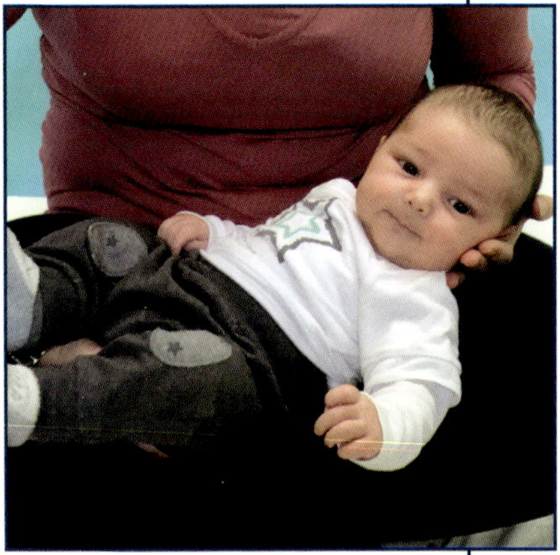

Auch **SES 23** und **SES 25** harmonisieren die Blase

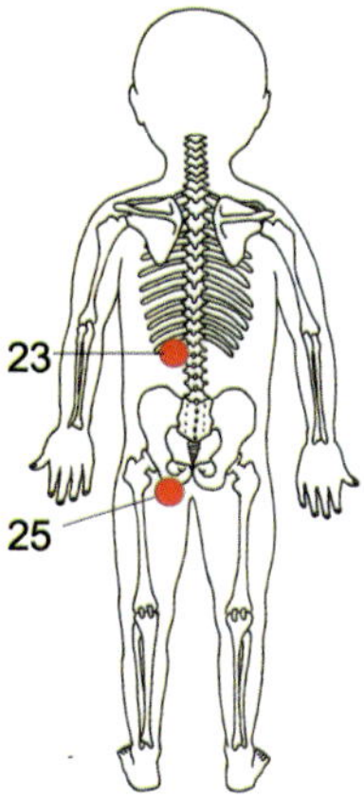

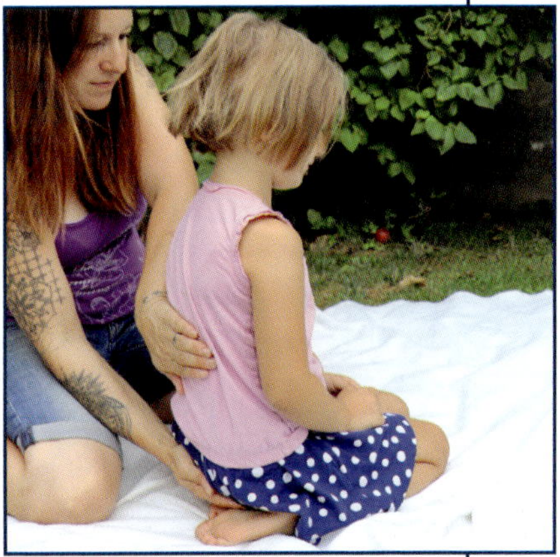

oder **SES 4** zusammen mit **SES 13**.

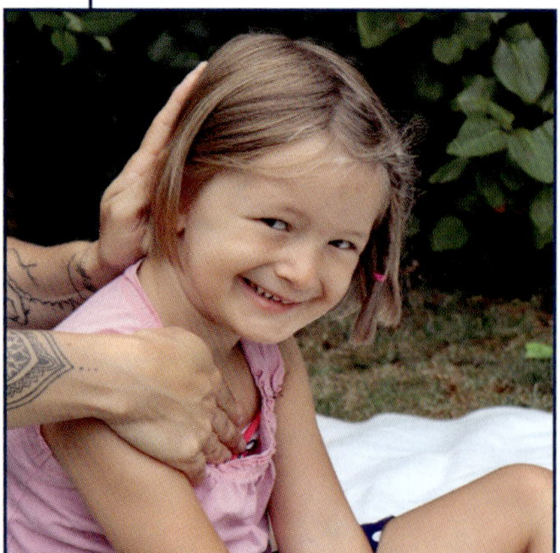

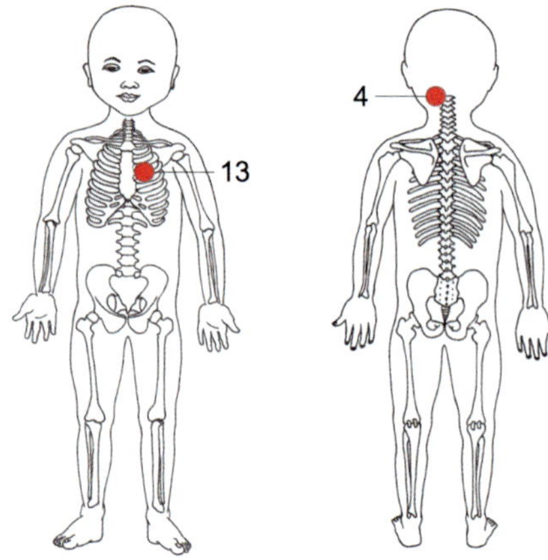

Nierenentzündung

Hier können Sie Ihr Kind mit Strömen unterstützen, indem Sie folgende kurze *Strömfolge* anwenden:

Für die *linke Körperseite* legen Sie eine *Hand* an das **linke SES 3** und die andere Hand an das **linke SES 15**.

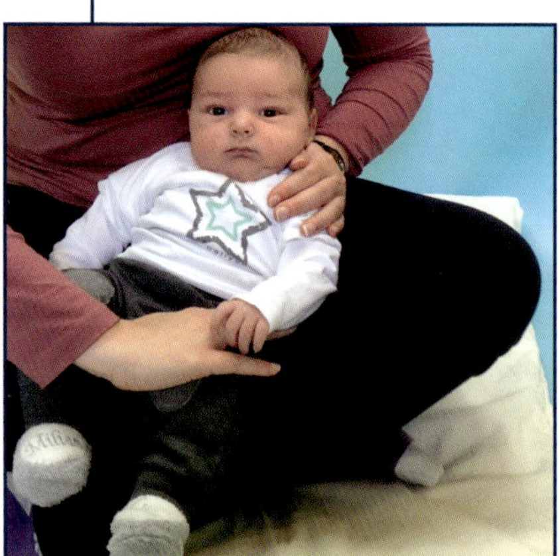

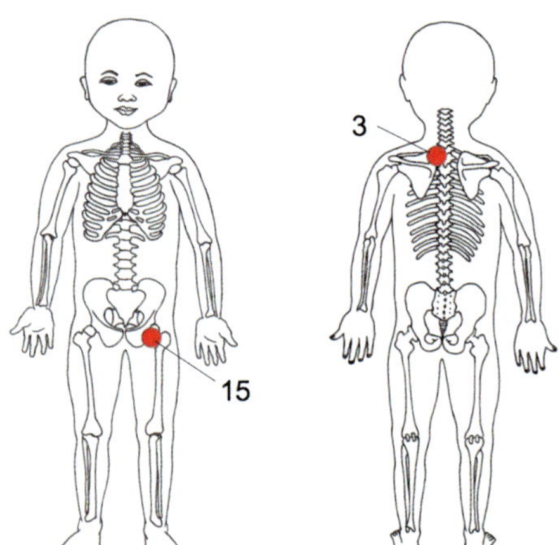

Dann legen Sie eine *Hand* an das **Schambein** und mit der anderen *Hand* halten Sie den **linken kleinen Zeh**.

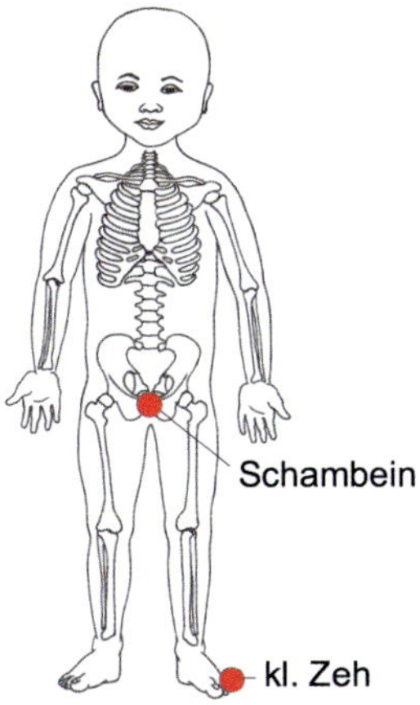

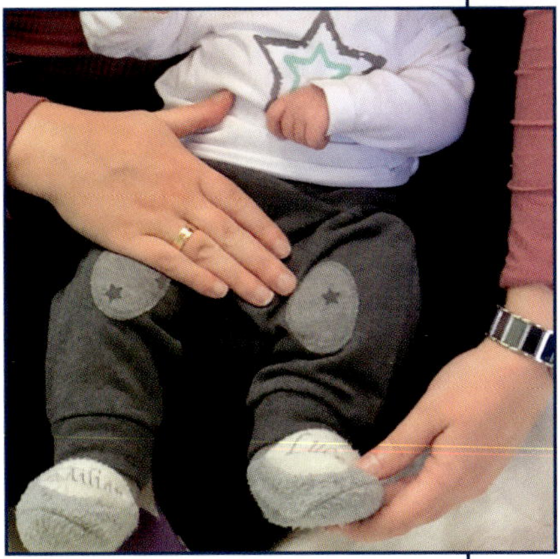

Und umgekehrt für die *rechte Körperseite*: eine *Hand* an das **rechte SES 3** und die andere *Hand* an das **rechte SES 15**.

Dann legen Sie eine *Hand* an das **Schambein** und mit der anderen *Hand* halten Sie den **rechten kleinen Zeh**.

Scheidenentzündung/ Hodenentzündung

Halten Sie **SES 3** zusammen mit **SES 15** (S. 154)

Knochen, Muskeln, Gelenke

Fehlstellungen

Hüftdysplasie

Zur Harmonisierung können Sie folgende Strömfolge anwenden:
Halten Sie zuerst auf der einen Körperseite **SES 2** zusammen mit **SES 15**,

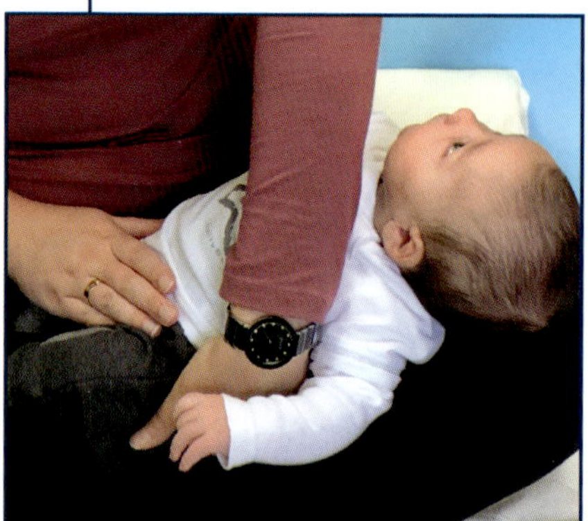

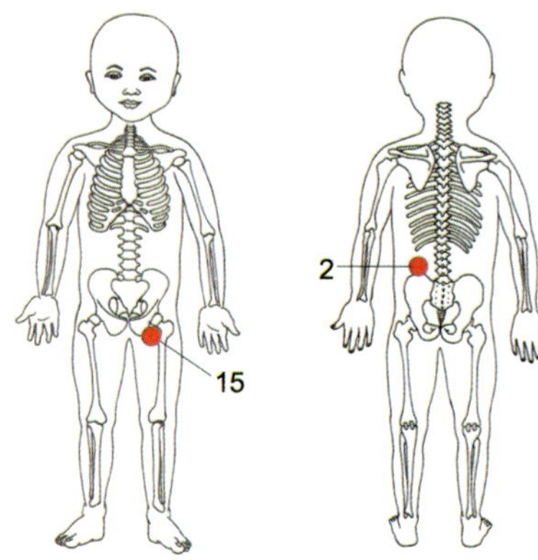

dann **SES 15** zusammen mit **SES 25**.

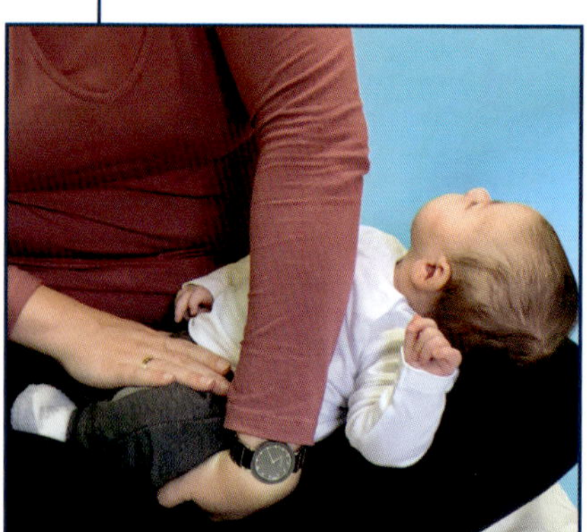

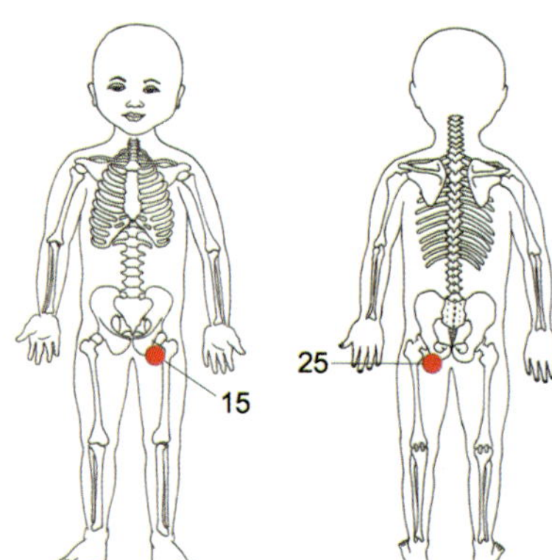

Anschließend die Energieschlösser auf der anderen Körperseite.

Auch **SES 5** und **SES 7** harmonisieren die Hüfte.

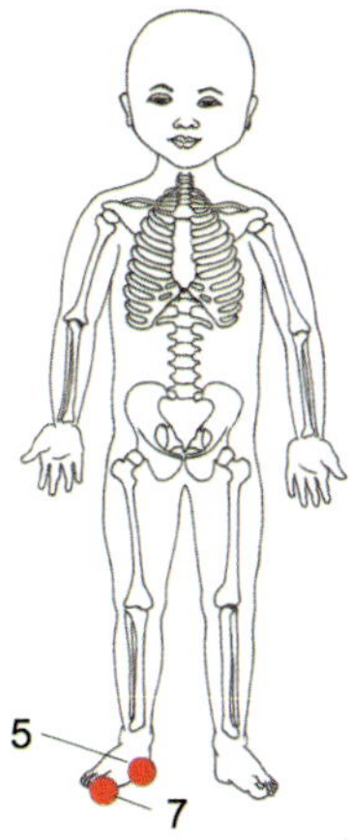

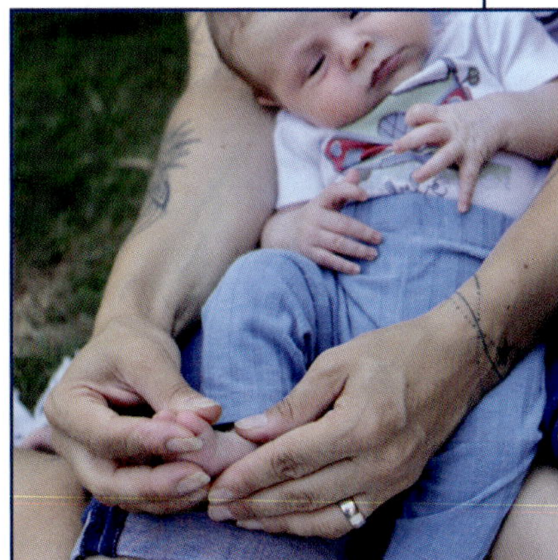

Fehlstellung von Füßen oder Beinen

Machen Sie den **Blasenstrom** (S. 75) und strömen Sie beide **SES 1** (S. 33). Strömen Sie auch **SES 9** zusammen mit **SES 19**.

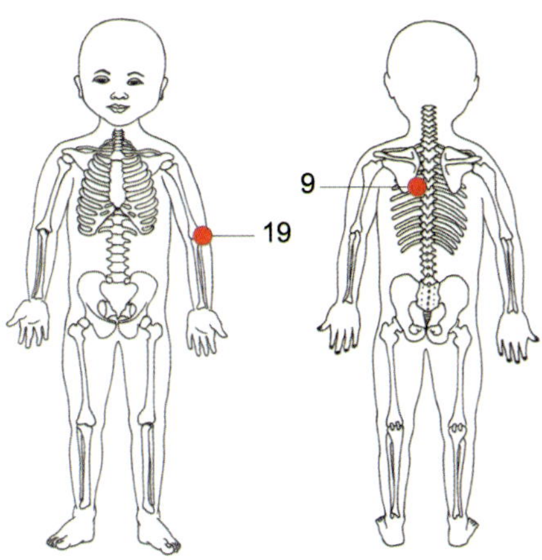

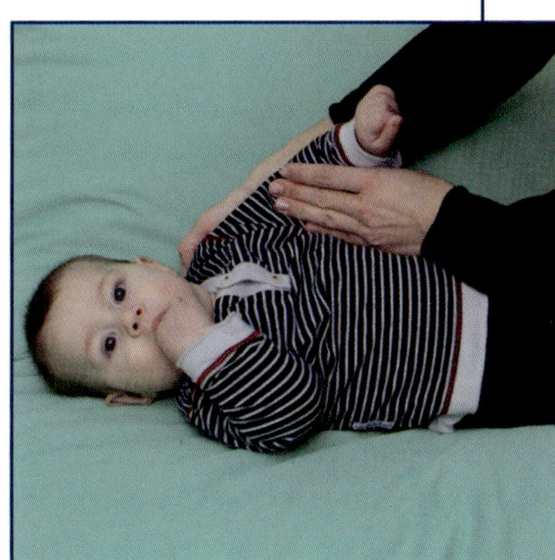

Haltungsschäden
Natürlich ist es immer wichtig, dass sich Kinder ausreichend bewegen, um Haltungsschäden vorzubeugen. Durch Strömen können Sie Ihr Kind unterstützen, indem Sie **SES 2** zusammen mit **SES 6** halten.

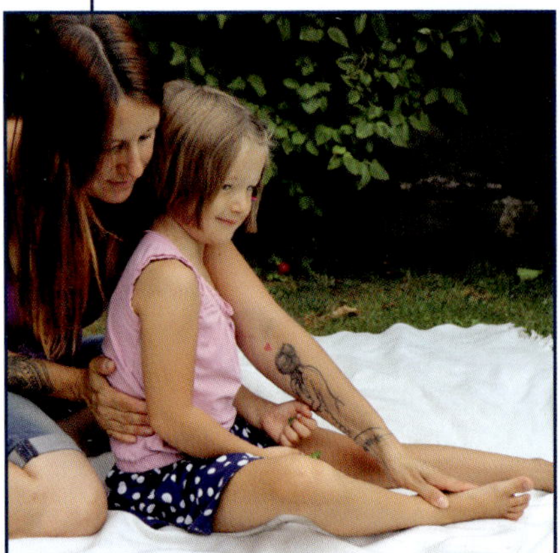

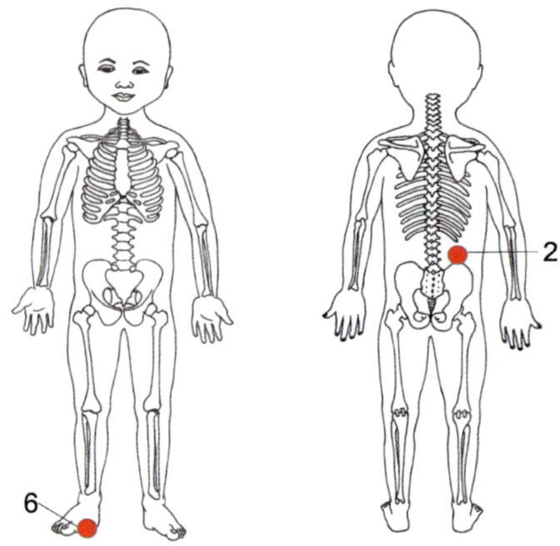

Wachstumsschmerzen

Halten Sie beide **SES 13**

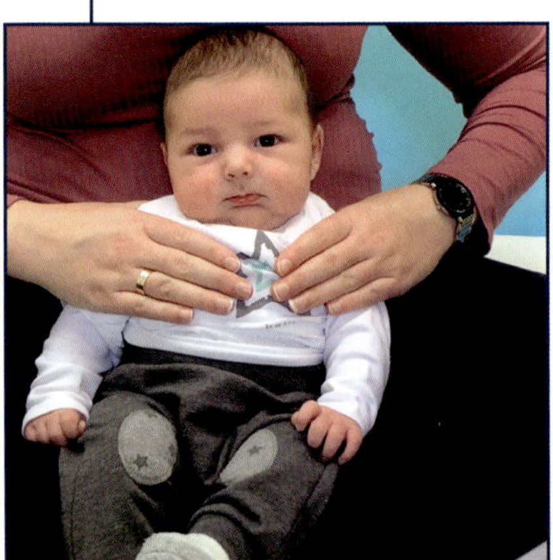

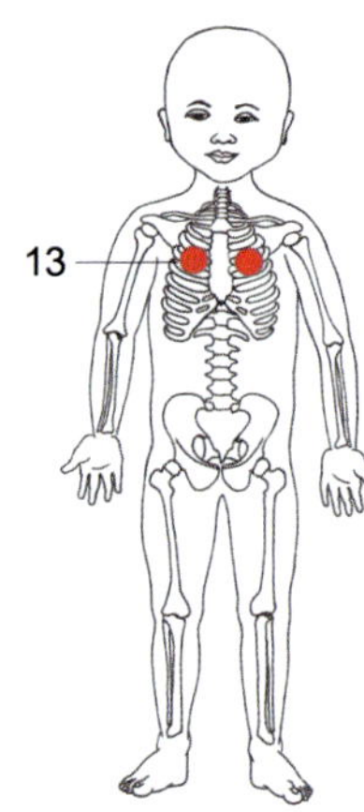

oder, wenn die Schmerzen sehr unangenehm sind, legen Sie eine Hand auf **SES 13** und halten Sie mit der anderen Hand **SES 5** zusammen mit **SES 16**.

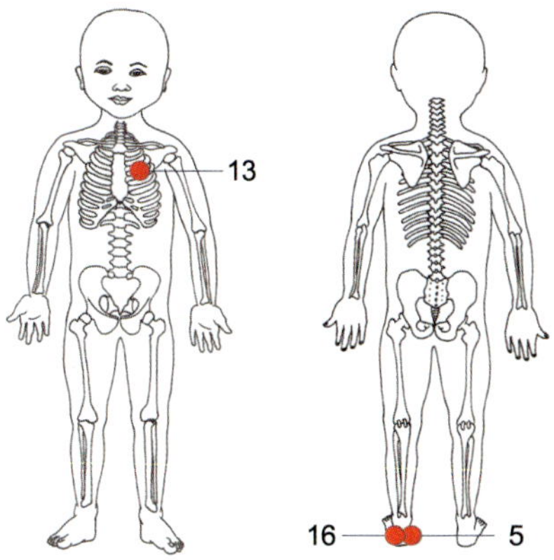

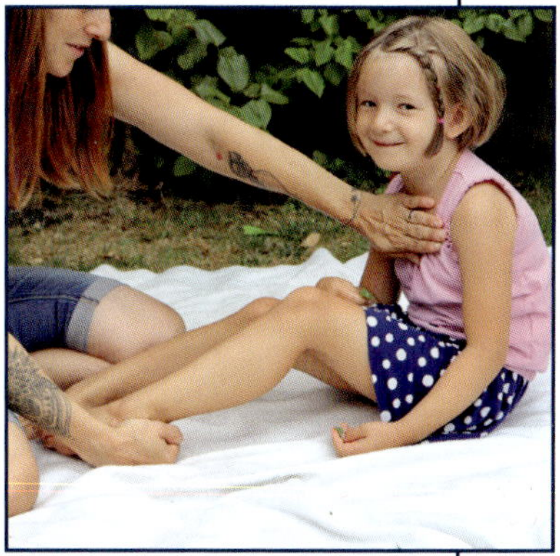

Auch der **Milzstrom** (S. 66) harmonisiert bei Wachstumsschmerzen.

Knochen

Knochenbrüche

Zur Heilungsunterstützung bei Knochenbrüchen halten Sie beide **SES 15** (S. 49) oder legen Sie eine Hand leicht über den **Bruch** und die andere Hand auf das **SES 15** der gleichen Körperseite.

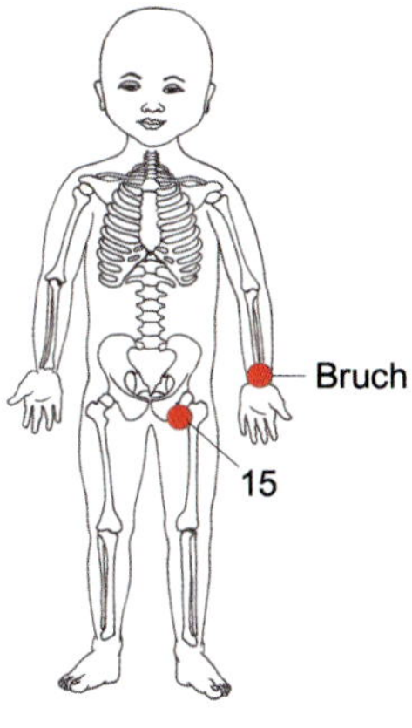

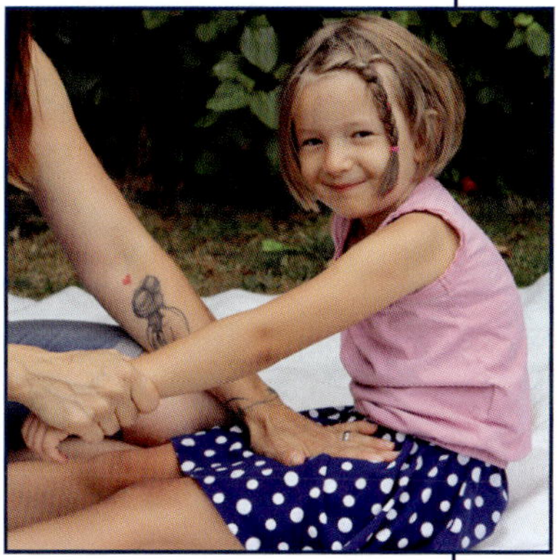

Oder strömen Sie **SES 15** zusammen mit **SES 11** auf der betroffenen Körperseite.

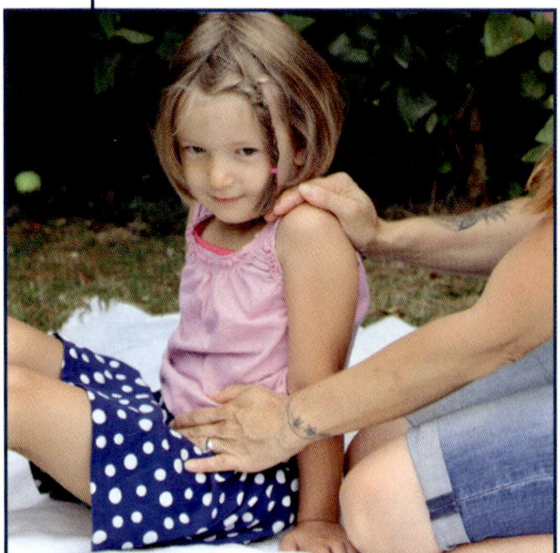

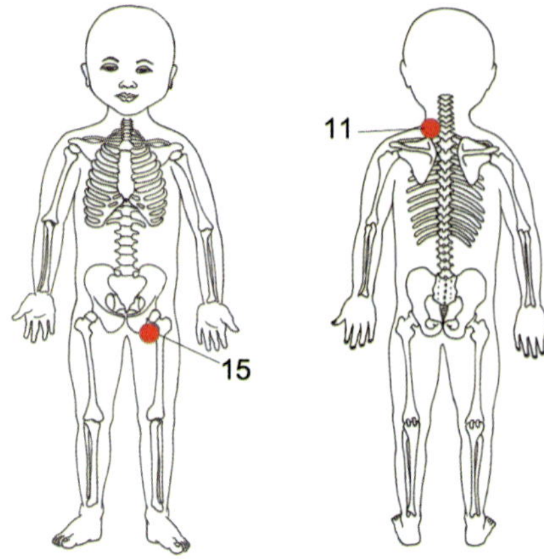

Stärkung der Knochen

Zur allgemeinen Stärkung der Knochen legen Sie eine Hand auf das **SES 11** und die andere Hand auf das gegenüberliegende **SES 13**.

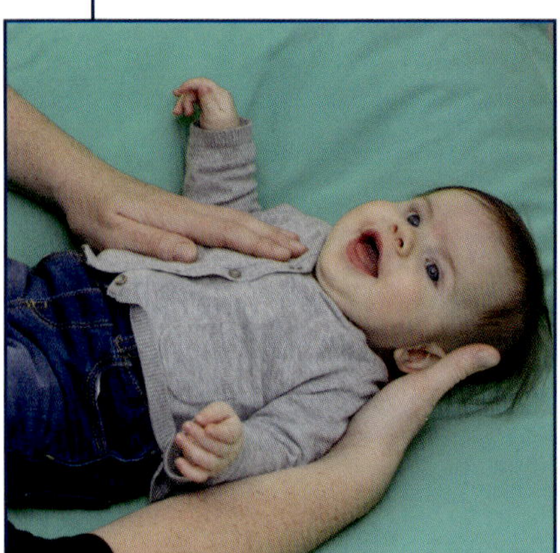

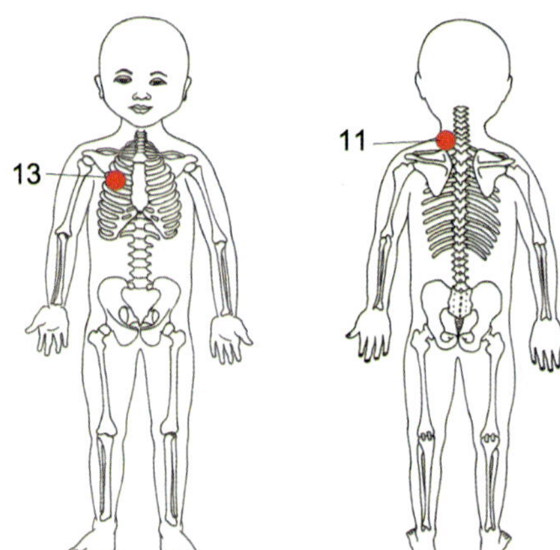

Muskeln

Zur Unterstützung der Muskulatur bei einem zu hohen oder zu niedrigen Muskeltonus, bei Muskelschwäche oder -überanstrengung, -zerrung, – schmerzen, – oder -verspannungen können Sie folgende einfache Strömfolge anwenden: Halten Sie beide **Kniekehlen**,

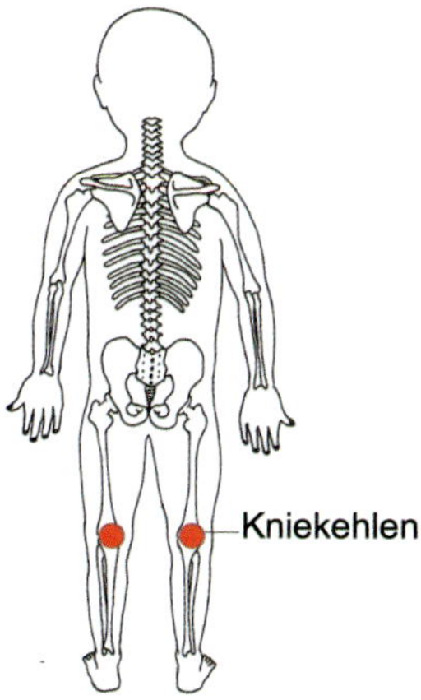

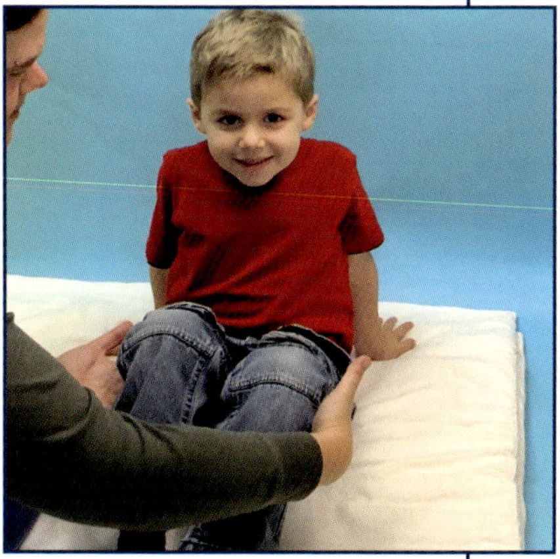

dann halten Sie den **oberen Bereich der Waden**

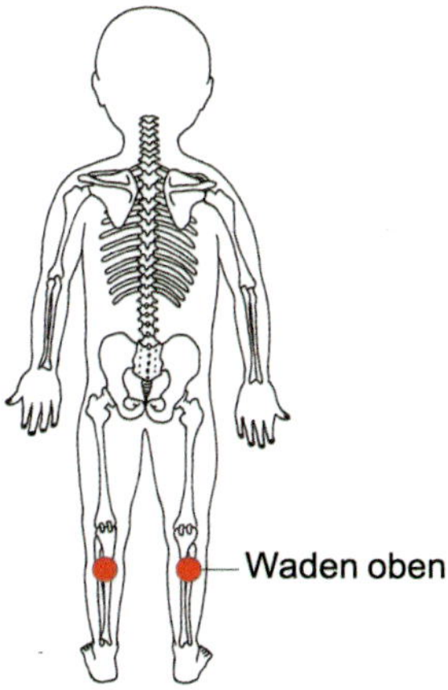

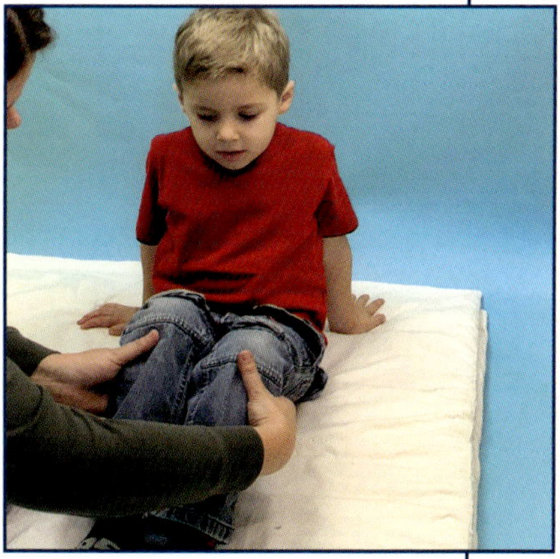

und schließlich den **unteren Wadenbereich**.

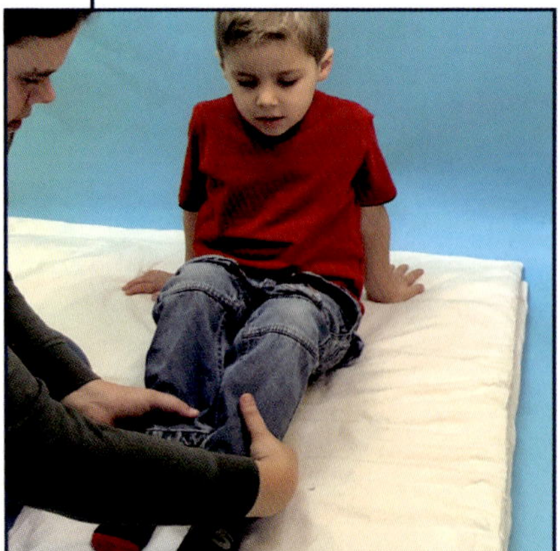

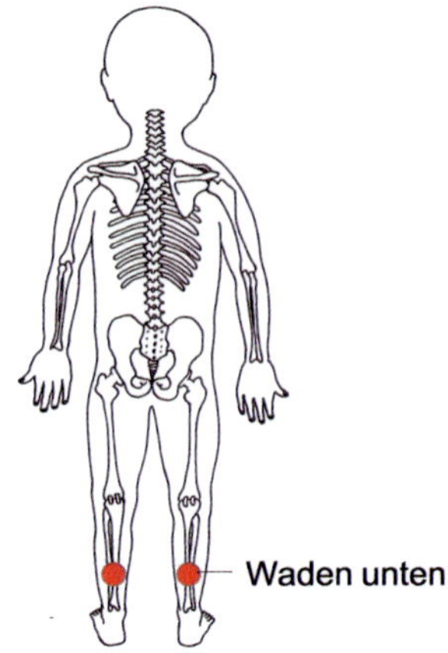

Bei kleinen Kindern können Sie den Griff auch zusammenfassen und zuerst die Kniekehlen halten und dann den ganzen Wadenbereich.

Eine **schwache Muskulatur** können Sie auch stärken, indem Sie eine Hand in den **Nacken** auf beide **SES 12** legen und die andere Hand auf die **Stirn** auf beide **SES 20**.

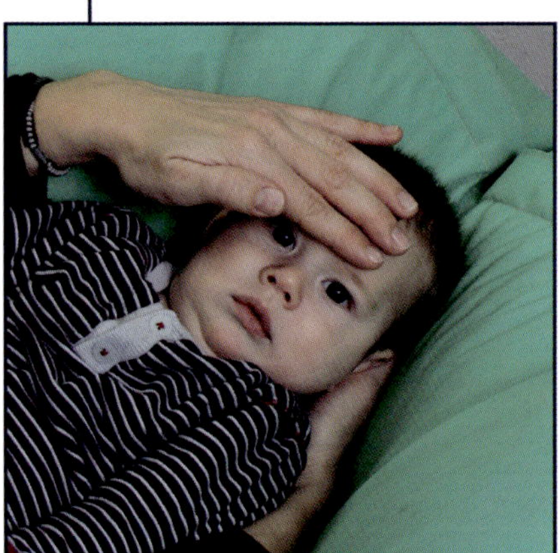

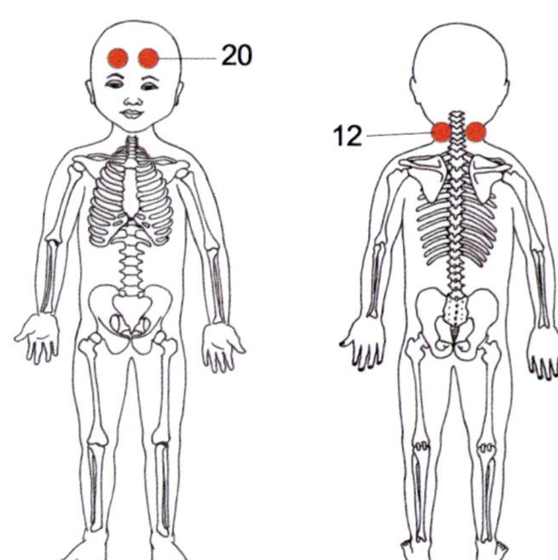

Motorik

Bei allem, was mit der Motorik zu tun hat, halten Sie **SES 1** (S. 33). Oder strömen Sie **SES 1** zusammen mit **SES 3**.

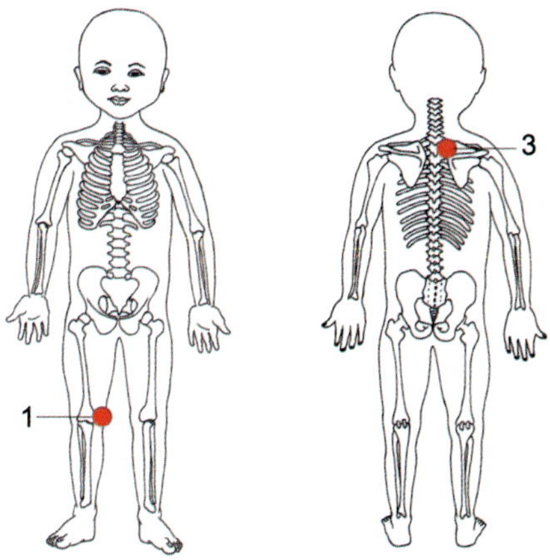

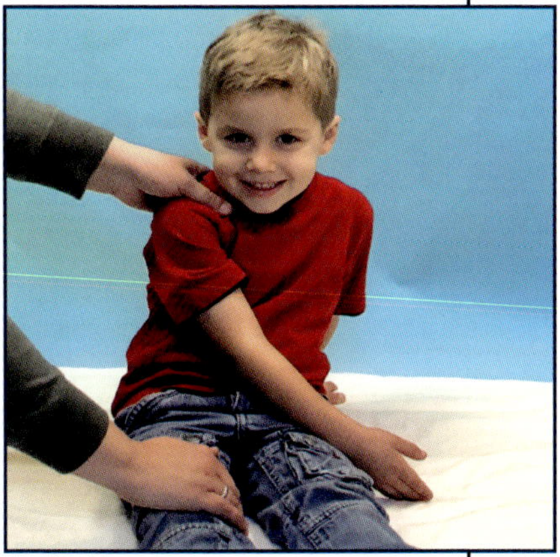

Auch der **Finger-Zehen-Strom** (S. 79) stärkt und harmonisiert die motorische Entwicklung.

Geschwülste, Tumore, Ödeme

Hier geht es allgemein um das Thema „Ansammlungen". Wo Bewegung ist, kann sich nichts ansammeln, deswegen ist hier das **SES 1** (S. 33) ein zentrales Energieschloss – auch zur Vorbeugung.

Auch der **Zentralstrom** (S. 61) und der **Milzstrom** (S. 66) sind hilfreiche und wichtige Ströme zur Vorbeugung und Auflösung von Ansammlungen im Körper.

Halten Sie **SES 13** und **SES 26**.

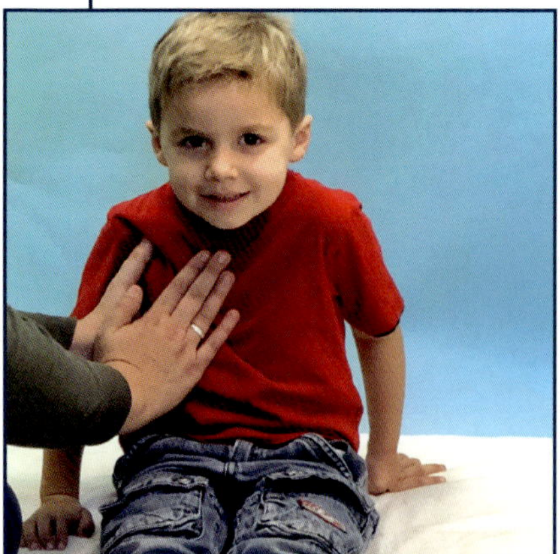

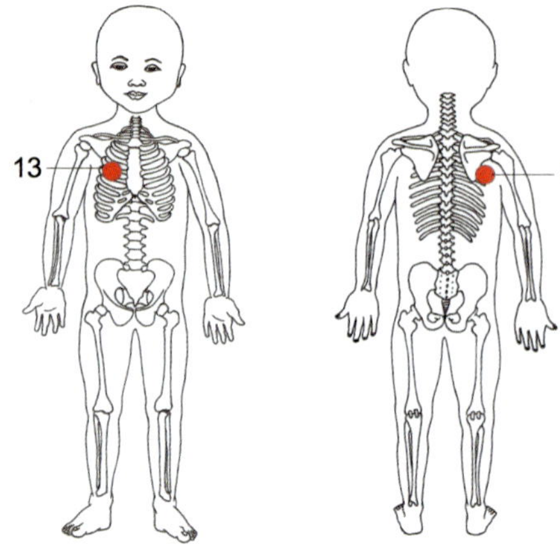

Halten Sie das **SES 19** zusammen mit dem **gegenüberliegenden SES 20**, das ist ein wichtiger Griff für die *Zellerneuerung*.

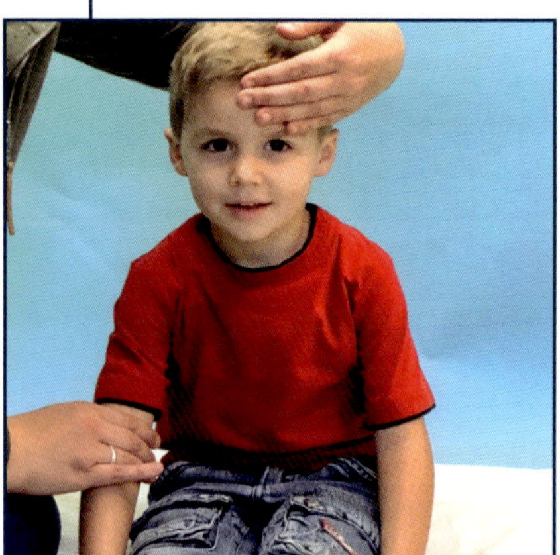

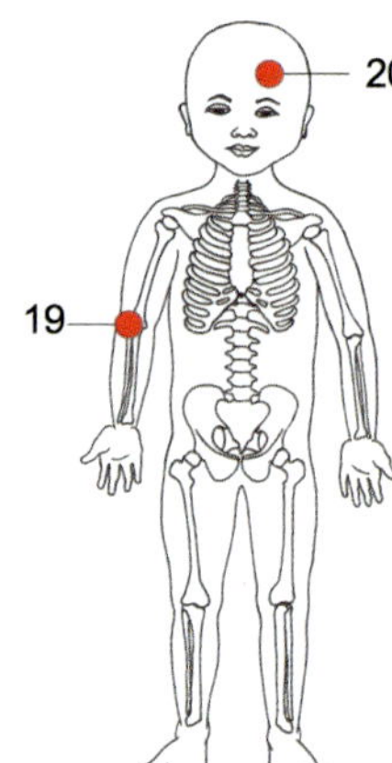

Oder legen Sie eine Hand auf das **SES 11** und halten Sie mit der anderen Hand den **gegenüberliegenden Zeigefinger**.

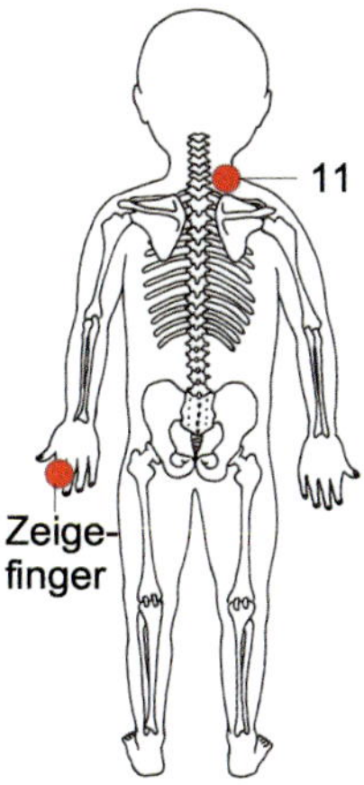

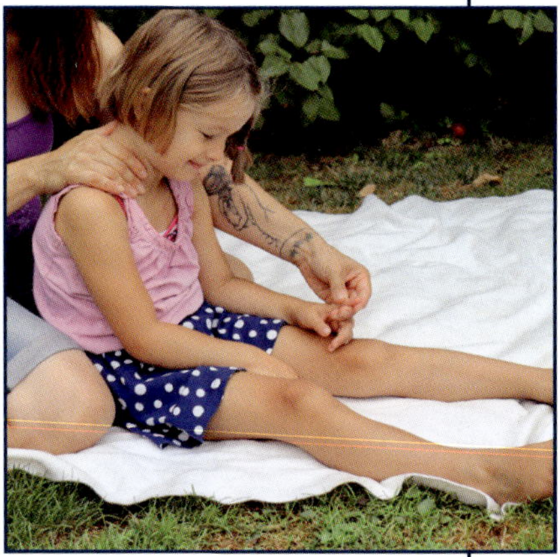

Machen Sie die **Betreuerströme** (S. 65).
SES 23 zusammen mit **SES 25** gehalten reinigt und entgiftet.

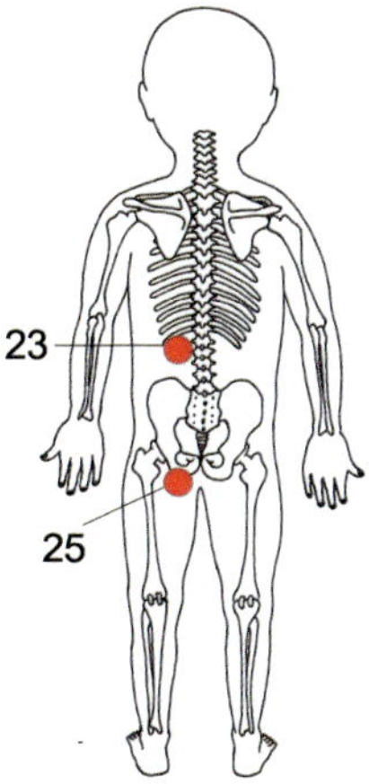

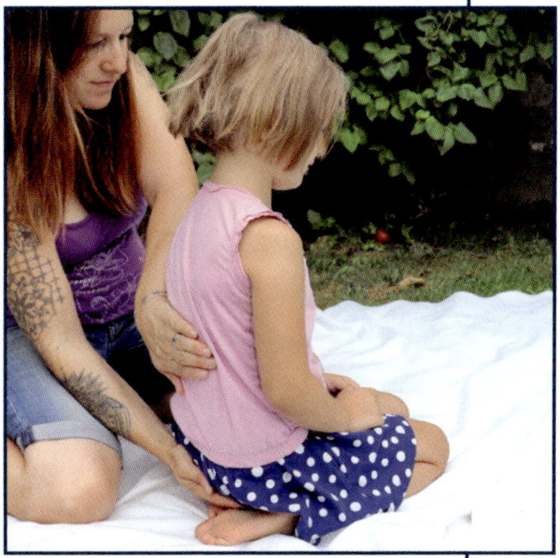

Bei **bösartigen Tumoren** halten Sie auch **SES 24** zusammen mit **SES 26**.

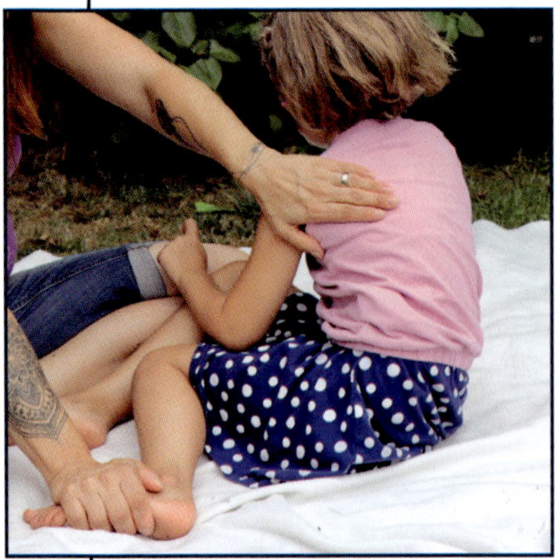

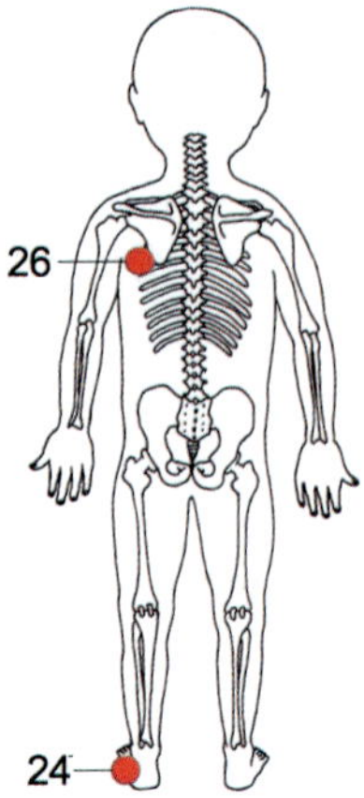

Bei **Ödemen** machen Sie auch den **Blasenstrom** (S. 75), er reguliert den Flüssigkeitshaushalt.

Verhalten/Psyche

Nervosität und Unsicherheit

SES 17 (S. 51) wirkt sehr beruhigend bei Nervosität. Sie können es gut mit **SES 19** halten.

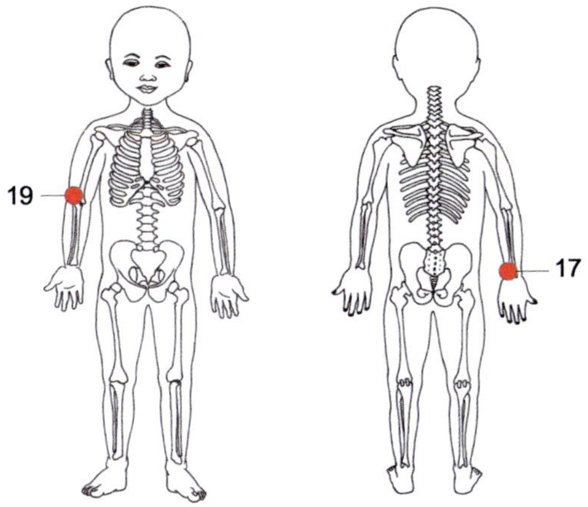

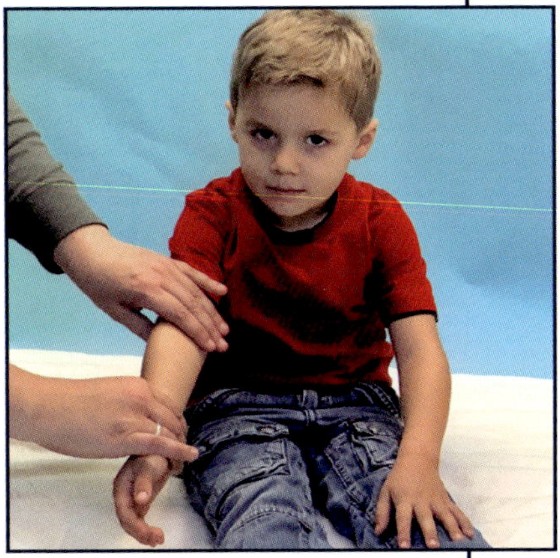

Und **SES 18** zusammen mit **SES 19** gehalten ist sehr hilfreich für unsichere Kinder.

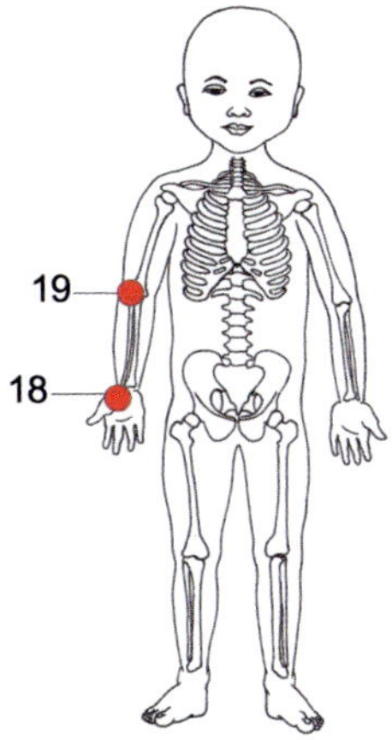

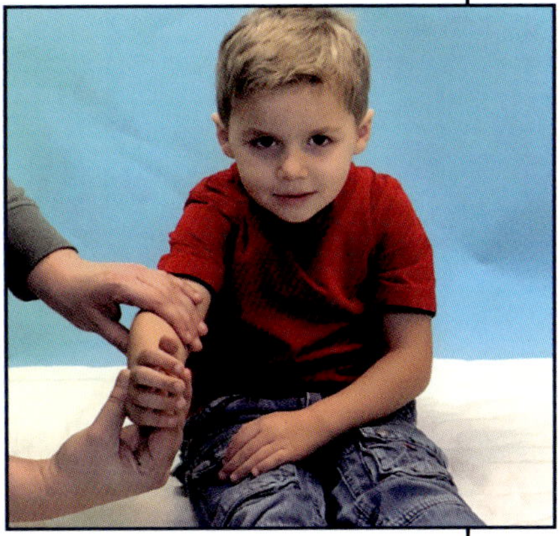

Ängste und Panik

Wenn Ihr Kind unter Ängsten oder Panik leidet, kann es, wenn es schon alt genug ist, sich selbst immer wieder den **Zeigefinger** halten.

Oder wenn Sie das Kind strömen, halten Sie mit der einen Hand ein oder beide **SES 4** (S. 36) und mit der anderen Hand den **Zeigefinger**.

Ein wichtiger Strom bei allen Ängsten ist der **Zentralstrom** (S. 61), er bringt Vertrauen und Geborgenheit und erinnert uns an die Verbindung mit der Quelle, er unterstützt das Selbstbewusstsein.

Der **Blasenstrom** (S. 75) ist der wichtigste Organstrom zum Thema Angst.

Ein einfacher Kurzgriff ist folgender: Legen Sie eine Hand in den Nacken in den Bereich von **SES 4** und **SES 12** und die andere Hand ans **Steißbein**.

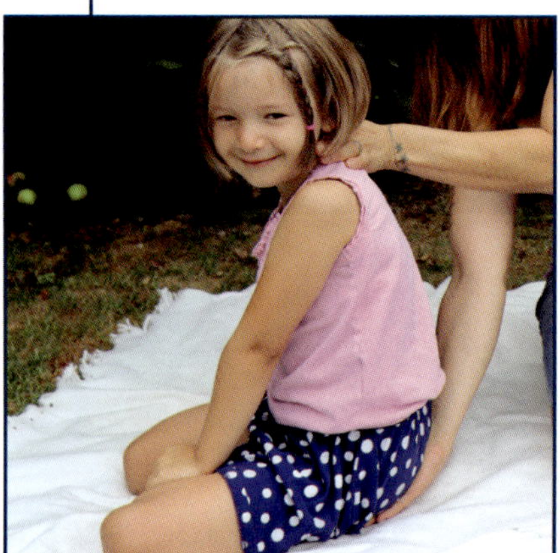

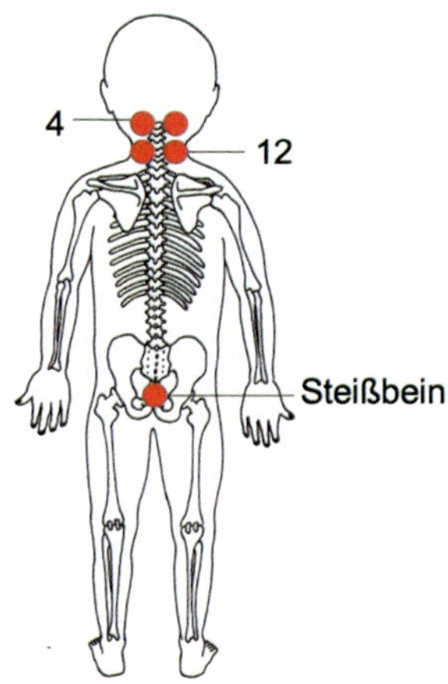

Auch folgende Strömfolge hat sich bei Ängsten und Panik sehr bewährt:
Halten Sie zuerst **SES 21** und **SES 23**.

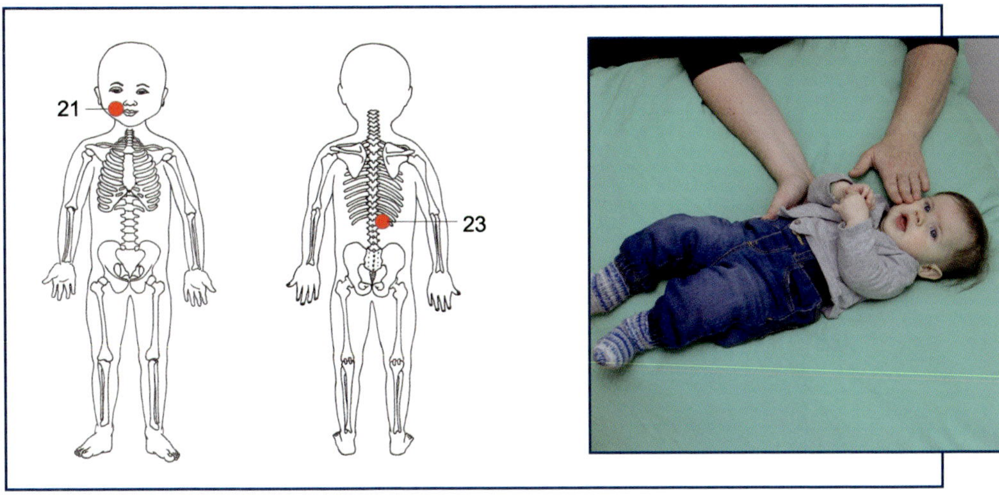

Dann lassen Sie die Hand auf dem **SES 23** liegen und legen Sie die andere Hand auf das **SES 22** der gleichen Körperseite.

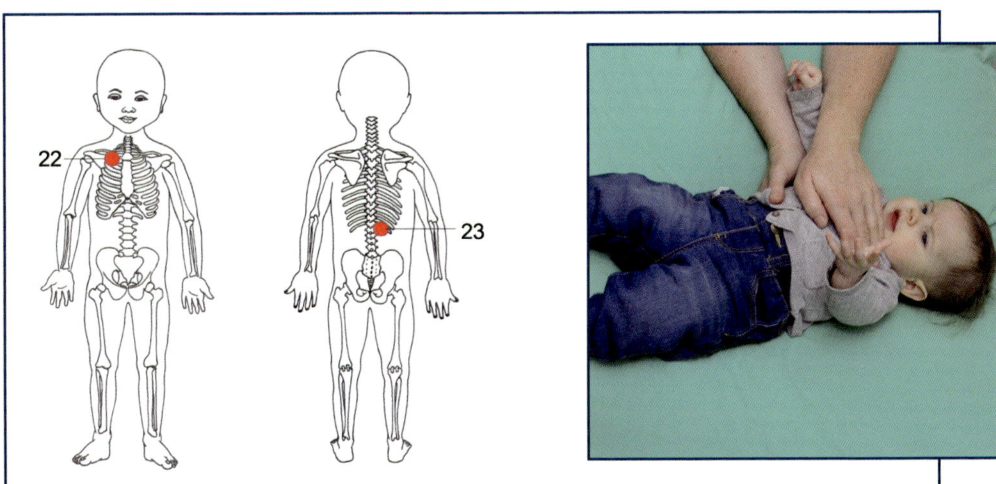

Schreckhaftigkeit

Wenn Ihr Kind sehr schreckhaft ist, können Sie **SES 23** zusammen mit **SES 17** halten.

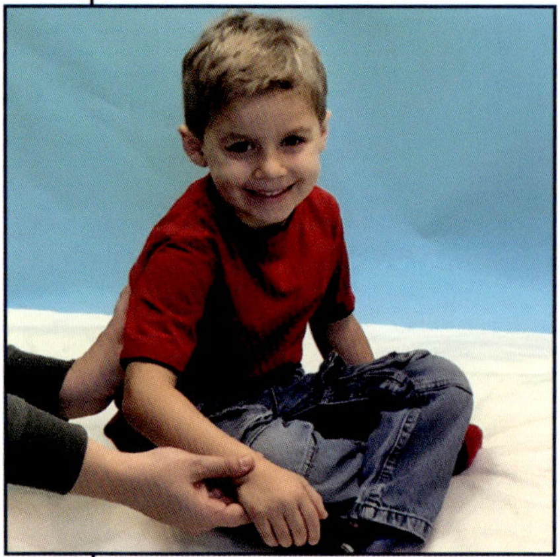

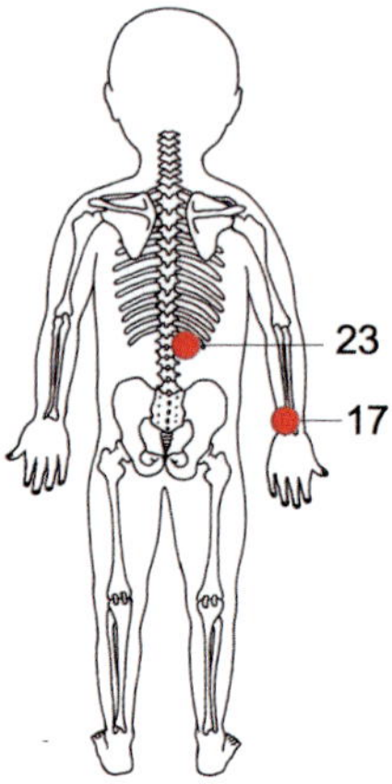

Oder legen Sie eine Hand auf **SES 21** und die andere Hand auf **SES 22** (S. 85).

Eifersucht, Neid

Der **Magenstrom** (S. 70) ist ein sehr hilfreicher Strom bei allen Neid-, Eifersucht- und Konkurrenzthemen. Sie können auch **SES 14** zusammen mit **SES 24** strömen

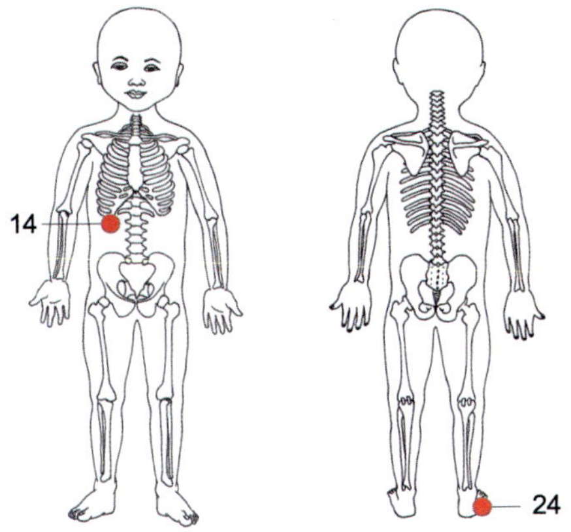

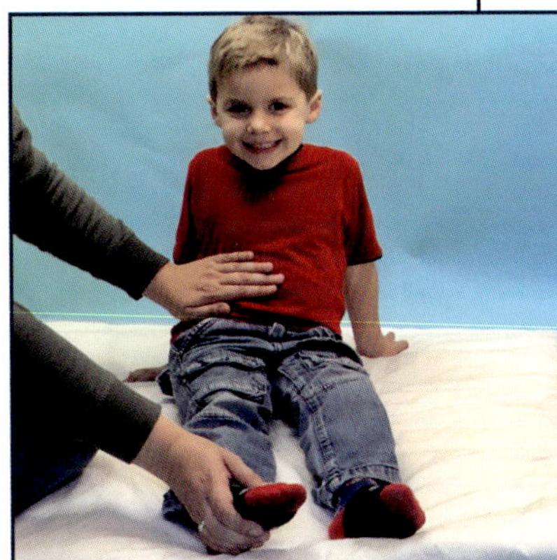

oder **SES 14** und **SES 22** (S. 99).

Auch **SES 14** zusammen mit dem **gegenüberliegenden SES 19** wirkt harmonisierend.

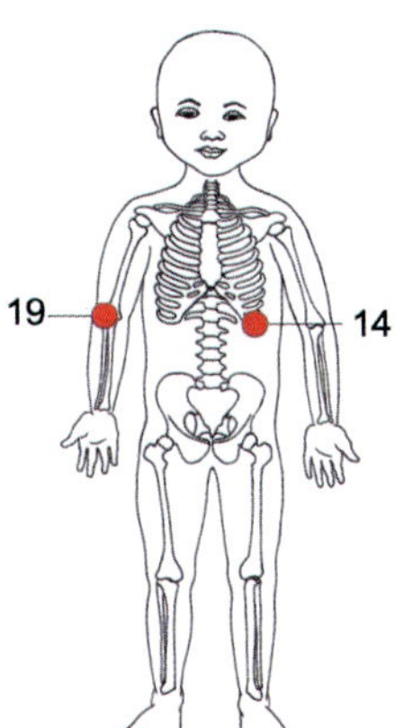

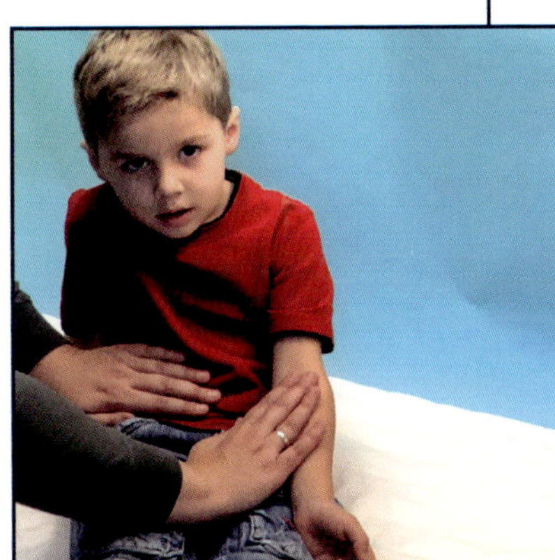

Wut, Aggression

Wenn Ihr Kind schnell wütend oder aggressiv wird, können Sie es mit Strömen unterstützen, indem Sie **SES 24** und **SES 26** halten

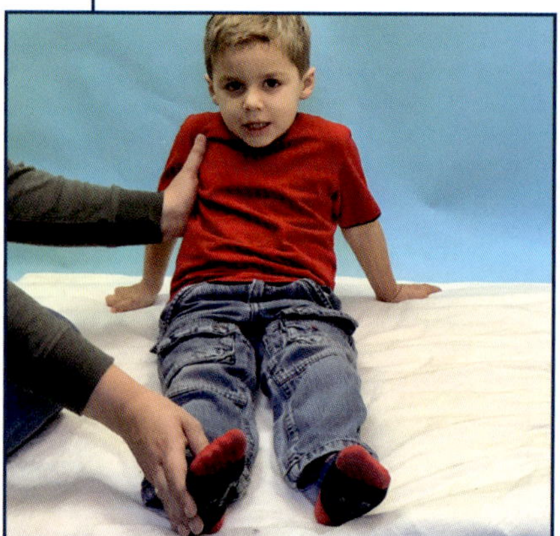

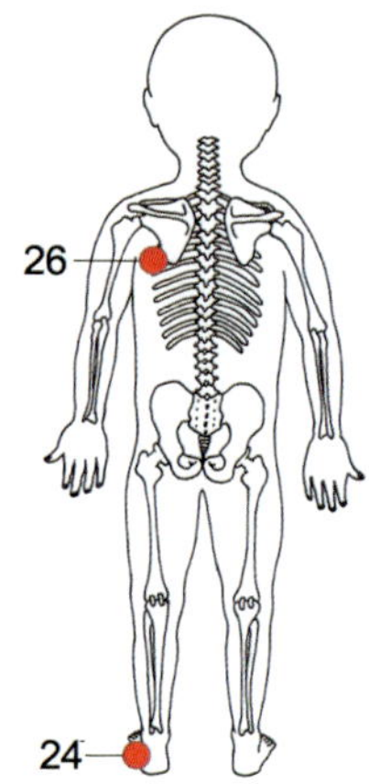

oder **SES 12** und das **gegenüberliegende SES 20**.

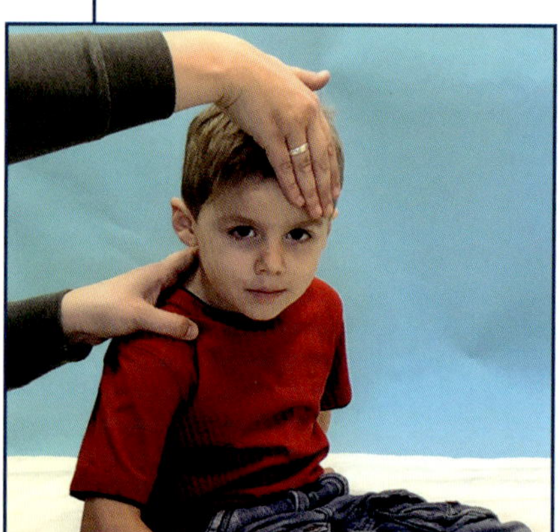

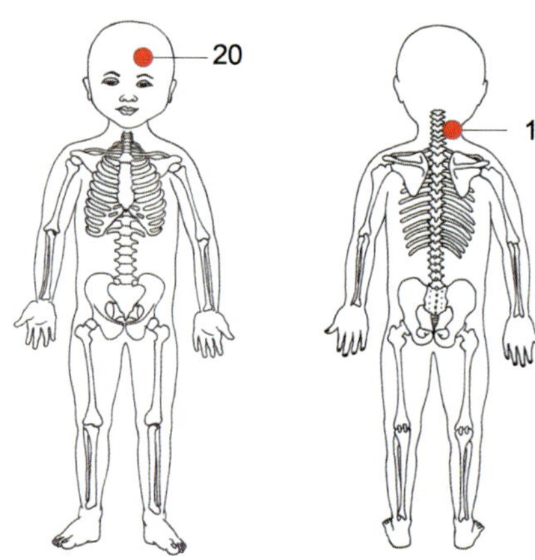

Wenn Ihr Kind schon älter ist, kann es sich immer wieder den **Mittelfinger** selbst halten.

Heimweh

SES 19 (S. 53) stärkt die innere Autorität und ist hier eine wichtige Hilfe. Auch **SES 11** und **SES 12** zusammen gehalten mit **SES 22** harmonisiert Heimweh.

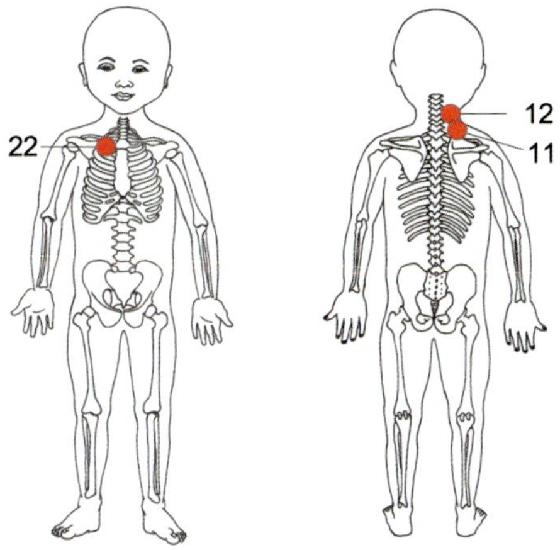

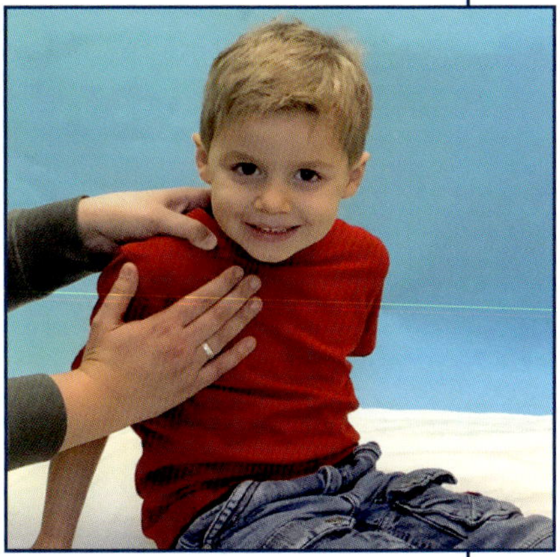

Schlaf- und Einschlafprobleme

siehe S. 89

Essstörungen

Zwei wichtige Ströme bei allen Essstörungen sind der **Magenstrom** (S. 70) und der **Milzstrom** (S. 66).
Strömen Sie auch **SES 14** und **SES 23**.

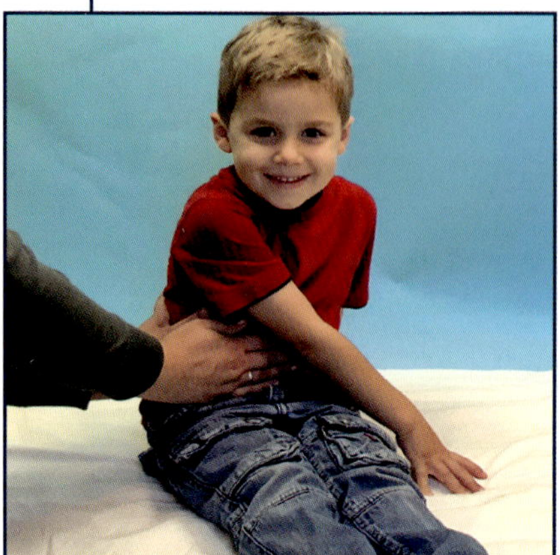

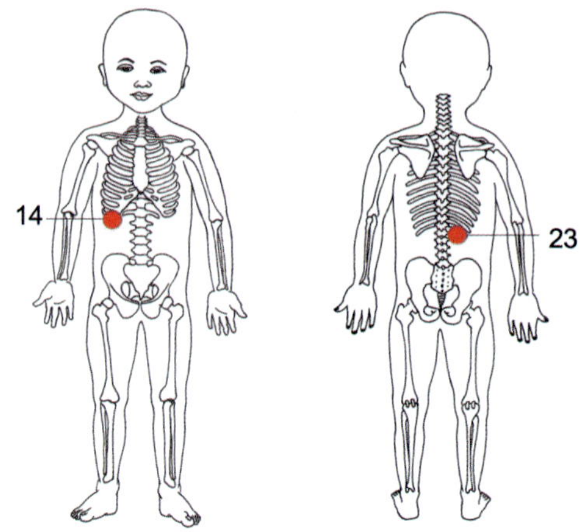

Bettnässen

siehe **Blase** (S. 152)

ADS und ADHS

Diese Themen sind in unserer Gesellschaft zur Zeit in aller Munde. Und mir stellt sich natürlich immer die Frage nach dem „Warum". Was brauchen die Kinder in Wirklichkeit? Sicher nicht Fernsehen von klein auf und dann möglichst früh in die Kinderkrippe abgeschoben werden. Kinder brauchen immer den Raum, sich frei entfalten zu können, in der Natur sein zu können, ihrer Fantasie freien Lauf lassen und ihre Kreativität ausleben zu können. Und nicht zuletzt hat – hätte… – jedes Kind das Recht darauf, sich in seinem eigenen natürlichen Tempo entwickeln und auch lernen zu können. Nun, wo ist das noch möglich in dieser oft künstlichen (Fernsehen, Medien) und schnelllebigen Welt?

Sie können natürlich Ihrem Kind helfen, einen stabilen Kern in sich selbst zu entwickeln und den Zugang dazu nicht zu verlieren, indem Sie es viel strömen. Strömen – egal, was Sie strömen – geht immer hin zu Harmonie, Lebenskraft, tiefer Freude und Vertrauen.

Natürlich können Sie Ihrem Kind durch Strömen auch gezielt helfen, sich besser zu *konzentrieren*. Hilfreich sind hier die **Betreuerströme** (S. 65) und der **Zentralstrom** (S. 61). Auch **SES 20** und **SES 4** stärken die Konzentrations- und Merkfähigkeit. Sie können dazu eine Hand in den Nacken auf beide SES 4 legen und die andere Hand auf die Stirn auf beide SES 20.

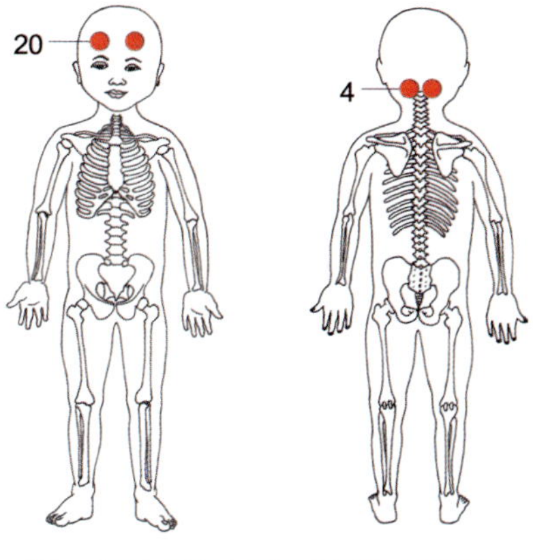

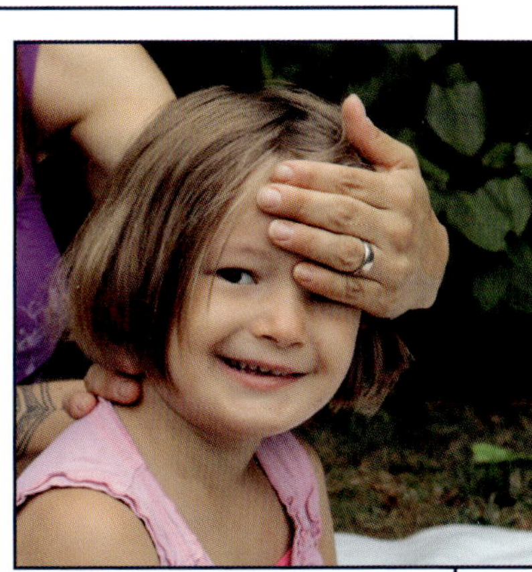

Dieser Griff wirkt auch unterstützend bei Dyskalkulie und Legasthenie.
Auch **SES 25** (S. 59) stärkt die Konzentration und das Gedächtnis.

Notfälle und Verletzungen

Prellung, Bluterguss

Legen Sie beide **Hände überkreuz** auf die betroffene Stelle.

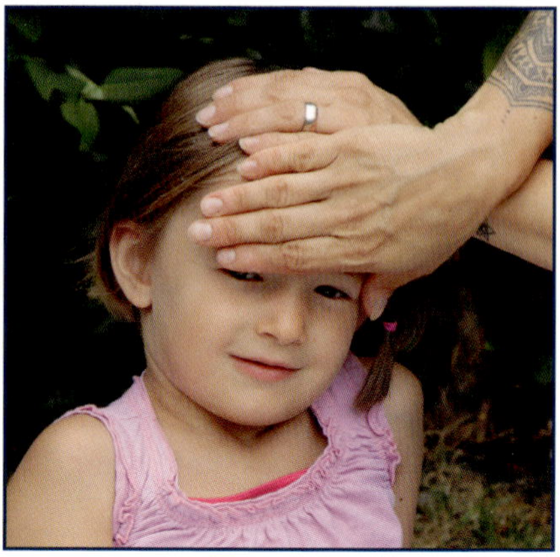

Verstauchung

Wenn sich Ihr Kind den **Knöchel** verstaucht hat, halten Sie das **gegenüberliegende Handgelenk** (Handgelenk und gegenüberliegender Knöchel haben eine Beziehung zueinander).

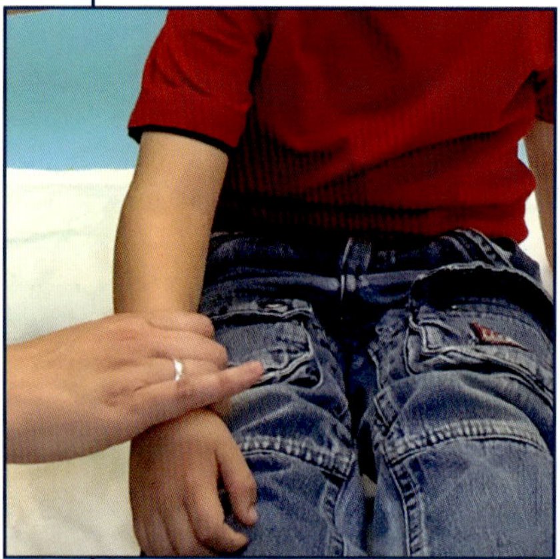

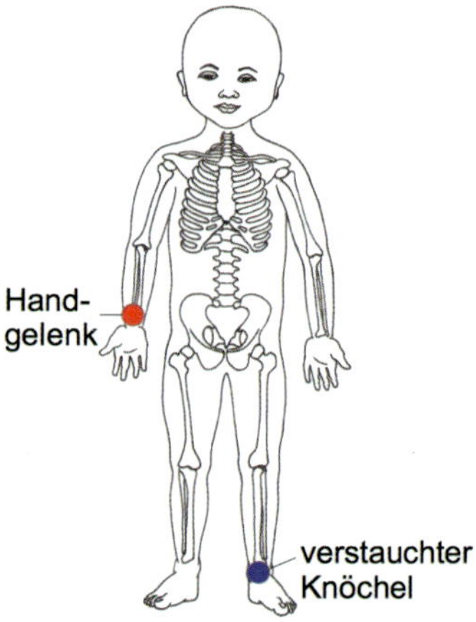

Oder legen Sie eine Hand auf die **betroffene Stelle** und die andere Hand auf das **SES 15** auf der gleichen Körperseite.

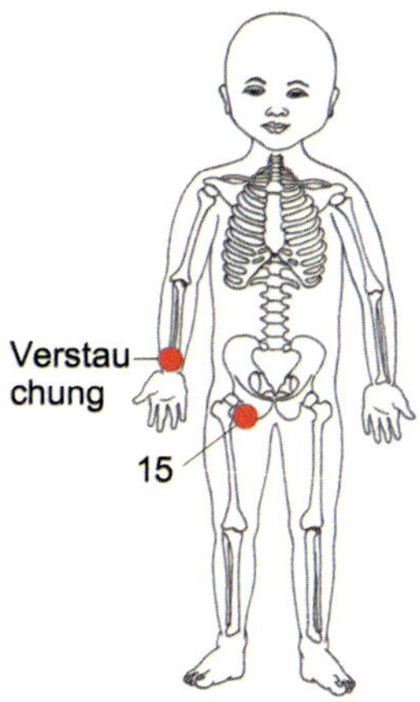

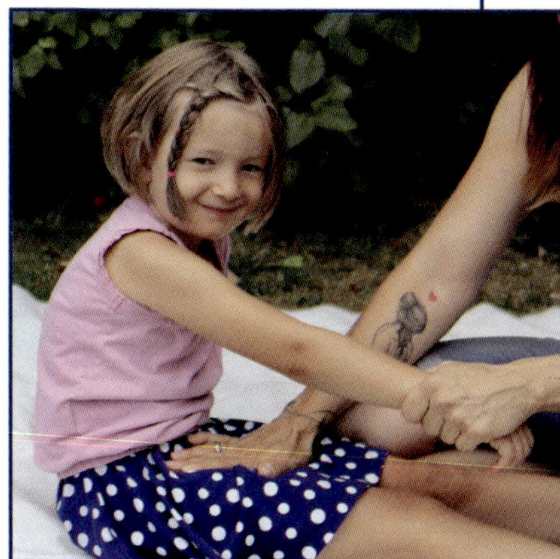

Knochenbrüche

siehe S. 159

Wunden

Bei **blutenden Wunden** legen Sie die *rechte Hand* auf oder leicht über die **Wunde** und die *linke Hand* auf die **rechte Hand**. Die rechte Hand zuerst aufgelegt hält im Körper, was im Körper bleiben soll.

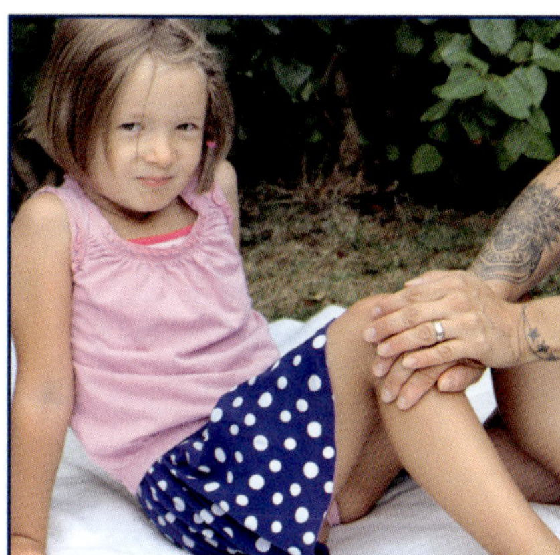

Andersherum, wenn etwas aus dem Körper heraus soll (z.B. bei **eitrigen Wunden**), legen Sie zuerst die *linke Hand* auf die **betroffene Stelle** und die *rechte Hand* auf die **linke Hand**.

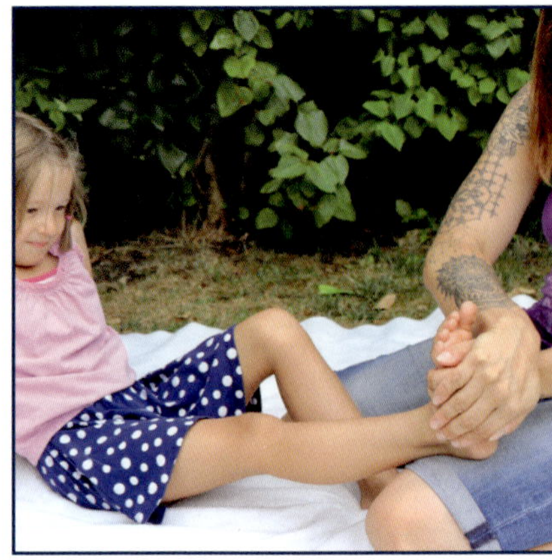

Stiche, Splitter

Auch hier können Sie die *linke Hand* auf die **betroffene Stelle** legen und die *rechte Hand* **darüber** (siehe oben).

Verbrennung

Um Verbrennungen zu lindern, legen Sie **beide Hände nebeneinander** auf oder leicht über die betroffene Stelle.

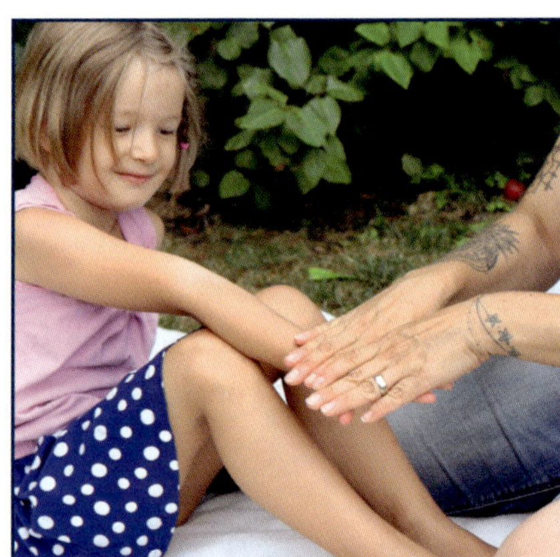

Oder halten Sie die **Waden**.

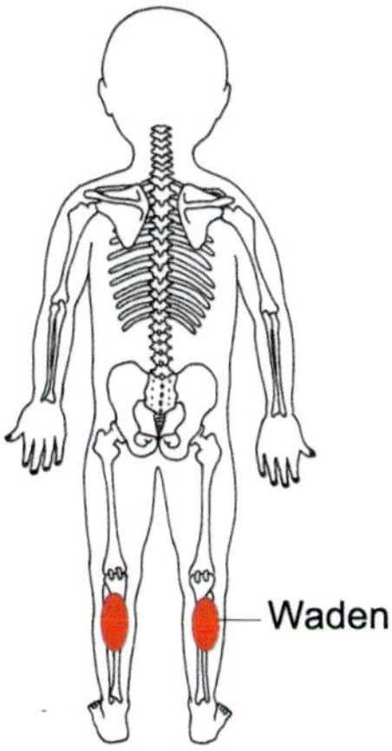

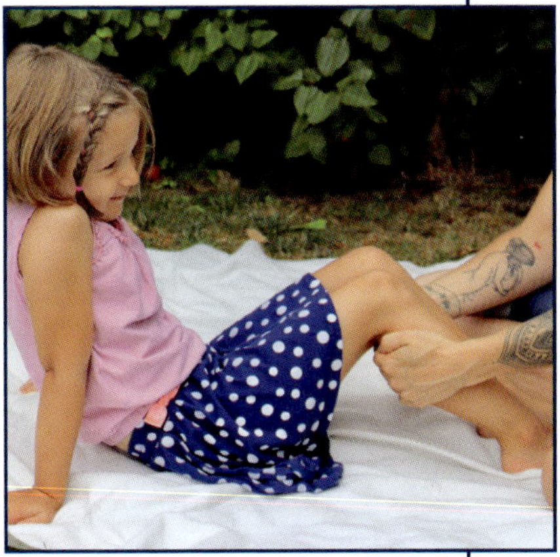

Vergiftung

SES 1 (S. 33) wird ja der Urbeweger genannt und ist ein wichtiges Energieschloss, wenn etwas schnell aus dem Körper heraus muss. Halten Sie am besten **SES 1** und das **hohe SES 1** zusammen.

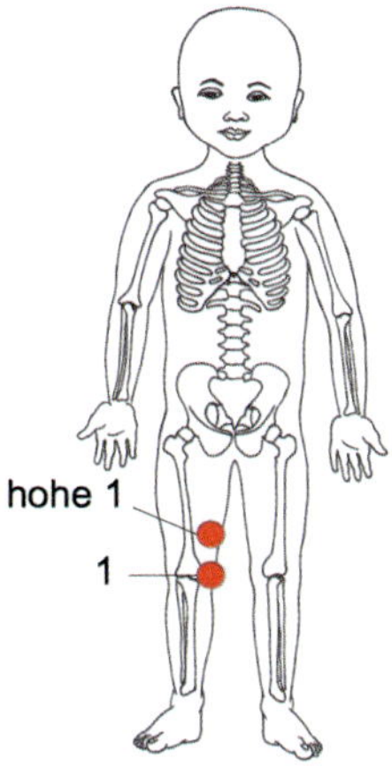

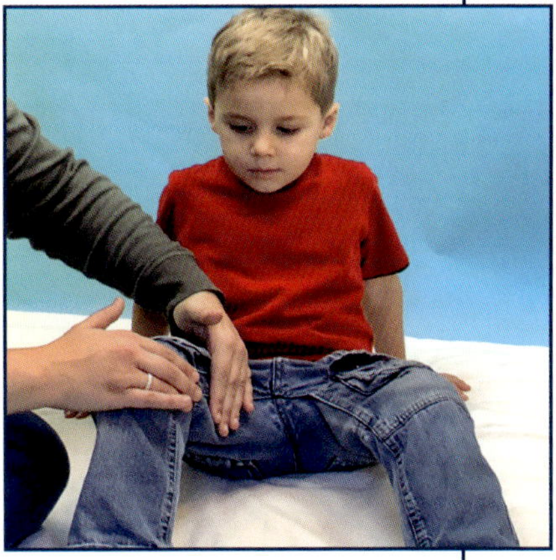

Und halten Sie auch **SES 21** und **SES 23**.

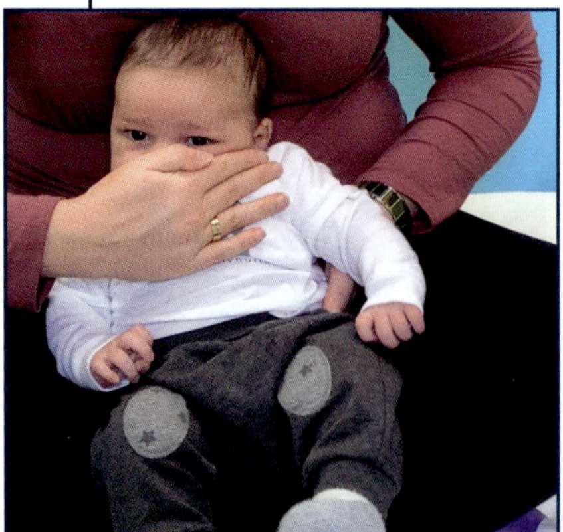

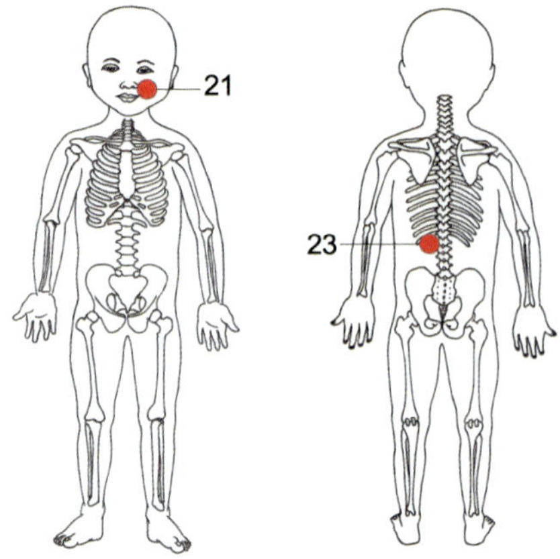

Schock, Schrecken

SES 4 und **SES 7** sind die beiden Ström-Notfallgriffe und auch sehr hilfreich, wenn Ihr Kind sich erschrickt. Auch bei Schock sind sie sehr unterstützend, aber denken Sie auf jeden Fall daran, dass ein Schock auch lebensbedrohlich sein kann und der Behandlung eines Arztes bedarf. Auslöser für Schock kann eine Angstsituation sein, aber auch Faktoren wie Überhitzung, Sonnenstich, allergische Reaktionen, Vergiftungen, Verletzungen etc.

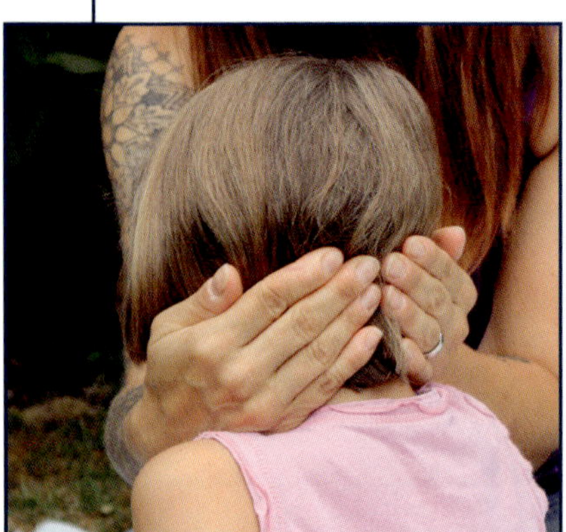

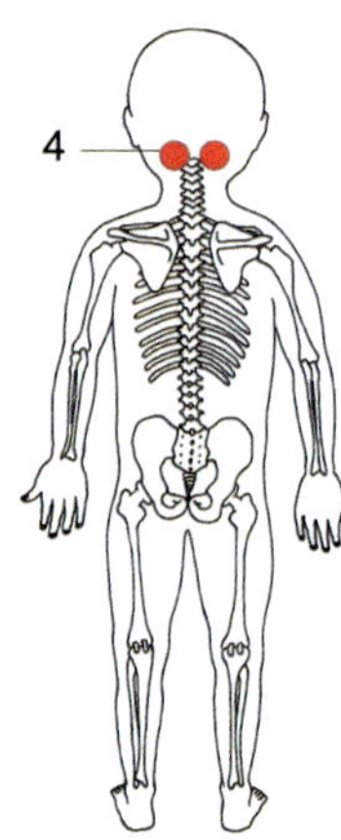

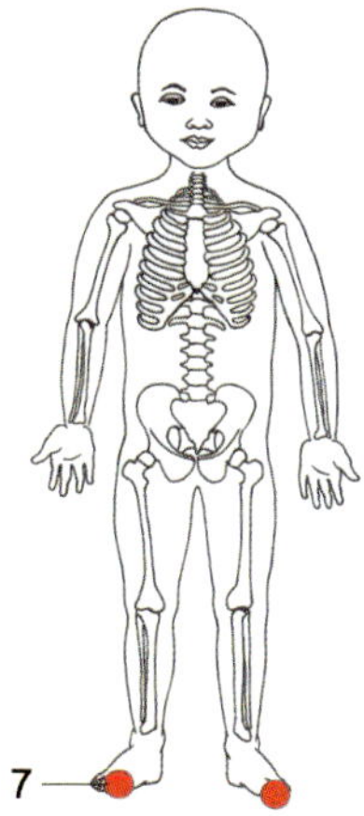

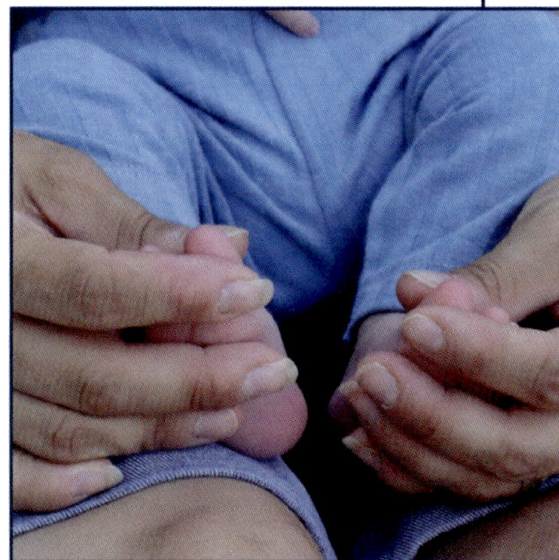

Verschlucken

Wenn sich Ihr Kind verschluckt, können Sie **SES 1** halten (S. 33) oder **SES 1** zusammen mit **SES 2**.

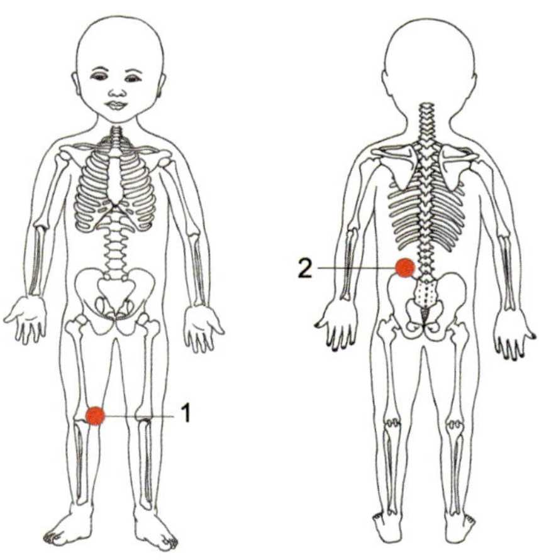

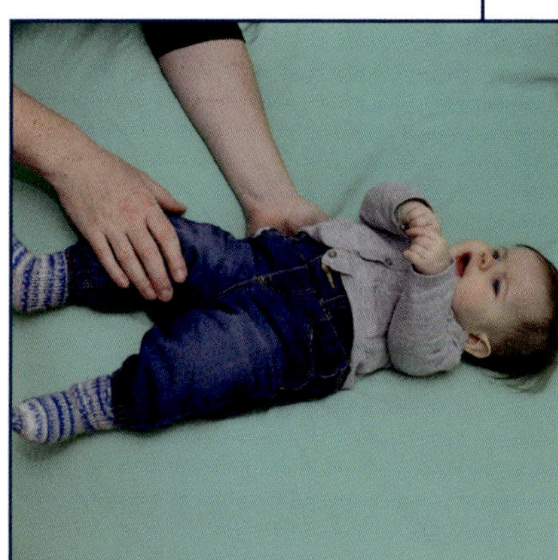

Schmerzen

Der Ström-Schmerzgriff, den Sie bei Schmerzen unterstützend anwenden können, ist folgender: Legen Sie eine Hand an **SES 5** und **SES 16** an beiden Fersen gleichzeitig

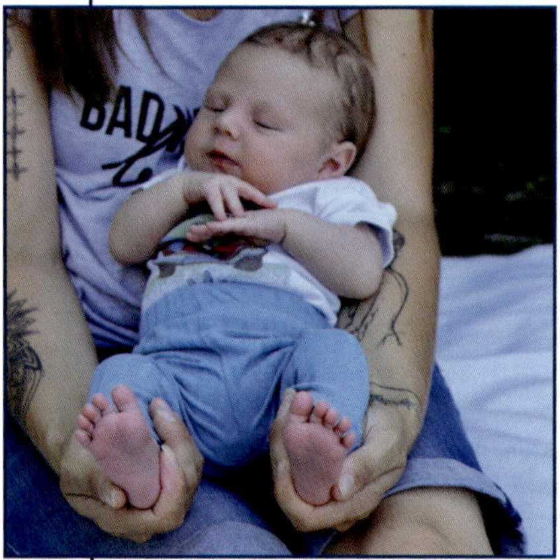

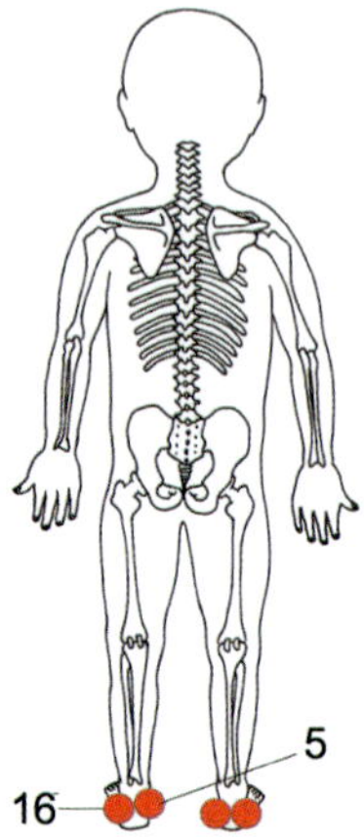

oder halten Sie zuerst an einem Fuß mit der einen Hand SES 5 und der anderen Hand SES 16 und anschließend am anderen Fuß.

Operationen

SES 15 (S. 49) ist ein wichtiges Energieschloss vor und nach Operationen. Es hilft, dass Ihr Kind die Narkose besser verträgt, und unterstützt anschließend den Heilungsprozess. Sie können **SES 15** zusammen mit **SES 11** halten oder gleich die **Betreuerströme** (S. 65) machen.

Krankenhausaufenthalt

Wenn Ihr Kind allein im Krankenhaus bleiben muss, können sie es immer mit Strömen unterstützen. Wenden Sie die Strömgriffe für **Heimweh** (S. 173) an. Sie stabilisieren und stärken emotional.

Kopfverletzung/Gehirnerschütterung

Hier können Sie Ihr Kind zusätzlich zur ärztlichen Behandlung oder auch während Sie auf den Arzt warten, unterstützen, indem Sie zuerst beide **SES 7** (große Zehen) halten und dann – wenn das angenehm für das Kind ist – noch beide **SES 4** (siehe S. 36).

Überanstrengung

Legen Sie eine Hand auf das **SES 15** und die andere Hand auf **SES 24**.

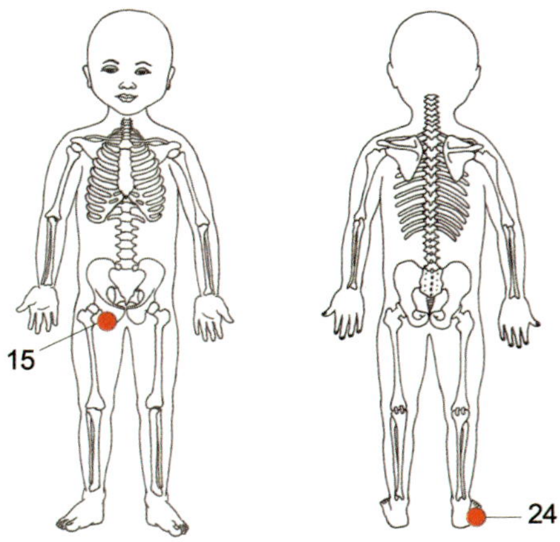

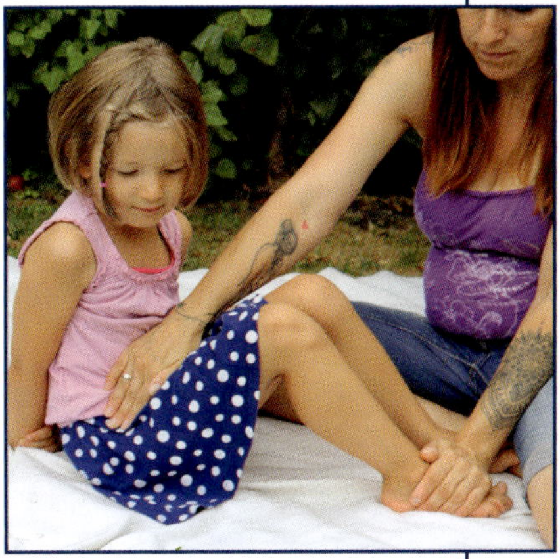

Nachwort

Wie Ihnen sicher aufgefallen ist, gibt es immer mehrere Möglichkeiten, welche Strömgriffe Sie bei gleichen oder ähnlichen Symptomen und Themen anwenden können. Suchen Sie sich einfach das aus, was sich am besten anfühlt. Sie können nichts falsch machen. Sie können nur mit der Zeit herausfinden, welche Ström-Kombinationen bei Ihrem Kind oder Ihren Kindern am effektivsten sind. Das kann individuell unterschiedlich sein. Jin Shin Jyutsu ist in erster Linie eine Kunst – keine Technik, und Sie selbst sind der Künstler/die Künstlerin, und können immer Ihrem Gefühl, Ihrer Intuition folgen. Sie können nichts falsch machen, denn Strömen ist immer an die Körperintelligenz gekoppelt, und wenn Sie aus Versehen einen Griff „falsch herum" oder einen „falschen Griff" halten, dreht das diese „Intelligenz" einfach um, vielleicht dauert es dann ein wenig länger, bis die Wirkung eintritt, aber es wird sich nie ins Gegenteil verkehren. Wichtig ist, dass Sie Ihre Hände einfach als „Starthilfekabel" sehen, es geht nur darum, sie auf die angegebenen Energieschlösser zu legen – und dann nichts weiter zu tun, denn das „Strömen" erfolgt dann von selbst. Ihre Hände geben der Lebensenergie einfach Starthilfe. Es geht nicht um Tun, sondern nur um Geschehenlassen. Mühelosigkeit steht ganz oben!

Viel Freude und Erfolg beim Strömen mit Ihrem Kind!

Herzlichst,
Tina Stümpfig

Dank

Ich danke Jiro Murai für die Wiederentdeckung des Jin Shin Jyutsu und Mary Burmeister, die uns dieses wunderbare Wissen hier im Westen wieder zugänglich gemacht hat.

Ich danke all meinen Lehrern und Lehrerinnen, bei denen ich selbst lernen durfte und darf.

Ich danke meinen Klienten und Kursteilnehmer/Innen für ihr Vertrauen und alles, was ich mit ihnen erleben und lernen darf.

Ich danke meiner Tochter Mira für die Zeichnung der Abbildungen.

Ein herzliches Danke den Fotomodellen für ihre Bereitschaft, Zeit und Geduld: Valentina und Philip mit ihrer Mama Nicole, Johannes mit seiner Mama Ulrike und Paula mit ihrer Mama Andrea, Milian mit seiner Mama Julia, Nico und Nina mit ihrer Mama Marion und meiner Tochter Samaya.

Vielen Dank an Thomas für das Fotoshooting mit Paula und Johannes.

Danke an alle, die mich immer wieder inspirieren und ermutigen, dieses wunderbare Wissen immer wieder neu in die Welt zu tragen!

Register

L

M

N

O

P

R

S

T

U

V

W

Z

Literatur

Burmeister, Mary: Einführung in Jin Shin Jyutsu. Bd. 1 – 3. Raphael Verlag, Bonn1990

Burmeister, Mary: Text 1 und Text 2. Raphael Verlag, Bonn 1998

Burmeister, Alice: Heilende Berührung. Knaur, München 2000

Riegger-Krause, Waltraud: Jin Shin Jyutsu. Südwest Verlag, München 2005

Stümpfig-Rüdisser, Tina: Meine Hände helfen und heilen. Verlag Via Nova, Petersberg 2008

Stümpfig, Tina: Jin Shin Jyutsu - Die Heilkraft liegt in Dir. Verlag Via Nova, Petersberg 2009

Stümpfig, Tina: Jin Shin Jyutsu – Das Powerprogramm für Kinder und Jugendliche. Verlag Via Nova, Petersberg 2011

Stümpfig, Tina: Jin Shin Jyutsu – Heilbehandlung bei Tieren. Verlag Via Nova, Petersberg 2015

Stümpfig, Tina: Jin Shin Jyutsu – Heilströmen für Resilienz und Lebensfreude. Schirner Verlag, Darmstadt 2017

Stümpfig, Tina: Die Jin Shin Jyutsu Hausapotheke. Schirner Verlag, Darmstadt 2018

Weitere Titel aus dem Verlag Via Nova:

Jin Shin Jyutsu in der Schwangerschaft

Zur Vorbereitung der Geburt und für die ersten Wochen mit dem Baby

Tina Stümpfig-Rüdisser

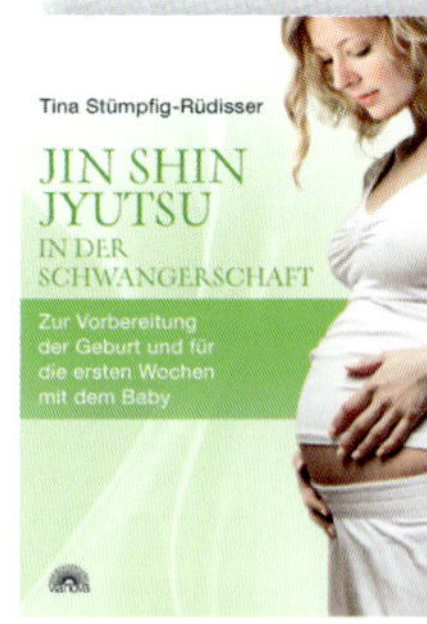

Paperback, 192 Seiten, 174 farbige Fotos, ISBN 978-3-86616-287-7

Jin Shin Jyutsu ist eine mittlerweile im Westen bekannte, sehr wirkungsvolle und leicht erlernbare Methode, um Lebensenergien in Harmonie zu bringen und Körper, Seele und Geist zu kräftigen. In diesem Buch werden erstmals die Grundlagen des Heilströmens speziell für werdende Mütter in der Zeit der Schwangerschaft zusammengefasst und anschaulich dargestellt. Ein praktisches, übersichtliches und liebevoll gestaltetes Handbuch, das einfache Möglichkeiten aufzeigt, in dieser entscheidenden Zeit die eigene „Lebensbatterie" aufzuladen, um somit in bester Weise Entwicklung und Wachstum des Kindes zu unterstützen. Die leicht erlernbaren Handgriffe des Heilströmens sind sofort anwendbar und fördern wirksam den natürlichen Zustand der Gesundheit, Freude und Gelassenheit.

Jin Shin Jyutsu – Heilende Hände

Selbsthilfe für Kinder und Jugendliche

Tina Stümpfig

3., überarbeitete Auflage

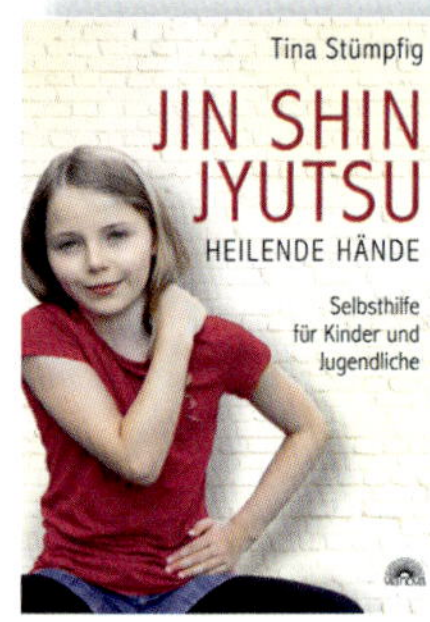

Klappenbroschur, 128 Seiten, über 100 vierfarbige Fotos, ISBN 978-3-86616-511-3

Jin Shin Jyutsu wird umgangssprachlich einfach „Strömen" genannt und ist eine einfache Selbstheilungskunst. Du bringst die Lebensenergie wieder zum Fließen, indem du die Hände auf bestimmte Energiepunkte am Körper legst. Dadurch können sich Ängste lösen, du kannst mit Wut und Ärger besser umgehen und fühlst dich entspannter und stressfreier. Außerdem kannst du deine Konzentration steigern und leichter lernen, bekommst Mut und Kraft, Vertrauen ins Leben, Freude und Leichtigkeit. Und du kannst dir selbst helfen bei Beschwerden wie Husten, Erkältung, Kopfschmerzen, Bauchschmerzen und anderen körperlichen Beeinträchtigungen. Das Buch enthält viele Strömgriffe zu den verschiedensten körperlichen und emotionalen Themen. Die Strömgriffe sind einfach und ohne Vorkenntnisse anwendbar und werden durch zahlreiche Fotos veranschaulicht.

Jin Shin Jyutsu

Mit heilsamen Berührungen deine Selbstheilungskräfte aktivieren

Tina Stümpfig

2., überarbeitete Auflage

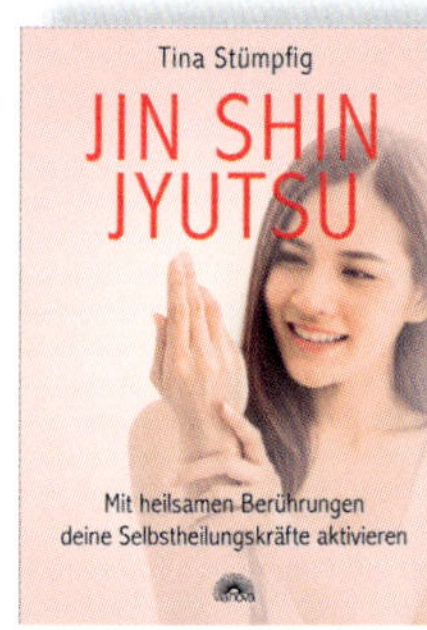

Klappenbroschur, 192 Seiten, 105 vierfarbige Fotos, 105 Grafiken, ISBN 978-3-86616-489-5

Jeder von uns hat die Fähigkeit, Körper und Seele in eine natürliche Balance zu bringen und selbst für Gesundheit, Lebensfreude und Wohlstand zu sorgen – das lehrt uns Jin Shin Jyutsu. Das sogenannte Heilströmen ist eine jahrtausendealte Heilkunst und zugleich ein uraltes intuitives Wissen, das jeder Mensch in sich trägt und aktivieren kann. Alles, was Sie dafür brauchen, sind Ihre Hände, Ihr Atem, ein ausgerichtetes bewusstes Denken, etwas Geduld – und dieses Buch! Sie lernen darin anhand vieler Erklärungen, Fotos und Abbildungen, wie Sie Ihre Energieblockaden lösen können. Das Besondere an diesem Buch: Alle Übungen sind kombiniert mit kraftvollen Affirmationen, um alte Muster und Glaubenssätze aufzulösen. Laden Sie Gesundheit, Freude und Fülle in Ihr Leben ein!